Klärungsorientierte Psychotherapie der Borderline-Persönlichkeitsstörung

Praxis der Psychotherapie von Persönlichkeitsstörungen
Band 9

Klärungsorientierte Psychotherapie
der Borderline-Persönlichkeitsstörung

Dr. Janine Breil, Prof. Dr. Rainer Sachse

Herausgeber der Reihe:

Prof. Dr. Rainer Sachse, Prof. Dr. Philipp Hammelstein, PD Dr. Thomas Langens

Janine Breil
Rainer Sachse

Klärungsorientierte Psychotherapie der Borderline-Persönlichkeitsstörung

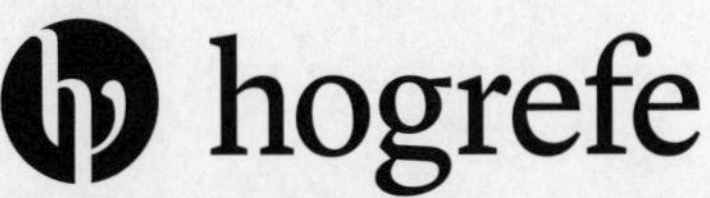

Dr. Janine Breil, geb. 1976. 1995–2000 Studium der Psychologie an der Ruhr-Universität Bochum. 2001–2004 Weiterbildung zur Psychologischen Psychotherapeutin. 2002–2004 Wissenschaftliche Mitarbeiterin an der Ruhr-Universität Bochum. 2004–2007 Wissenschaftliche Mitarbeiterin an der Universität Heidelberg. 2007 Promotion. Seit 2005 Lehrtätigkeit am Institut für Psychologische Psychotherapie (IPP) Bochum und Psychologische Psychotherapeutin; aktuell als Psychotherapeutin, Dozentin und Supervisorin tätig.

Prof. Dr. Rainer Sachse, geb. 1948. 1969–1978 Studium der Psychologie an der Ruhr-Universität Bochum. Ab 1980 Wissenschaftlicher Mitarbeiter an der Ruhr-Universität Bochum. 1985 Promotion. 1991 Habilitation. Privatdozent an der Ruhr-Universität Bochum. Seit 1998 außerplanmäßiger Professor. Leiter des Institutes für Psychologische Psychotherapie (IPP), Bochum. Arbeitsschwerpunkte: Persönlichkeitsstörungen, Klärungsorientierte Psychotherapie, Verhaltenstherapie.

Bibliografische Information der Deutschen Nationalbibliothek
Die Deutsche Nationalbibliothek verzeichnet diese Publikation in der Deutschen Nationalbibliografie; detaillierte bibliografische Daten sind im Internet über http://dnb.dnb.de abrufbar.

Hogrefe Verlag GmbH & Co. KG
Merkelstraße 3
37085 Göttingen
Deutschland
Tel. +49 551 999 50 0
Fax +49 551 999 50 111
verlag@hogrefe.de
www.hogrefe.de

Umschlagabbildung: © matsilvan – istockphoto.com/de
Satz: Mediengestaltung Meike Cichos, Göttingen
Druck: Media-Print Informationstechnologie GmbH, Paderborn
Printed in Germany
Auf säurefreiem Papier gedruckt

1. Auflage 2018

(E-Book-ISBN [PDF] 978-3-8409-2808-6; E-Book-ISBN [EPUB] 978-3-8444-2808-7)
ISBN 978-3-8017-2808-3
http://doi.org/10.1026/02808-000

Inhaltsverzeichnis

Vorwort

Während die Borderline-Persönlichkeitsstörung lange als kaum behandelbar galt, wurden in den letzten Jahren zahlreiche Untersuchungen durchgeführt, um die Störung besser zu verstehen, und es wurden Therapieverfahren entwickelt, deren Effektivität nachgewiesen ist.

Andererseits zeigen die hohe Anzahl und Dauer stationärer und ambulanter Behandlungen, die beträchtlichen Abbruchquoten, der ungünstige Krankheitsverlauf und die hohe Suizidrate, wie schwierig es ist, einen Therapieerfolg zu erreichen, und dass Therapien häufig nicht mit einem optimalen Ergebnis abgeschlossen werden können (Arntz, Klokman & Sieswerda, 2005).

Dass es immer noch einen Teil der Patientinnen mit Borderline-Persönlichkeitsstörung gibt, der nicht bzw. nicht gut auf die Behandlung anspricht, ist insofern nicht verwunderlich, da es sich um eine insgesamt sehr heterogene Patientengruppe handelt, die möglicherweise unterschiedliche therapeutische Vorgehensweisen erforderlich macht und von den Therapeuten ein breites Wissen erfordert. Auch Steinert, Streib, Uhlmann und Tschöke (2014) kommen zu dem Schluss, dass bei einem sehr heterogenen Störungsbild patientenorientierte und schulenübergreifende Therapieformen notwendig sind.

Entsprechend ist anzunehmen, dass es auch in Zukunft eine Herausforderung für die Psychotherapieforschung sein wird, die Behandlung der Borderline-Persönlichkeitsstörung weiter zu verbessern.

In diesem Buch stellen wir unsere Ideen zum Verständnis und zur Therapie dieser Störung vor und zur Diskussion. Hierbei sehen wir unseren Ansatz nicht als eigenständige Therapieform, sondern eher als Ergänzung zu anderen bestehenden Ansätzen. An den Stellen, an denen wir bereits Vorschläge zur Integration mit anderen therapeutischen Vorgehensweisen wie z. B. der DBT oder der Schematherapie haben, gehen wir darauf ein. Es ist aber auch eine Kombination mit anderen Verfahren denkbar (Breil & Sachse, 2011), wie sie sich z. B. in Turners *dynamic-cognitive-behavior-therapy* findet (Turner, 1987; 1989; 1993; 1994).

Im ersten Teil dieses Buches (Kapitel 1–6), in dem es um die Beschreibung des Störungsbildes geht, wird dargestellt, warum anzunehmen ist, dass der Borderline-Persönlichkeitsstörung verschiedene Dimensionen zugrunde liegen. Es werden zwei Dimensionen beschrieben, ohne dass dieses Modell Anspruch auf Vollständigkeit hat. Während die Dialektisch-behaviorale Therapie ein vertieftes Verständnis der ersten Dimension der Emotionsregulationsstörung und entsprechende Behandlungsstrategien entwickelt hat (Kapitel 3), kann die zweite Dimension als Beziehungsstörung gesehen werden, welche im Folgenden schwerpunktmäßig dargestellt wird. Nach der Beschreibung eines entsprechenden Störungsmodells wird im zweiten Teil des Buches (ab Kapitel 7) auf Aspekte der Therapie dieser Dimension eingegangen.

Ähnlich anderen therapeutischen Vorgehensweisen, die sich in dem Fokus auf die Beziehungsgestaltung mit Etablierung eines Gleichgewichts zwischen Sicherheit (Containing, Validieren) und konfrontativen Interventionen gleichen (Steinert et al, 2014), werden wir – wie wir es für eine Störung, die sich aufgrund ihrer Problematik direkt im Therapieprozess manifestiert, für notwendig erachten – ebenfalls ausführlich auf die Etablierung einer tragfähigen therapeutischen Allianz eingehen. Im nächsten Schritt werden dann inhaltliche therapeutische Strategien für die unterschiedlichen Problembereiche der Störung vorgestellt.

Aus Gründen der besseren Lesbarkeit wird in diesem Buch auf die Verwendung jeweils beider Geschlechter verzichtet. Da in klinischen Stichproben mehr weibliche als männliche Personen mit Borderline-Persönlichkeitsstörung zu finden sind, haben wir uns für die weibliche Variante entschieden. Bei den behandelnden Personen wird im Sinne eines generischen Maskulinums die männliche Form verwendet. Gemeint sind aber immer beide Geschlechter.

1 Charakteristika und Merkmale der Borderline-Persönlichkeitsstörung

In diesem Kapitel geht es um eine Beschreibung des Störungsbildes der Borderline-Persönlichkeitsstörung. Neben den Kriterien der aktuell gültigen Klassifikationssysteme wird auf weitere Merkmale der Störung wie die Epidemiologie und auf die Komorbidität eingegangen. Des Weiteren werden für die Borderline-Persönlichkeitsstörung typische Aspekte der Biographie vorgestellt. Das Kapitel schließt mit einer Schilderung der Schwierigkeiten und Herausforderungen, denen sich Therapeuten bei der Behandlung von Menschen mit Borderline-Störung möglicherweise stellen müssen.

1.1 Diagnosekriterien

Um sich dem Störungsbild der Borderline-Persönlichkeitsstörung anzunähern, ist eine Betrachtung der Diagnosekriterien aus den kategorialen Diagnosesystemen sinnvoll. Interessanterweise unterscheiden sich ICD 10 (Dilling, Mombour, Schmidt & Schulte-Markwort, 2006) und DSM-5 (American Psychiatric Association, 2013) im Falle der Borderline-Persönlichkeitsstörung sowohl in der Namensgebung als auch in Bezug auf die deskriptiven Kriterien und legen damit unterschiedliche Schwerpunkte bei der Diagnosestellung. Hierdurch wird bereits die Heterogenität im Störungsbild deutlich und eine Betrachtung beider Systeme erscheint sinnvoll.

Beiden Diagnosesystemen gemeinsam ist, dass die allgemeinen Kriterien für eine Persönlichkeitsstörung erfüllt sein müssen: Die von den Erwartungen der soziokulturellen Umgebung abweichenden, überdauernden Erlebens- und Verhaltensmuster sollten sich in mindestens zwei Bereichen von Kognition, Affektivität, Gestaltung zwischenmenschlicher Beziehungen und Impulskontrolle manifestieren, unflexibel und tiefgreifend in einem weiten Bereich persönlicher und sozialer Situationen auftreten (Kriterium A), zu Leiden und Beeinträchtigungen in sozialen, beruflichen oder anderen wichtigen Funktionsbereichen führen (Kriterium B) und stabil und langandauernd mit Beginn in der Adoleszenz oder im frühen Erwachsenenalter sein (Kriterium C). Zudem gehen die Muster nicht auf eine andere psychische Störung (Kriterium D) oder auf eine Substanz bzw. einen medizinischen Krankheitsfaktor zurück (Kriterium E).

In der ICD 10 (Dilling et al., 2006) findet sich dann die Diagnose der emotional instabilen Persönlichkeitsstörung mit zwei verschiedenen Subtypen, dem Impulsiven Typ und dem Borderline-Typ. Neben den allgemeinen Kriterien für eine Persönlichkeitsstörung müssen für den Impulsiven Typ mindestens drei weitere Kriterien erfüllt sein (darunter 2.):

1. deutliche Tendenz, unerwartet und ohne Berücksichtigung der Konsequenzen zu handeln
2. deutliche Tendenz zu Streitereien und Konflikten mit anderen, vor allem dann, wenn impulsive Handlungen unterbunden oder getadelt werden
3. Neigung zu Ausbrüchen von Wut oder Gewalt mit Unfähigkeit zur Kontrolle explosiven Verhaltens
4. Schwierigkeiten in der Beibehaltung von Handlungen, die nicht unmittelbar belohnt werden
5. unbeständige und launische Stimmung.

Für die Diagnose einer emotional instabilen Persönlichkeitsstörung, Borderline-Typ müssen neben den allgemeinen Kriterien für eine Persönlichkeitsstörung drei der Kriterien des Impulsiven Typs und zusätzlich mindestens zwei der folgenden Kriterien erfüllt sein:
1. Störungen und Unsicherheit bezüglich Selbstbild, Zielen und „inneren Präferenzen" (einschließlich sexueller)
2. Neigung, sich auf intensive aber instabile Beziehungen einzulassen, oft mit der Folge von emotionalen Krisen
3. übertriebene Bemühungen, das Verlassenwerden zu vermeiden
4. wiederholte Drohungen oder Handlungen mit Selbstschädigung
5. anhaltende Gefühle von Leere.

Bei der Betrachtung der Kriterien der ICD 10 (Dilling et al., 2006) wird deutlich, dass der Impulsive Typ der emotional instabilen Persönlichkeitsstörung – wie die Benennung des Störungsbildes bereits nahelegt – schwerpunktmäßig durch Schwierigkeiten in der Regulation emotionaler Zustände und in der Steuerung damit verbundener Handlungen charakterisiert ist. Da für die Codierung des Borderline-Typs die Kriterien des Impulsiven Typs (zuzüglich weiterer Symptome) erfüllt sein müssen, ist die Emotionsregulationsstörung auch ein zentrales Problem dieses Subtyps. Die zusätzlichen Kriterien beziehen sich auf Faktoren wie Identitätsstörung und Schwierigkeiten in Beziehungen.

Im DSM-5 (American Psychiatric Association, 2013) heißt die Diagnose Borderline-Persönlichkeitsstörung und es wird keine Unterscheidung in Subtypen vorgenommen. Es müssen 5 der 9 in Tabelle 1 aufgelisteten Kriterien erfüllt sein.

In Tabelle 1 findet sich darüberhinaus eine Gegenüberstellung der beiden Diagnosesysteme.

Wie bei vielen diagnostischen Kategorien kann sich das Störungsbild durch die Vorgabe, dass fünf von neun Kriterien erfüllt sein müssen, sehr unterschiedlich darstellen. Nach DSM-5 (American Psychiatric Association, 2013) können auch die Kriterien im Vordergrund stehen, die sich (wie beim Impulsiven Typ der emotional instabilen Persönlichkeitsstörung der ICD 10; Dilling et al., 2006) auf Emotionsregulationsschwierigkeiten beziehen: Eine Klientin könnte impulsive Verhaltensweisen (Kriterium 4), Selbstverletzungen zur Spannungsregulation (Kriterium 5; der Motivator für das Verhalten ist nicht Teil des Kriteriums), Affektive Instabilität (Kriterium 6), Wutausbrüche (Kriterium 7) und dissoziative Symptome (Kriterium 8) zeigen.

Tabelle 1: Diagnostische Kriterien der Borderline-Persönlichkeitsstörung nach ICD 10 und DSM-5 (Abdruck erfolgt mit Genehmigung aus der deutschen Ausgabe des Diagnostic and Statistical Manual of Mental Disorders, Fifth Edition © 2013, Dt. Ausgabe: © 2015, American Psychiatric Association. Alle Rechte vorbehalten)

ICD-10	DSM-5
Emotional instabile Persönlichkeitsstörung	**Borderline-Persönlichkeitsstörung**
Impulsiver Typ (F60.30) A. Die allgemeinen Kriterien für eine Persönlichkeitsstörung (F60) müssen erfüllt sein. B. Mindestens drei der folgenden Eigenschaften oder Verhaltensweisen müssen vorliegen: 1. deutliche Tendenz, unerwartet und ohne Berücksichtigung der Konsequenzen zu handeln 2. deutliche Tendenz zu Streitereien und Konflikten mit anderen, vor allem dann, wenn impulsive Handlungen unterbunden oder getadelt werden 3. Neigung zu Ausbrüchen von Wut oder Gewalt mit Unfähigkeit zur Kontrolle explosiven Verhaltens 4. Schwierigkeiten in der Beibehaltung von Handlungen, die nicht unmittelbar belohnt werden 5. unbeständige und launische Stimmung **Borderline-Typ (F60.31)** A. Die allgemeinen Kriterien für eine Persönlichkeitsstörung (F60) müssen erfüllt sein. B. Mindestens drei der unter F60.30 erwähnten Kriterien müssen vorliegen und zusätzlich min. zwei der folgenden Eigenschaften und Verhaltensweisen: 1. Störungen und Unsicherheit bezüglich Selbstbild, Zielen und „inneren Präferenzen" (einschließlich sexueller) 2. Neigung, sich auf intensive aber instabile Beziehungen einzulassen, oft mit der Folge von emotionalen Krisen 3. übertriebene Bemühungen, das Verlassenwerden zu vermeiden	Ein tiefgreifendes Muster von Instabilität in zwischenmenschlichen Beziehungen, im Selbstbild und in den Affekten sowie von deutlicher Impulsivität. Der Beginn liegt im frühen Erwachsenenalter und manifestiert sich in den verschiedenen Lebensbereichen. Mindestens fünf der folgenden Kriterien müssen erfüllt sein: 1. verzweifeltes Bemühen, tatsächliches oder vermutetes Alleinsein zu vermeiden Beachte: Hier werden keine suizidalen oder selbstverletzenden Handlungen berücksichtigt, die in Kriterium 5 enthalten sind 2. ein Muster instabiler, aber intensiver zwischenmenschlicher Beziehungen, das durch einen Wechsel zwischen den Extremen der Idealisierung und Entwertung gekennzeichnet ist 3. Identitätsstörung: ausgeprägte und andauernde Instabilität des Selbstbildes oder der Selbstwahrnehmung 4. Impulsivität in min. zwei potenziell selbstschädigenden Bereichen (Geldausgaben, Sexualität, Substanzmissbrauch, rücksichtsloses Fahren, „Essanfälle") Beachte: Hier werden keine suizidalen oder selbstverletzenden Handlungen berücksichtigt, die in Kriterium 5 enthalten sind 5. wiederholte suizidale Handlungen, Selbstmordandeutungen oder -drohungen oder Selbstverletzungsverhalten

Tabelle 1: Fortsetzung

ICD-10	DSM-5
Emotional instabile Persönlichkeitsstörung	**Borderline-Persönlichkeitsstörung**
4. wiederholte Drohungen oder Handlungen mit Selbstschädigung 5. anhaltende Gefühle von Leere	6. affektive Instabilität infolge einer ausgeprägten Reaktivität der Stimmung (z. B. hochgradige episodische Dysphorie, Reizbarkeit oder Angst, wobei diese Verstimmungen gewöhnlich einige Stunden und nur selten mehr als einige Tage andauern) 7. chronisches Gefühl von Leere 8. unangemesse, heftige Wut oder Schwierigkeiten, die Wut zu kontrollieren (z. B. häufige Wutausbrüche, andauernde Wut, wiederholte körperliche Auseinandersetzungen) 9. vorübergehende, durch Belastungen ausgelöste paranoide Vorstellungen oder schwere dissoziative Symptome

Es könnte sich aber auch ein gemischtes Bild zeigen, bei dem Probleme sowohl in der Emotionsregulation als auch in Beziehungen auftreten: die Klientin könnte dann neben dem impulsiven Verhalten (Kriterium 4), der affektiven Instabilität (Kriterium 6) und den dissoziativen Symptomen (Kriterium 8) instabile, aber intensive zwischenmenschliche Beziehungen (Kriterium 2) und eine Identitätsstörung (Kriterium 3) haben und würde dem Borderline-Typ der emotional instabilen Persönlichkeitsstörung der ICD 10 (Dilling et al., 2006) entsprechen.

Im DSM-5 (American Psychiatric Association, 2013) ist jedoch zusätzlich der Fall möglich, dass bei einer Klientin vor allem Schwierigkeiten in Beziehungen auftreten und die Emotionsregulationsschwierigkeiten hier weniger stark ausgeprägt sind: die Klientin würde sich verzweifelt bemühen, Verlassenwerden zu vermeiden (Kriterium 1), hätte instabile, aber intensive zwischenmenschliche Beziehungen (Kriterium 2) und eine Identitätsstörung (Kriterium 3), würde Suiziddrohungen aussprechen und Selbstverletzungen zeigen – weniger zur Spannungsregulation als zur Selbstbestrafung oder um Aufmerksamkeit und Zuwendung zu bekommen (Kriterium 5; der Motivator für das Verhalten ist natürlich auch in diesem Fall nicht Teil des Kriteriums) und würde häufig heftige und unangemessene Wut erleben (ohne, dass sie diese nicht zurückhalten könnte; Kriterium 7). Dieses Symptombild würde nach DSM-5 (American Psychiatric Association, 2013) als Borderline-Persönlichkeitsstörung diagnostiziert, in der ICD 10 (Dilling et al., 2006) aber nicht als emotional instabile Persönlichkeitsstörung. Unserer Erfahrung nach, die bislang viele praktisch tätige Kollegen teilen konnten, trifft man gerade in der ambulanten Praxis häufiger Klientinnen an, die mehr Probleme in Bezug auf das Interaktionsverhalten als bei der Emotionsregulation aufweisen und die ihre Beziehungsschwierigkeiten dann auch im therapeutischen Prozess realisieren.

Die Diagnose emotional instabilen Persönlichkeitsstörung der ICD 10 (Dilling et al., 2006) umfasst zwei Subtypen (Impulsiver Typ und Borderline-Typ), welche beide als Kernproblem Schwierigkeiten mit der Emotionsregulation zeigen. Beim Borderline-Typ kommen Schwierigkeiten im Selbstbild und in Beziehungen als zusätzlicher Problembereich hinzu.

Nach DSM-5 (American Psychiatric Association, 2013) kann beim schwerpunktmäßigen Vorliegen der Schwierigkeiten im Selbstbild und in Beziehungen ohne ausgeprägte Emotionsregulationsstörung die Borderline-Persönlichkeitsstörung diagnostiziert werden.

1.2 Merkmale der Störung

1.2.1 Epidemiologie und Prävalenz

Die *Häufigkeit* der Borderline-Persönlichkeitsstörung liegt in der Allgemeinbevölkerung bei etwa 0,5–2 % (Lieb, Zanarini, Schmahl, Linehan & Bohus, 2004; Swartz, Blazer, George & Winfield, 1990; Torgesen, Kringlen & Cramer, 2001). Das DSM-5 (American Psychiatric Association, 2013) gibt als Median der Prävalenz 1,6 % oder auch 5,9 % in der Allgemeinbevölkerung an. In klinischen Stichproben ist die Häufigkeit mit 10–60 % deutlich höher (American Psychiatric Association, 2005).

Bezüglich der *Geschlechterverteilung* besteht weiterhin Klärungsbedarf. Es zeigt sich, dass etwa 80 % der Patienten mit Borderline-Persönlichkeitsstörung im klinischen Bereich weiblich sind (Paris, 2003; Widiger & Weissmann, 1991). Auch das DSM-5 (American Psychiatric Association, 2013) beschreibt, dass die Borderline-Persönlichkeitsstörung überwiegend bei Frauen diagnostiziert wird. Dieser Geschlechtsunterschied kann jedoch lediglich dadurch entstehen, dass Frauen schneller professionelle Hilfe in Anspruch nehmen und es so zu einem Selektionsprozess kommt (Henry & Cohen, 1983) oder/und dass Diagnostiker aufgrund geschlechtsspezifischer Einstellungen die Borderline-Störung vorwiegend bei Frauen diagnostizieren (Widiger, 1998). Zudem werden männliche Borderline-Patienten wegen der eher fremd- als selbstaggressiven Tendenzen häufiger unter Gefängnisinsassen und Patienten in forensischen Kliniken zu finden sein. Teilweise wird das bei Männern auftretende impulsive interpersonelle Verhalten auch als typisch für die männliche Identitätsfindung gesehen oder als antisozial klassifiziert (Castaneda & Franco, 1985). In neueren epidemiologischen Studien tritt die Borderline-Persönlichkeitsstörung in der Allgemeinbevölkerung bei Männern und Frauen dann auch ungefähr gleich häufig auf (Grant et al., 2008; Lenzenweger, Lane, Loranger & Kessler, 2007). Dementsprechend wird von einem ausgeglichenen Geschlechterverhältnis ausgegangen (Deutsche Gesellschaft für Psychiatrie, Psychotherapie & Nervenheilkunde, 2009). Wenn eine Borderline-Diagnose gestellt wird, scheint bei weiblichen Patienten vorzugsweise der Borderline-Typ der emotional instabilen Persönlichkeitsstörung nach ICD-10 diagnostiziert zu werden, während bei männlichen Patienten häufig die impulsive Unterform vergeben wird.

Bezüglich des sozioökonomischen Status zeigt sich, dass bei Menschen mit Borderline-Persönlichkeitsstörung Funktionsbeeinträchtigungen sowohl im sozialen als auch im beruflichen Bereich vorliegen. Nur 28 % der Personen mit Borderline-Persönlichkeitsstörung sind berufstätig (20 % vollzeit, 8 % teilzeit), vorwiegend in Sozialberufen wie Krankenschwester, Erzieher und Altenpfleger (Bohus, 2002). Während der Schulabschluss bei Bohus et al. (2001) im Normbereich liegt, finden andere Studien eine niedrige Schulbildung und eine deutlich geringere Wahrscheinlichkeit für einen Hochschulabschluss (Skodol, Gunderson, McGlashan et al., 2002). Nur 20 % der Borderline-Patientinnen leben mit einem Partner zusammen und lediglich 13 % sind verheiratet (Bohus et al., 2001).

Die *Prävalenz* der Borderline-Persönlichkeitsstörung liegt in der Allgemeinbevölkerung bei 0,5–2 % und ist in klinischen Stichproben deutlich höher.

In der Allgemeinbevölkerung liegt ein etwa ausgeglichenes *Geschlechterverhältnis* vor; im klinischen Bereich sind bis zu 80 % der Personen mit Borderline-Störung weiblich.

Bei Personen mit Borderline-Persönlichkeitsstörung finden sich *Funktionsbeeinträchtigungen* im sozialen und beruflichen Bereich.

1.2.2 Verlauf und Prognose

Bei der Bestimmung des *Krankheitsbeginns* der Borderline-Persönlichkeitsstörung müssen bestimmte Faktoren berücksichtigt werden. Aufgrund des Entwicklungsaspektes einer psychischen Störung im Kindes- und Jugendalters wird in der ICD 10 die Diagnosestellung einer Persönlichkeitsstörung vor dem Alter von 16 oder 17 Jahren als eher unangemessen gewertet. Im DSM soll die Diagnosekategorie für Kinder und Jugendliche nur verwendet werden, wenn die notwendige Anzahl der Kriterien erfüllt ist und die Verhaltensmuster bereits in diesem Alter andauernd, durchgehend und situationsübergreifend auftreten (Deutsche Gesellschaft für Kinder- und Jugendpsychiatrie, Psychosomatik und Psychotherapie, 2007). Deshalb lassen sich über das durchschnittliche Alter bei Erstmanifestation nur schwer Aussagen treffen. Es wird heute aber davon ausgegangen, dass sich die Borderline-Persönlichkeitsstörung meistens in der frühen Adoleszenz entwickelt (Bohus & Wolf-Arehult, 2012). Nach Jerschke, Meixner, Richter und Bohus (1998) können die Kriterien für die Borderline-Persönlichkeitsstörung bereits mit dem 14. Lebensjahr erfüllt sein. Eine zweite Gruppe von Borderline-Patientinnen wurde hingegen im Mittel erst mit 24 Jahren stationär behandelt.

Betrachtet man den *Verlauf* der Borderline-Persönlichkeitsstörung, wird häufig von einer ausgeprägten Chronifizierung ausgegangen, was auch durch Ergebnisse verschiedener Studien Bestätigung fand (z. B. Pope, Jonas, Hudson, Cohen & Gunderson, 1983). Nach Linehan und Heard (1999) handelt es sich um einen kostenintensiven, langen und wechselhaften Verlauf.

Zanarini und Hörz (2011) ziehen nach Durchsicht der früheren Studien und umfangreicher retrospektiver Langzeitstudien trotz verschiedener methodologischer Einschränkungen positivere Schlussfolgerungen über den Verlauf der Störung und des Funktionsniveaus.

Während die Diagnose bei den meisten Borderline-Patientinnen auf kurze Sicht stabil bleibt, ist der Langzeitverlauf besser als der Kurzzeitverlauf. Es bestätigt sich auch durch prospektive Langzeitstudien (Zanarini, Frankenburg, Hennen & Silk, 2003; Grilo et al., 2004), dass die Remission bei der Borderline-Persönlichkeitsstörung insgesamt häufig ist, jedoch relativ lange dauert, das Wiederauftreten aber selten ist.

Das Funktionsniveau der Patientinnen ist sechs Monate bis sieben Jahre nach Erstuntersuchung wesentlich eingeschränkt. Es scheint aber große Unterschiede im zeitlichen Verlauf zu geben: Während einige Klientinnen ein sehr gutes Funktionsniveau erreichen, haben viele weiterhin grundlegende Schwierigkeiten in einigen Lebensbereichen. Skodol et al. (2005) fanden hingegen keine Verbesserungen im allgemeinen Funktionsniveau und die Beeinträchtigungen im sozialen Funktionsniveau waren stabil.

Zudem begehen nach Zanarini und Hörz (2011) 3–10 % der Borderline-Patientinnen Suizid. Dies entspricht den Ergebnissen verschiedener Studien, nach denen die Borderline-Persönlichkeitsstörung mit 4–10 % (z. B. Frances, Fyer & Clarkin, 1986, Adams, Bernat & Luscher, 2001; Zanarini, Frankenburg, Hennen, Reich & Silk, 2005) das höchste Suizidrisiko unter den Persönlichkeitsstörungen (zusammen mit der narzisstischen und dissozialen) hat, wobei neuere Studien geringere Suizidraten als ältere beobachten (Deutsche Gesellschaft für Psychiatrie, Psychotherapie und Nervenheilkunde, 2009). Die American Psychiatric Association (2013) geht davon aus, dass sich 8–10 % der Patientinnen mit Borderline-Persönlichkeitsstörung suizidieren.

Risikofaktoren bzw. prognostische Faktoren für den Krankheitsverlauf für Jugendliche und Erwachsene sind (Brunner, v. Ceumern-Lindenstjerna, Renneberg & Resch, 2003; Skodol, Siever et al., 2002):

- Ausmaß an affektiver Instabilität,
- frühes Alter bei erstem psychiatrischen Behandlungskontakt,
- Anzahl der Krankenhausaufenthalte,
- Substanzmissbrauch bei der Patientin,
  (Auch Zanarini und Hörz (2011) bestätigen als Ergebnis aus sechs Jahren Follow up, dass eine Störung durch Substanzkonsum am auffälligsten von allen Störungsarten die Remission einer Borderline-Persönlichkeitsstörung behindert.)
- vermehrte andere Komorbidität (v. a. auch komorbide Persönlichkeitsstörungsdiagnosen),
  (Risikofaktoren für Chronifizierung sind nach Zanarini, Frankenburg, Hennen, Reich und Silk (2004) neben Alkohol- und Drogenmissbrauch posttraumatische Belastungsstörungen, depressive Störungen und Essstörungen. Zudem ist keine Diagnose einer Persönlichkeitsstörung aus dem ängstlichen Cluster bei Zanarini, Frankenburg, Hennen, Reich und Silk (2006) ein Prädiktor für die Zeit bis zur Remission.)
- Substanzmissbrauch in der Herkunftsfamilie,
  (Die Ergebnisse von Zanarini, Frankenburg, Hennen, Reich und Silk (2006) stützen diesen Risikofaktor.)
- Promiskuität,

- eingeschränkte Wahrnehmung des eigenen Affektes,
- mangelnde Aggressionskontrolle (Entwertung anderer, Manipulation und Feindseligkeiten in Beziehungen),
- Schwere und Chronizität der Symptome,
  (Höherer Schweregrad sowohl der Borderline-Symptomatik als auch der funktionellen Einschränkungen sagt das Ausmaß der Borderline-Symptomatik und den GAF-Wert nach zwei Jahren vorher (Gunderson et al., 2006).)
- eine Vorgeschichte an sexuellen Missbrauchserfahrungen.
  (Zanarini et al. (2006) bestätigen, dass kein sexueller Missbrauch in der Kindheit ein Prädiktor für die Zeit bis zur Remission ist. Und Gunderson et al. (2006) berichten, dass eine Vorgeschichte mit Kindheitstraumatisierungen ein Prädiktor für das Ausmaß an Borderline-Symptomatik und GAF-Wert (*Global Assessment of Functioning*) nach zwei Jahren ist.)

Als weitere Prädiktoren für die Zeit zur Remission sind im Sinne eines mulitfaktoriellen Modells (Zanarini & Hörz, 2011) nach dem 10 Jahren Follow up in der Studie von Zanarini et al. (2006):
- jüngeres Alter,
- ein guter beruflicher Hintergrund,
- niedrige Werte auf der Skala Neurotizismus und hohe Werte auf der Skala Verträglichkeit des Fünf-Faktoren Modells der Persönlichkeit von Costa und McCrae.

Für vollendete Suizide werden impulsive Handlungsmuster, höheres Lebensalter, Depressionen, komorbide antisoziale Persönlichkeitsstörung und frühkindlicher Missbrauch als Risikofaktoren benannt (Remmel & Bohus, 2006). Komorbide andere psychische Störungen erhöhen die Suizidrate von Personen mit Persönlichkeitsstörungen um das Dreifache, aber auch Impulsivität, männliches Geschlecht, suizidales Verhalten in der Vorgeschichte und Selbstverletzungen erhöhen die Suizidwahrscheinlichkeit (Deutsche Gesellschaft für Psychiatrie, Psychotherapie & Nervenheilkunde, 2009).

Relativ lange wurde die Borderline-Persönlichkeitsstörung als nur schwer behandelbar gesehen. Dies hing u. a. mit den hohen Therapieabbruchraten (bis zu 75 %) zusammen (z. B. Jerschke et al., 1998; Skodol, Buckley & Charles, 1983; Waldinger & Gunderson, 1984). In einer aktuelleren Metaanalyse zeigt sich eine durchschnittliche Abbruchrate von 29 %, wobei sich die Studien stark unterscheiden (Barnicot, Katsakou, Marougka & Priebe, 2011). Interessanterweise wurde kein signifikanter Effekt der untersuchten Faktoren wie z. B. therapeutische Orientierung oder Behandlungssetting auf die Beenderrate gefunden.

Inzwischen liegen vier nachgewiesenermaßen wirksame *Behandlungsansätze* vor (Zanarini, 2009). Hiervon haben die *Mentalization-Based Therapy* (Bateman & Fonagy, 2008) und die *Transference-Focused Psychotherapie* (Clarkin, Yeomans & Kernberg, 1999) psychodynamische und die *Dialektisch-Behaviorale Therapie* (Linehan, 1996a) und die *Schematherapie* (Young, Klosko & Weishaar, 2003) kognitiv-behaviorale Wurzeln. Unter diesen vier Psychotherapieverfahren hat die Dialektisch-behaviorale bislang den höchsten Evidenzgrad (Ia = Metaanalyse(n) über mehrere randomisiert-kontrollierte Studien; Doering, Stoffers & Lieb, 2011).

Auch wenn es inzwischen wirksame Behandlungsmöglichkeiten für Menschen mit Borderline-Persönlichkeitsstörung gibt, sind die Gesamterfolge weiter ausbaubar. So sprechen nur etwa 50 % der Patientinnen auf die angebotenen Psychotherapieverfahren an (Bohus & Schmahl, 2006; 2007).

Rüsch et al. (2008) schlussfolgern, dass auch mit einer spezifischen Behandlung wie der Dialektisch-behavioralen Therapie die Abbruchraten immer noch hoch sind (22 % bei Bohus et al., 2004, 16 % bei Linehan, Armstrong, Suarez, Allmon & Heard, 1991; 25 % bei Linehan et al., 2006). Ähnliches gilt auch für die *Transference-focused psychotherapy*. Hier zeigen sich Abbruchraten von etwa 30 % (Smith, Koenigsberg, Yeomans, Clarkin & Selzer, 1995), wobei Levy et al. (2006) berichten, dass sich in neueren Studien weniger Abbrüche zeigen (13–25 %). Die Drop-out-Rate liegt bei der Schematherapie mit ungefähr 27 % niedriger als bei der *Transference-focused psychotherapy* (Giesen-Bloom et al., 2006). Bei der M*entalization-based therapy* werden eher niedrige Abbruchquoten referiert. So finden sich 15,5 % vorzeitige Beendigungen bei Bales et al. (2012) und in einer aktuellen Studie sind es sogar nur sehr niedrige 2 % (Kvarstein et al., 2015).

- Der *Krankheitsbeginn* liegt meistens in der frühen Adoleszenz.
- *Remissionen* sind häufig, benötigen aber Zeit.
- 3–10 % der Patientinnen mit Borderline-Persönlichkeitsstörung begehen *Suizid*.
- Wichtige *Risikofaktoren* sind: Schwere der Symptomatik, Substanzmissbrauch der Patientin und in der Herkunftsfamilie, weitere Achse-1- oder Achse-2-Komorbidität, Vorgeschichte mit Kindheitstraumatisierungen.
- Es gibt vier wirksame *Behandlungsansätze*: Mentalization-based Therapy, Transference-focused Therapy, Dialektisch-behaviorale Therapie und Schematherapie.
- Trotzdem sprechen etwa 50 % der Borderline-Patientinnen nicht auf Psychotherapie an und die Therapieabbruchraten sind relativ hoch.

1.3 Komorbidität

Im DSM-5 wurde die in den vorherigen Versionen des diagnostischen Manuals vorhandene Achsenaufteilung aufgegeben (Achse I: Klinische Störungen und andere klinisch relevante Probleme; Achse II: Persönlichkeitsstörungen; Achse III: Medizinische Krankheitsfaktoren; Achse IV: Psychosoziale und umgebungsbedingte Probleme; Achse V: Globale Beurteilung des Funktionsniveaus). Da viele der vorhandenen Studien eben diese Vorgängerversionen verwendeten, orientiert sich die folgende Darstellung der Komorbidität der Borderline-Persönlichkeitsstörung mit anderen psychischen Störungen jedoch weiterhin an der Unterscheidung in Achse-1- und Achse-2-Störungen.

Die Komorbidität der Borderline-Persönlichkeitsstörung ist sowohl mit Achse-1- als auch Achse-2-Störungen häufig (American Psychiatric Assoziation, 2005) und soll in diesem Kapitel ausführlicher dargestellt werden.

1.3.1 Komorbidität mit Achse-1-Störungen

Es treten bei Klientinnen mit Borderline-Persönlichkeitsstörung häufig komorbide Achse-1-Störungen wie *Angststörungen*, *depressive Störungen* und *Substanzmissbrauch oder -abhängigkeit* auf (Skodol, Gunderson, Pfohl et al., 2002; Zanarini et al., 1998a; Zimmerman & Mattia, 1999). Auch *Essstörungen* unterschiedlicher Art (Anorexia nervosa, Bulimia nervosa, Binge-Eating-Störung, Eating Disorder Not Ohterwise Specified) finden sich nach einer Zusammenfassung von vier Querschnitts- oder longitudinalen Studien (Fassbinder et al., 2007; Kleindienst et al., 2008, McGlashan et al., 2000; Zanarini et al., 1998a) mit 30–60 % häufig (Schweiger & Sipos, 2011). Nach Chen, Brown, Harned und Linehan (2009) stellen komorbide Essstörungen einen Risikofaktor für Selbstmordversuche (Bulimia nervosa) und selbstverletzendes Verhalten (Anorexia nervosa) dar. Deshalb sollte in einer Therapie, welche die Reduktion lebensbedrohlichen Verhaltens als oberstes Therapieziel formuliert, die Behandlung einer komorbiden Essstörung möglicherweise Priorität haben.

Bei dem Vergleich von Patienten mit und ohne Borderline-Diagnose zeigt sich nach Zimmerman und Mattia (1999), dass Patienten mit Borderline-Persönlichkeitsstörung aktuell zwei Mal so wahrscheinlich drei oder mehr Achse-1-Störungen und vier Mal so wahrscheinlich vier oder mehr Diagnosen haben. Ähnliche Ergebnisse sollen sich für Störungen über die Lebensspanne finden.

Dissoziative Störungen treten bei etwa 50–80 % der Patientinnen mit Borderline-Persönlichkeitsstörung auf (Gast, 2011; Korzekwa, Dell, Links, Thabane & Fougere, 2009; Sack, Sachsse, Overkamp & Dulz, 2013; Sar, Akyuz, Kugu, Ozturk & Ertem-Vehid, 2006; Sar et al., 2003). Dissoziative Symptome können in psychologische dissoziative Phänomene (Depersonalisation, Derealisation) und somatoforme dissoziative Phänomene (Analgesie, Verlust der Kontrolle über die Willkürmotorik, Veränderung der Optik, ...) unterschieden werden (Nijenhuis, Spinhoven, Van Dyck, Van der Hart & Vanderlinden, 1996), die sich alle bei Patientinnen mit Borderline-Persönlichkeitsstörung finden lassen (Zanarini, Ruser, Frankenburg & Hennen, 2000; Zanarini, Ruser, Frankenburg, Hennen & Gunderson, 2000; Zweig-Frank & Paris, 1997). Am häufigsten sind die Abwesenheit von Gefühlen sowie Derealisations- und Depersonalisationsphänomene (Priebe, Schmahl & Stiglmayr, 2013). Es werden zwei sich nicht ausschließende Faktoren für die hohe Komorbidität der Borderline-Persönlichkeitsstörung mit dissoziativen Symptomen und Störungen diskutiert. Dissoziation kann entweder Folge einer (frühkindlichen) traumatischen Erfahrung und/oder der Borderline-Störung immanent (Dissoziationsneigung) sein (Priebe et al., 2013).

Eine komorbide *Posttraumatische Belastungsstörung* liegt bei 30–60 % der Patientinnen mit Borderline-Persönlichkeitsstörung vor (Lammers & Jacob, 2011; Lieb et al., 2004, Pagura et al., 2010; Swartz et al., 1990; Zanarini et al., 1998a) und ist bei ihnen zweimal so häufig komorbide vorhanden wie in der Allgemeinbevölkerung (Golier et al., 2003).

Trautmann (2004) sieht viele der komorbiden Achse-1-Störungen als Bewältigungsversuche der Klientinnen an. Und auch Rosenthal et al. (2008) verstehen einige der komorbiden Achse-1-Störungen als Manifestation dysfunktionaler Versuche, Affekte zu regulieren. So setzten die Patientinnen mit Borderline-Persönlichkeitsstörung (etwa

50 % haben Alkohol- und etwa 40 % Drogenprobleme, Moggi & Donati, 2003) z. B. die Substanzen zur Befindens- und Affektregulation, v. a. zum Schutz vor inneren und äußeren Reizen ein (Tretter, 2011). Insgesamt gibt es jedoch unterschiedliche Erklärungsmodelle für den Zusammenhang von Achse-1-Störungen und der Borderline-Persönlichkeitsstörung, der als noch nicht hinreichend geklärt gilt (Skodol, Gunderson, Pfohl et al., 2002; Trull, Sher, Minks-Brown, Durbin & Burr, 2000).

Zanarini et al. (1998a) finden in Bezug auf die Komorbidität einen Effekt durch das Geschlecht. Während Männer häufiger Substanzstörungen aufweisen, treten bei Frauen häufiger Essstörungen und die Posttraumatische Belastungsstörung auf. Auch Zlotnick, Rothschild und Zimmerman (2002) finden bei männlichen Patienten im Vergleich zu weiblichen komorbide zur Borderline-Störung häufiger Substanzmissbrauch, antisoziale Persönlichkeitsstörung und intermitierende explosible Störung, wohingegen die Frauen häufiger Essstörungen berichten. Auch eine Posttraumatische Belastungsstörung scheint bei weiblichen Personen mit Borderline-Persönlichkeitsstörung häufiger aufzutreten als bei männlichen (Johnson et al., 2003).

Es besteht eine ausgeprägte *Komorbidität mit Achse-1-Störungen*: Angststörungen, depressive Störungen, Substanzmissbrauch oder -abhängigkeit, Essstörungen, Posttraumatische Belastungsstörung, dissoziative Störungen.

1.3.2 Komorbidität mit Achse-2-Störungen

Zusätzlich zu den komborbiden Achse-1-Störungen findet sich eine hohe Komorbidität mit verschiedenen Persönlichkeitsstörungen (American Psychiatric Association, 2005). Nach Zanarini et al. (1998b) erfüllen über 90 % der Klientinnen mit Borderline-Persönlichkeitsstörung die diagnostischen Kriterien für mindestens eine weitere Achse-2-Störung. Auch andere Autoren gehen von einer hohen Komorbidität mit anderen Achse-2-Störungen aus (z. B. Gunderson, Zanarini & Kisiel, 1991; Conklin & Westen, 2005; vgl. auch Bradley, Conklin & Westen, 2007).

Da sich verschiedene Studien zur Komorbidität der Borderline-Persönlichkeitsstörung mit den anderen Persönlichkeitsstörungen stark in der prozentualen Häufigkeit unterscheiden, fasst Kröger (2002) die Studien für das ambulante (Clarkin, Widiger, Frances, Hurt & Gilmore, 1983; Comtois, Cowley, Dunner & Roy-Byrne, 1999; Flick, Roy-Byrne, Cowley, Shores & Dunner, 1993; Frances, Clarkin, Gilmore, Hurt & Brown, 1984; Mehlum et al., 1991; Nurnberg et al., 1991; Zanarini et al., 1998b) und das stationäre (Becker, Grilo, Edell & McGlashan, 2000; Coid, 1993; Dahl, 1986; De Jong, van der Brink, Harteveld & van der Wielen, 1993; Pfohl, Coryell, Zimmerman & Stangl, 1986; Stuart et al., 1998; Zanarini, Frankenburg, Chauncey & Gunderson, 1987) Setting überblicksartig zusammen (s. Tabelle 2).

In einer neueren Studie von Zimmerman, Rothschild und Chelminski (2005) ist die Borderline-Persönlichkeitsstörung mit sechs der anderen neun Persönlichkeitsstörungen signifikant assoziiert. Sie finden signifikant hohe Odds-Ratios, die angeben, wie wahrscheinlich es ist, dass eine Person die Kriterien für beide Diagnosen erfüllt, für die schizotype (15,2), paranoide (12,3), antisoziale (9,5), abhängige (7,3), narzisstische (7,1) und ängstliche (vermeidende) (2,5). Dies entspricht teilweise den Ergebnissen von Zanarini et al. (1998b) in deren Studie die paranoide, die vermeidend-selbstunsichere und die dependente Störung diejenigen waren, die am besten zwischen Borderline-Patienten und der Kontrollgruppe unterschieden. Störungen aus dem ängstlichen Cluster scheinen auch die Remission der Borderline-Symptomatik am meisten zu behindern (Zanarini, Frankenburg, Vujanovic et al., 2004). Zudem scheint das Geschlecht eine Rolle bei der Komorbidität mit Achse-2-Störungen zu spielen (Zanarini et al., 1998b). Männer mit Borderline-Persönlichkeitsstörung zeigen eine höhere Komorbidität mit der paranoiden, der passiv-aggressiven, der narzisstischen und der antisozialen Persönlichkeitsstörung.

Tabelle 2: Prävalenz komorbider Persönlichkeitsstörungen bei der Borderline-Persönlichkeitsstörung im stationären und ambulanten Setting (aus Kröger, 2002, S. 18)

Persönlichkeitsstörungen	**Stationäres Setting**			**Ambulantes Setting**			**Gesamt**		
	Nr. = 9; Total = 711			**Nr. = 6; Total = 190**			**Nr. = 16; Total = 1072**		
	Md (%)	**Min (%)**	**Max (%)**	**Md (%)**	**Min (%)**	**Max (%)**	**Md (%)**	**Min (%)**	**Max (%)**
Cluster A									
Paranoid	8	0	49	12,5	3	42	12,5	0	49
Schizoid	0	0	11	2	0	6	5	0	11
Schizotyp	21	7	50	4,5	3	40	17	3	50
Cluster B									
Histrionisch	31	15	82	18,5	2	36	29	2	82
Narzisstisch	16	5	54	15,5	4	18	16	4	54
Antisozial	23	13	49	4	0	8	13,5	0	49
Cluster C									
Selbstunsicher-vermeidend	29	5	46	15,5	5	42	26,5	2	46
Dependent	34	3	58	13,5	7	16	22	3	58
Zwanghaft	9	0	32	2,5	0	33	8,5	0	33
Negativistisch	25	0	61	0	0	10	11,5	0	61

Anmerkungen: Gesamt = Auswertung der Studien im stationären und ambulanten Setting sowie Studien, die aus beiden Bereichen Patienten rekrutiert haben; Nr. = Anzahl der untersuchten Stichproben; Total = Anzahl der untersuchten Patienten; Md = Median (%); Min = Minimum (%); Max = Maximum (%).

Die komorbiden anderen Persönlichkeitsstörungen legen bei Borderline-Klientinnen zu Therapiebeginn oft andere Diagnosen nahe (Trautmann, 2004).

Die Komorbidität mit anderen Persönlichkeitsstörungen ist hoch.

Möglicherweise ist die Art der komorbiden Achse-2-Störung abhängig vom Geschlecht.

1.4 Biographie

Es wird heute von einer multifaktoriellen Entstehung der Borderline-Persönlichkeitsstörung ausgegangen (Doering, 2009; Paris, 2007; Paris, 2011; Zanarini & Frankenburg, 1997).

An dieser Stelle soll nicht auf Aspekte der Genetik, der Vulnerabilität und prädisponierender Persönlichkeitseigenschaften eingegangen werden – ohne dass diese von den Autoren damit als irrelevant markiert werden sollen. Vielmehr soll hier ein kurzer Überblick über häufige interpersonelle, biographische Erfahrungen gegeben werden, die in der Ätiologie der Borderline-Persönlichkeitsstörung eine Rolle spielen können. Dem liegt die Annahme zu Grunde, dass ungünstige biographische Erfahrungen (auch traumatische) in der Kindheit zur Ausbildung kognitiver Grundannahmen bzw. Schemata führen, die dann die Manifestation der Symptome der Borderline-Persönlichkeitsstörung mit bedingen (vgl. auch Arntz, 2004; Arntz, Dietzel & Dreessen, 1999; Young, Klosko & Weishaar, 2003).

Auch wenn in diesem Abschnitt nicht ausführlich darauf eingegangen wird, ist die Wechselwirkung zwischen heftiger Emotionalität des Kindes und Verhalten und Reaktion der Eltern und der damit verbundenen Hochschaukelung emotionaler Prozesse relevant (Renneberg, 2001).

Es gibt in einer Reihe von Studien Hinweise auf eine mögliche ätiologische Relevanz von *Traumatisierungen und speziell Missbrauchserfahrungen* in der Kindheit. Golier et al. (2003) finden in ihrer Studie hohe Raten von frühen Traumata und „Lifetime-Traumata", und Sack, Sachsse und Dulz (2011) gehen von bis zu 80 % schweren kindlichen Traumatisierungen aus. Insgesamt geben Klienten mit einer Borderline-Persönlichkeitsstörung im Vergleich zu anderen Persönlichkeitsstörungen am häufigsten Traumatisierungen (v. a. sexuelle Traumata, auch im Kindesalter, aber auch andere Formen von Traumata) sowohl durch die Pflegeperson als auch durch andere Personen und das jüngste Alter bei Ersttraumatisierung an (Yen et al., 2002; Zanarini, Williams et al., 1997). Zusätzlich scheint zwischen der Schwere der Persönlichkeitsstörung und der Schwere der Traumatisierung ein Zusammenhang zu bestehen. Priebe et al. (2013) berichten im Rahmen einer Zusammenfassung verschiedener Studien über folgende Prävalenzen:

- 14–75 % sexueller Missbrauch,
- 17–65 % körperlicher Missbrauch im Kindesalter,
- 7–92 % Vernachlässigung,
- 82 % emotionaler Missbrauch.

Nach Arntz und van Genderen (2010) ist bei Patientinnen mit Borderline-Persönlichkeitsstörung körperlicher und sexueller Missbrauch leichter zu erkennen als emotionaler Missbrauch. Gründe dafür sehen sie in der Loyalität gegenüber den eigenen Eltern und in der Unwissenheit über den Verlauf einer normalen, gesunden Kindheit.

Nach Ergebnissen von Zanarini, Yong, et al. (2002) korreliert bei Patientinnen mit Borderline-Persönlichkeitsstörung der Schweregrad des kindlichen sexuellen Missbrauchs signifikant mit dem Schweregrad der Symptome (bezüglich der vier Bereiche Affekt, Kognition, Impulsivität und gestörte zwischenmenschliche Beziehungen) und mit der Schwere der psychosozialen Beeinträchtigungen. Auch das Ausmaß an Vernachlässigung und die Schwere von anderen Formen des Missbrauchs scheinen für die Schwere der Borderline-Symptomatik und das Ausmaß an psychosozialen Beeinträchtigungen von Bedeutung zu sein. Die Relevanz des Beginns des Missbrauches bestätigt sich bei Heffernan und Cloitre (2000), wobei ein früherer Beginn die Entstehung einer Borderline-Störung zu begünstigen scheint.

Fiedler (2007, 2008) betont, dass zusätzlich zum sexuellen Missbrauch durch die Pflegepersonen auch *traumatische Erfahrungen außerhalb der Primärfamilie* für die Entstehung der Borderline-Persönlichkeitsstörung eine wichtige Rolle spielen und dass die relevanten Traumabedingungen häufig erst jenseits des 5. Lebensjahres liegen und auch spätere, bis in die Jugend reichende Traumaerfahrungen die Entwicklung der Borderline-Persönlichkeitsstörung erklären können.

Zudem gehören *andere interpersonelle Traumata* wie Vernachlässigung oder frühe Trennungen und Verlusterfahrungen, die häufig auf ein insgesamt ungünstiges familiäres und soziales Umfeld mit schwierigen sozioökonomischen Verhältnissen, mit dissozialem Verhalten und mit psychischen Störungen in der Familie hinweisen, und in denen ausgleichende Interaktionen kaum oder gar nicht auftreten, zu den Risikofaktoren für die Entwicklung einer Borderline-Störung (Renneberg, Weiß, Unger, Fiedler & Brunner, 2003; Streeck-Fischer, 2011). Auch Bandelow et al. (2005) sehen psychiatrische Diagnosen in der Familie neben dem sexuellen Missbrauch als Hauptrisikofaktor für die Entwicklung einer Borderline-Persönlichkeitsstörung. Zanarini, Barison, Frankenburg, Reich und Hudson (2009) fassen die Ergebnisse verschiedener Studien zusammen, wobei sich eine erhöhte Lebenszeitprävalenz für Major Depression, Substanzmissbrauch/-abhängigkeit und antisozialer Persönlichkeitsstörung bei den Verwandten ersten Grades der Personen mit Borderline-Persönlichkeitsstörung zeigt. In ihrer Studie finden die Autoren zu den genannten Störungen eine Vielzahl von weiteren psychischen Störungen in den Familien (z. B. verschiedene Angststörungen, Dysthymie, Bipolar I-Störung und den vier untersuchten Achse-2-Störungen). Allgemeine familiäre Faktoren, v. a. emotionale Störungen und Impulsivität scheinen nach diesen Ergebnissen zur Entwicklung einer Borderline-Persönlichkeitsstörung beizutragen.

Auch das Vorliegen einer Borderline-Persönlichkeitsstörung bei den primären Pflegepersonen könnte ein Risikofaktor für psychische Störungen insgesamt, aber auch für die Borderline-Persönlichkeitsstörung sein. Kinder von Müttern mit Borderline-Störung haben im Vergleich zu Kontrollpersonen mehr psychiatrische Diagnosen, mehr Impulskontrollstörungen und häufiger eine Borderline-Persönlichkeitsstörung (Weiss et al., 1996).

Die Relevanz von verbalem und physischem Missbrauch durch die Mutter und die höhere Wahrscheinlichkeit körperlicher und emotionaler Vernachlässigung für die Entstehung der Borderline-Störung erklärt Bohus (2007b) damit, dass eine zweite Bezugsperson, eine Schutz und Sicherheit gewährende Person, die insbesondere die Wahrnehmung der Betroffenen teilt und deren Emotionen bestätigen könnte, fehlt. Gerade die Verbindung von traumatischen Erfahrungen und dem Fehlen einer anderen sicheren Bezugsperson, auf die sich das Kind verlassen kann, scheint zur Entwicklung einer Borderline-Persönlichkeitsstörung beizutragen (Arntz, 1994). Entsprechend sehen Bateman und Fonagy (2008) vor allem das *Versagen beider Elternteile*, also die Kombination aus Vernachlässigung durch die weibliche Bezugsperson und Missbrauch durch die männliche Bezugsperson, insbesondere für weibliche Personen mit Borderline-Persönlichkeitsstörung, als charakteristisch.

Anhand der dargestellten Befunde wird deutlich, dass sich bei einem Teil der Personen mit Borderline-Persönlichkeitsstörung *kein Hinweis auf Traumaerfahrungen* in Kindheit und Jugend findet. In diesem Zusammenhang berichten Graybar und Boutilier (2002), dass es zwar hohe Raten an frühen Traumatisierungen bei den Patientinnen mit Borderline-Persönlichkeitsstörung gibt, dass sich aber bei etwa 20–40 % der Klientinnen keine traumatische Vorgeschichte findet. Fiedler (2007) geht sogar von 40–60 % aus. Traumatisierung scheint für die Entstehung der Borderline-Persönlichkeitsstörung weder eine notwendige noch hinreichende ätiologische Bedingung zu sein (Gunderson & Sabo, 1993; Lieb et al., 2004). An dieser Stelle werden andere Faktoren des Umgangs der primären Bezugspersonen mit dem Kind als Entstehungsbedingung für eine Borderline-Störung angenommen. *Invalidierung* wird hierbei als zentraler Faktor gesehen (Fiedler, 2007). Nach Linehan (1996a) beinhalten invalidierende Erfahrungen immer eine unangemessene, unvorhersehbare, extreme, missachtende, abwertende bzw. abstrafende Reaktion auf das Mitteilen persönlicher Erfahrungen und Gefühle des Kindes. Dies kann von einem Nicht-Anerkennen der Gefühle des Kindes, einem Unverständnis seiner möglicherweise starken Emotionen gegenüber und der Unterstellung, seine Probleme seien nicht so groß wie es ihm vorkomme, über widersprüchliches, inkonsequentes und wechselhaftes Verhalten bis hin zu körperlicher oder sexueller Gewalt reichen und verunsichert das Kind in Bezug auf seine Gefühle, den Selbstwert, das Selbstbild und Selbstakzeptanz (Chapman & Gratz, 2014; Keller & Joraschky, 2009). Häufige Rückmeldungen an das Kind, dass seine Wahrnehmungen unsinnig und absurd sind, oder eine folgende Bestrafung behindert das emotionale Lernen. Das Kind kann nicht die Fähigkeiten entwickeln, seine Gefühle richtig zu benennen, ihnen zu vertrauen, sie als stimmig und adäquat anzusehen und zur Steuerung seine Handlungen zu nutzen (Unckel & Kröger, 2006).

Davon nicht unabhängig wird der *Bindungsstil* als wichtige Variable gesehen (Graybar & Boutilier, 2002). Empirische Studien bestätigen einen Zusammenhang zwischen Borderline-Persönlichkeitsstörung und unsicherer Bindung (Agrawal, Gunderson, Bjarne, Holmes & Lyons-Ruth, 2004; Bateman & Fonagy, 2011). Es wird bei Personen mit Borderline-Persönlichkeitsstörung häufig von desorganisiertem bzw. unsicher-verstricktem Bindungsstil mit der Zusatzklassifikation „ungelöstes Trauma" berichtet (Buchheim, 2011; Buchheimer, Benecke, Dammann & Buchheim, 2003; Wöller, 2006a).

Entsprechend geht Fiedler (2007, 2008) von zwei unterschiedlichen Patientengruppen aus, die sich in der Symptomatik unterscheiden: Borderline-Persönlichkeitsstörung mit und ohne Traumagenese. Während bei einer Traumagenese eine PTBS und/oder eine dissoziative Störung vorliegen soll und v. a. die DSM-Kriterien 3, 6, 7, 9 erfüllt sein sollen (Identitätstörung, affektive Instabilität, chronisches Gefühl der Leere, paranoide Vorstellungen/dissoziative Symptome), scheinen die Interaktionsprobleme bei beiden Untergruppen ähnlich zu sein.

In den Biographien von Klientinnen mit Borderline-Persönlichkeitsstörung finden sich eine Vielzahl von *Traumatisierungen* (sexueller, körperlicher und emotionaler Missbrauch, Vernachlässigung) sowohl durch die Pflegeperson als auch durch andere Personen, aber auch frühe Trennungen und Verlusterfahrungen und *psychiatrische Diagnosen in der Familie*. Neben dem jungen Alter bei Ersttraumatisierung scheint die Kombination von traumatischen Erfahrungen und dem *Fehlen einer anderen sicheren Bezugsperson* ein Risikofaktor für die Entstehung einer Borderline-Persönlichkeitsstörung zu sein.

Traumata sind weder als notwendige noch als hinreichende ätiologische Bedingung zu sehen. Bei etwa 20–40 % der Klientinnen mit Borderline-Störung findet sich keine traumatische Vorgeschichte. *Invalidierung* wird dabei als zentraler Entstehungsfaktor gesehen.

1.5 Therapeutische Probleme und Herausforderungen

Viele Therapeuten empfinden Vorbehalte und Unsicherheiten gegenüber Klientinnen mit Borderline-Persönlichkeitsstörung bzw. gegenüber der ausgeprägten Symptomatik wie Suizidalität, Selbstverletzungen und Suchtproblematiken, aber auch wegen der schwierigen Interaktionen. Auch wenn es aufgrund der langen Wartezeiten für einen ambulanten Therapieplatz insgesamt nicht leicht ist, einen Therapeuten zu finden, scheinen Klientinnen mit einer Borderline-Diagnose besonders lange nach einem Therapieplatz suchen zu müssen. Eine Klientin erkundigte sich in der telefonischen Sprechstunde mit folgender Aussage nach einer Therapiemöglichkeit: „Hallo. Mein Name ist XXX und ich suche einen ambulanten Therapieplatz. Mir ist klar, dass es bei fast allen Praxen einige Wartezeit gibt. Ich wollte aber wissen, ob Sie mich überhaupt behandeln. Ich habe nämlich eine Borderline-Störung und bin schon bei vielen ihrer Kollegen direkt abgelehnt worden, weil ich so schwierig sei." Da Therapeuten sich durch Klientinnen mit Borderline-Persönlichkeitsstörung häufig überfordert und hilflos fühlen, erleben sie diese als schwierig, empfinden ihnen gegenüber Vorbehalte und haben eine Tendenz, diese weiter zu überweisen (Fergusson & Tyrer, 1991; Langley & Klopper, 2005; Lewis & Appleby, 1988).

Und tatsächlich *kann* eine Therapie mit einer Klientin mit Borderline-Persönlichkeitsstörung den Therapeuten vor besondere Herausforderungen stellen und ihn mit speziellen Problemen konfrontieren. Hierbei liegt die Betonung jedoch auf dem Wort „kann". Wie im folgenden Abschnitt deutlich wird, handelt es sich bei der Borderline-

Störung um ein sehr heterogenes Störungsbild. Dementsprechend unterscheiden sich die Klientinnen stark in der Symptomatik und in ihrem Beziehungsverhalten. Es ist also nicht vorauszusehen (wenn eine Klientin die Diagnose hat), ob und welche Schwierigkeiten auf den Therapeuten zukommen.

Es ist trotzdem sinnvoll, sich mit den Schwierigkeiten, welche bei der Behandlung auftreten können, auseinanderzusetzen – ohne bei jeder Klientin direkt „mit dem Schlimmsten zu rechnen" – um für den Fall der Fälle vorbereitet zu sein.

Zum Ersten kann schon die Konfrontation mit bestimmten *Aspekten der Symptomatik* für Therapeuten eine Herausforderung und belastend sein. Es können (gerade in der Therapieanfangsphase) Suizidversuche und Selbstschädigungen auftreten; der Therapeut kann mit dissoziativen Zuständen bei der Klientin konfrontiert sein und sich mit traumatischen Biographien oder auch aktuellen Traumatisierungen der Klientin auseinandersetzen müssen (Mayer-Bruns, Böhme & Frank, 2003).

Manche Klientinnen erleben häufige Krisen (Beck et al., 1999), um die sich der Therapeut kümmern soll, was einer kontinuierlichen Problembearbeitung entgegensteht. Zudem kann es schwierig sein, optimistisch zu bleiben, und die erzielten, wenn auch kleinen Erfolge zu sehen, gerade, wenn sich lange Phasen hindurch nichts verändert (Nadolny & Meyer, 2011), die Schwierigkeiten der Patientin jedoch zahlreich und schwerwiegend sind.

Zum Zweiten können *Schwierigkeiten in der Interaktion* auftreten. Bei den Klientinnen kann es zu extremen und häufigen Fehlinterpretation der Aussagen und Absichten des Therapeuten kommen und sie können ungewöhnlich heftig auf Veränderungen von Terminen, Zimmerwechseln oder Urlaub reagieren (Beck et al., 1999). Auch die Beendigung der Therapie kann für die Klientinnen schwierig sein und von heftigen Gefühlen begleitet werden (Beck et al., 1999).

Außerdem kann die Klientin neben einer ausgeprägten Sensibilität für die Befindlichkeit und die wunden Stellen des Gegenübers und der darauf folgenden Konfrontation des Therapeuten, aggressive Ausbrüche und verbale Angriffe in der Therapiesitzung zeigen, ohne dass der Therapeut zunächst den Auslöser dafür kennt (Mayer-Bruns, Böhme & Frank, 2003). Dazu und zu dem DSM-5-Kriterium des Schwankens zwischen Idealisierung und Entwertung passt, dass Patientinnen ihre Behandler und deren Bemühen entwerten können (Nadolny & Meyer, 2011).

Des Weiteren kann von dem Therapeuten erwartet werden, er solle die Probleme der Klientin lösen und Entscheidungen für sie treffen (Beck, 2014) oder häufig für Telefonate zur Verfügung stehen und der Klientin eine spezielle Behandlung bei der Festlegung von Sitzungsterminen, endgültigen Vereinbarungen usw. zukommen lassen (Beck et al., 1999).

Auch Steinert et al. (2014) benennen den Versorgungswunsch mancher Borderline-Patientin explizit als Schwierigkeit. Bei diesen Klientinnen können durch eine passiv-abhängige Rolle verbunden mit dem Delegieren von Verantwortung an andere, dem Einfordern von Unterstützung und dem fortwährenden Inanspruchnehmen von Hilfesysteme vorhandene Kompetenzen verkümmern und eine Versorgungserwartungen in allen Bereichen des Lebens entstehen.

Nach Arntz und van Genderen (2010) können Therapeuten, wenn sie zu viel Fürsorge geben, die Patientin dazu verleiten, die Grenzen der therapeutischen Beziehung zu überschreiten. Andererseits kann es eine Tendenz geben, sich stark zu bemühen, dem Therapeuten zu gefallen (Beck, 2014) oder aber auch eine geringe Toleranz gegenüber Nähe sowie eine Haltung, dass Vertrauen und Intimität gefährlich sind (Beck et al., 1999), bestehen.

Dies zeigt, dass es eine Hauptschwierigkeit sein kann, angemessen mit der Vielzahl an widersprüchlichen und schnell wechselnden Persönlichkeitsanteilen (Arntz & van Genderen, 2010) und mit sogenannten Beziehungstests (vgl. Kapitel 6.3.3.4) umzugehen.

Gerade die Kombination aus realer, krisenhafter Belastung und einer Versorgung fordernden, selbst keine Verantwortung übernehmenden Haltung der Klientin kann für den Therapeuten eine Herausforderung darstellen.

Der Umgang mit den bislang beschriebenen Situationen kann für den Therapeuten eine technische Herausforderung sein. Er benötigt eine Idee, wie er professionell in den einzelnen Situationen reagieren kann.

Hinzu kommt jedoch, dass viele der beschriebenen Schwierigkeiten beim Therapeuten *negative emotionale Zustände* aktivieren können. Während Selbstverletzungen und Suizidalität häufig Sorge um die Patientin auslösen, können Unberechenbarkeit und Vehemenz zu Verunsicherung, Unverständnis und Ärger führen. Auch Sorge um eigene Grenzen wäre eine mögliche Reaktion (Mayer-Bruns, Böhme & Frank, 2003). Viele Behandler empfinden Ärger bei Entwertung und müssen eigene Hilflosigkeit bei fehlenden Erfolgen aushalten (Nadolny & Meyer, 2011).

Zum Letzten werden häufig im Zusammenhang mit der Borderline-Störung *Schwierigkeiten im Therapieprozess bei der Arbeit an Veränderungen* beschrieben. So können ungewöhnlich hohe Ambivalenz in Bezug auf zahlreiche Themen und Angst vor Veränderungen oder ungewöhnlich starker Widerstand gegen Veränderungen bestehen (Beck et al., 1999). Klientinnen können sich auch Hausaufgaben widersetzen, die z. B. Selbstbehauptung beinhalten (Beck, 2014). Das Fehlen einer stabilen Identität (aber auch die widersprüchlichen Anteile einer Klientin) bedingt unklare Ziele und Prioritäten, die sich von Woche zu Woche ändern; dadurch kann eine zielgerichtete therapeutische Arbeit erschwert werden (Beck et al., 1999). Zudem fehlt bei einigen Klientinnen die Motivation, sich um Emotionsregulation zu bemühen, und die positiven Aspekte der Dissoziation behindern die therapeutische Arbeit daran (Steinert et al., 2014).

In der Behandlung von Klientinnen mit Borderline-Persönlichkeitsstörung kann sich ein Therapeut mit einer Vielzahl an Schwierigkeiten und Herausforderungen konfrontiert sehen, welche die Konfrontation mit der Symptomatik der Klientinnen, die therapeutische Arbeit an Veränderungen, die therapeutische Interaktion und die eigenen emotionalen Zustände des Therapeuten betreffen.

2 Weitergehende Beschreibung der Borderline-Persönlichkeitsstörung

Steinert et al. (2014) kommen nach der Betrachtung der diagnostischen Kriterien der Borderline-Persönlichkeitsstörung zu dem Schluss, dass es sich um ein vielfältiges Symptombild handelt, bei dem verschiedene Aspekte wie affektinduzierte Handlungen, negative Kognitionen und zwischenmenschliche Probleme zu finden sind.

> In diesem Kapitel soll diese Vielfalt genauer betrachtet (Kapitel 2.1) und ein Versuch unternommen werden, verschiedene für die Störung relevante Dimensionen zu extrahieren (Kapitel 2.2). Es wird eine vorläufige Zweiteilung in eine Emotionsregulations- und eine Beziehungsstörung vorgeschlagen, welche jeweils beschrieben werden. Am Ende des Kapitels wird das Verhältnis der beiden Problemfelder zueinander diskutiert.

2.1 Heterogenität der Borderline-Persönlichkeitsstörung

Bereits bei der Betrachtung der unterschiedlichen Beschreibungen in ICD und DSM der Borderline-Persönlichkeitsstörung fällt auf, dass das Störungsbild der Borderline-Persönlichkeitsstörung sehr *heterogen* ist (Skodol, Gunderson, Pfohl et al., 2002; Trautmann 2004).

Wenn nach DSM-5 (APA, 2015) fünf von neun Kriterien erfüllt sein müssen, können zwei Personen mit einer Borderline-Persönlichkeitsstörungsdiagnose lediglich ein Kriterium gemeinsam haben. Zudem gibt es eine Vielzahl an *Kriterienkombinationen* (256!), welche die kategoriale Diagnose rechtfertigt. Hinzu kommt, dass einige Patientinnen klinisch relevante Symptome der Borderline-Persönlichkeitsstörung erfüllen, ohne die erforderlichen fünf Kriterien zu erreichen (Oldham, 2006).

Aufgrund dieser Vielfalt und weil die Diagnosekriterien in ICD 10 und DSM-5 offensichtlich verschiedene Problembereiche abbilden, wurde versucht, die Symptomatik in *Kategorien* zu unterteilen. Bohus und Höschel (2006) sprechen von vier Kernmerkmalen der Borderline-Persönlichkeitsstörung nach DSM-IV: Affektivität, Impulsivität, Kognition und interpersonelle Beziehungen. Zanarini, Frankenburg et al. (2003) nehmen eine vergleichbare Einteilung der Symptome vor und finden unterschiedliche Verläufe für die einzelnen Kategorien.

Dazu passend wurde in einigen Studien die interne Struktur der DSM-Kriterien untersucht. Auch wenn einige Studien ein einfaktorielles Modell favorisieren (Clifton & Pilkonis, 2007; Johansen, Karterud, Pedersen, Gude & Falkum, 2004; Fossati et al.,

1999), nimmt die Mehrheit ein mehrfaktorielles Strukturmodell der Borderline-Persönlichkeitsstörung an. Rosenberger und Miller (1989) finden zwei Faktoren (1. Interpersonelle Störung und Identitätsstörung, 2. Verhaltens- und Affektregulationsstörung). Clarkin, Hull und Hurt (1993) nennen drei Faktoren (1. Interpersonelle Schwierigkeiten und Identitätsstörung, 2. affektive Schwierigkeiten und Selbstverletzungen und 3. Impulsivität). Sanislow, Grilo und McGlashan (2000) finden eine Drei-Faktoren-Lösung, die sich in einer späteren Studie (Sanislow et al., 2002) bestätigt (1. *Disturbed relatedness* mit instabilen Beziehungen, Identitätsstörung und chronischer inneren Leere) 2. *behavioral dysregulation* mit Impulsivität und Suizidalität/Selbstverletzungen, 3. *affective dysregulation* mit affektiver Instabilität, unangemessenem Ärger und Bemühen, Verlassenwerden zu vermeiden).

Den mehrdimensionalen Konstrukten scheint die Unterscheidung in interaktionellen Schwierigkeiten und Problemen in der Emotions- und Verhaltensregulation gemeinsam zu sein (Bateman & Fonagy, 2008).

Dasselbe Muster spiegelt sich in einem älteren Versuch der Unterteilung der Borderline-Persönlichkeitsstörung wieder. Die Symptome, die bei den Klientinnen vorkommen, wurden in Cluster unterteilt. Hurt, Clarkin, Munroe-Blum und Marziali (1992) kommen zu einer Drei-Cluster-Lösung, die den Ergebnissen der Arbeitsgruppe um Turner (1994) trotz leichter Abweichungen ähnelt: Das Identitäts-Cluster umfasst die Identitätsstörung, Intoleranz gegenüber dem Alleinsein und ein chronisches Gefühl von Leere und Langeweile. Das Affekt-Cluster beinhaltet instabilen Affekt, instabile zwischenmenschliche Beziehungen und unangemessenen Ärger. Und dem Impulsiven Cluster wurden Selbstverletzungen und impulsives Verhalten zugeordnet.

Die Unterteilung in interaktionelle Schwierigkeiten und in Probleme in der Emotions- und Verhaltensregulation erinnert an die beiden Subtypen der emotional instabilen Persönlichkeitsstörung der ICD 10 (ICD 10; Dilling et al. 2006). Während beim Impulsiven Typ vor allem Schwierigkeiten in der Emotionsregulation wie unüberlegtes Handeln, Wutausbrüche und unbeständige Stimmung im Vordergrund stehen, kommen beim Borderline-Typ weitere Kriterien hinzu, die schwerpunktmäßig Selbstbild und Verhalten der Klientinnen in Beziehungen aufgreifen.

Clifton und Pilkonis (2007) schlagen vor, in Zukunft bei der Betrachtung von Subtypen der Borderline-Persönlichkeitsstörung auf Variablen zu fokussieren, die über die DSM-Kriterien hinaus gehen. Dass dieser Ansatz eine Möglichkeit darstellt, ergibt sich auch aus den weiteren Aspekten, welche die Borderline-Persönlichkeitsstörung zu einem heterogenen Störungsbild machen.

Des Weiteren gibt es bei der Borderline-Persönlichkeitsstörung große Unterschiede im *Schweregrad*. Während manche Personen mit dieser Diagnose nie eine Behandlung in Anspruch nehmen und sich die Symptomatik von selber bessert oder sie zwar mit den verbundenen Schwierigkeiten aber auf einem durchaus hohen Funktionsniveau ihren Alltag bewältigen, benötigen andere ambulante Psychotherapie mit unterschiedlichen Längen. Darüber hinaus gibt es die Klientinnen, die viele verschiedene und intensive Behandlungsangebote in Anspruch nehmen und große Schwierigkeiten auf unterschiedlichen Ebenen und auch im allgemeinen Funktionsniveau aufweisen (Hörz & Zanarini, 2012). Insgesamt belaufen sich die jährlichen Behandlungskosten der Patientinnen mit Borderline-Persönlichkeitsstörung in Deutschland auf etwa 3,5 Milliarden

Euro (etwa 25 % der Gesamtkosten für stationäre Behandlung psychischer Störungen; Bohus, 2007a).

Neben der Heterogenität des Störungsbildes erschwert die hohe *Komorbidität* mit anderen Achse-1- und Achse-2-Störungen (s. Kapitel 1.3.1 und 1.3.2) die Diagnostik der Borderline-Persönlichkeitsstörung. Entsprechend wurde versucht, die Klientinnen mit Borderline-Persönlichkeitsstörung in Cluster zu unterteilen, die verschiedenen anderen Persönlichkeitsstörungen ähneln. So postuliert Millon (1996) vier Untergruppen mit Bezug zu anderen Achse-2-Störungen. Der Entmutigte Typ ist dependent, der Impulsive Typ histrionisch oder antisozial und der Mürrische Typ erscheint passiv-aggressiv; der Selbstdestruktive Typ ist durch einen Abhängigkeits-Autonomie-Konflikt und Selbsthass charakterisiert; er erscheint unterwürfig bis masochistisch und ist sensibel für Stimmungen und Erwartungen.

Die drei von Conklin, Bradley und Westen (2006) beschriebenen Subtypen unterscheiden sich sowohl in Bezug auf das Muster an Affekten und Affektregulationsstrategien als auch in Bezug auf die Komorbidität mit anderen Achse-2-Störungen. Für den *internalizing-dysregulated* Subtyp geben die Autoren Cluster-C-Komorbidität, für den *externalizing-dysregulated* Subtyp Cluster-A- und für den *histrionic-impulsiv* Subtyp Cluster-B-Komorbidität an.

Auch in dem Fragebogen *Personality Assessment Inventory* (PAI, Morey, 1991) wird versucht, der Komplexität und Heterogenität der Borderline-Persönlichkeitsstörung Rechnung zu tragen und eine Clusterung vorzunehmen, in dem sich die Borderline-Subskala aus vier Unterskalen (affektive Instabilität, Identitätsprobleme, negative Beziehungen und Selbstverletzungen) zusammensetzt (Morey & Boggs, 2003; Sherry & Whilde, 2007).

Es wird also an verschiedenen Stellen vermutet, dass der Inhomogenität des Störungsbildes Muster oder Subtypen zugrunde liegen (Conklin et al. 2006). Und es besteht weitgehende Einigkeit, dass für jedes Cluster bzw. jede Dimension der Borderline-Persönlichkeitsstörung unterschiedliche Behandlungsstrategien notwendig sind.

Zusammenfassend lässt sich festhalten, dass das Bild der Borderline-Persönlichkeitsstörung sehr heterogen ist, dass es eine hohe Komorbidität mit anderen psychischen Störungen, u. a. auch mit den verschiedenen Persönlichkeitsstörungen gibt, und dass eine Unterteilung in Subgruppen oder Problemcluster sinnvoll sein kann. Mögliche Faktoren, die sich primär auf die DSM-Kriterien beziehen, wären zum einen interaktionelle Schwierigkeiten sowie zum anderen Probleme in der Emotions- und Verhaltensregulation. Diese Unterteilung könnte die Diagnostik erleichtern und vor allem die Möglichkeit eröffnen, begründete Indikationsentscheidungen zu treffen, da für die unterschiedlichen Probleme jeweils bestimmte Methoden zur Behandlung wirksam sind.

Die Borderline-Persönlichkeitsstörung ist ein sehr *heterogenes* Störungsbild. Es existieren 256 mögliche Symptomkombinationen für die Diagnose nach DSM-5. Das *Funktionsniveau* ist sehr unterschiedlich und es gibt eine hohe *Komorbidität* mit zahlreichen Achse-1- und Achse-2-Störungen.

Die Borderline-Störung kann als *mehrdimensionales Konstrukt* verstanden werden. Mögliche Faktoren betreffen die interaktionellen sowie die Emotions- und Verhaltensregulationsschwierigkeiten. Die verschiedenen Faktoren bedürfen unterschiedliche therapeutische Interventionen.

2.2 Verschiedene Problemfelder der Borderline-Persönlichkeitsstörung

Wie in Kapitel 2.1 deutlich wurde, muss eine Unterteilung der Borderline-Persönlichkeitsstörung, um der Heterogenität des Störungsbildes Rechnung zu tragen, sowohl die hohe Komorbidität mit anderen Persönlichkeitsstörungen als auch die bislang gefundenen Faktoren (Beziehungsschwierigkeit sowie Emotions- und Verhaltensregulationsschwierigkeiten) berücksichtigen.

Im Folgenden soll eine entsprechende Unterteilung der Borderline-Persönlichkeitsstörung in *zwei* Dimensionen vorschlagen werden (1. Emotionsregulationsstörung und 2. Schema- bzw. Interaktionsstörung).

Die Annahme, dass diese beiden Dimensionen bei der Borderline-Persönlichkeitsstörung relevant sind, entspricht auch der Auffassung anderer Autoren. Arntz (2005) führt in der Einleitung zu einem *Special Issue* im *Journal of Behavior Therapy and Experimental Psychiatry* aus, dass nach Linehan (1993) das Emotionsregulationsdefizit und nach Young (1994), Pretzer (1990) und Beck et al. (1999) die zugrundeliegenden Schemata das zentrale Merkmal der Borderline-Persönlichkeitsstörung sind und dass es – auch wenn weitere Forschung notwendig ist – Hinweise auf die Richtigkeit beider Annahmen gibt.

Während sich die Überlegungen zur Überlappung der Borderline-Persönlichkeitsstörung mit anderen Persönlichkeitsstörungen auf der zweiten Dimension wiederfinden, spiegelt die Einteilung in Affekt, Impulsivität und Identität zum Teil die Emotionsregulationsstörung (z. B. Impulsivität), zum Teil aber auch das komplexe Zusammenspiel von Schemaaktivierung und Emotionsregulation wider. Dies verdeutlicht bereits eine immer wieder geführte Diskussion, ob es sich bei der Borderline-Persönlichkeitsstörung um eine Persönlichkeitsstörung (nach DSM-4: Achse-2-Störung) oder eine andere psychische Störung (nach DSM-4: Achse-1-Störungen) handelt.

2.2.1 Borderline-Persönlichkeitsstörung: Achse-1- oder Achse-2-Störung?

Bevor die Achsenaufteilung im DSM-5 aufgehoben wurde, war die Borderline-Persönlichkeitsstörung im DSM-4 auf Achse-2 lokalisiert und damit eindeutig den Persönlichkeitsstörungen zugeordnet. Diese Zuordnung wurde jedoch an verschiedenen Stellen diskutiert. Manche Autoren (z. B. New, Triebwasser & Charney, 2008) schlagen vor, die Borderline-Störung wegen der Komorbidität mit bzw. der Nähe zu affektiven Störungen sowie der Bedeutung der affektiven Dysregulation zu den Achse-1-Störungen zu zählen. Paris, Silk, Gunderson, Links und Zanarini (2009) führen hingegen zahlreiche Gründe an, warum die Borderline-Störung keine affektive Störung ist.

Tyrer (1999) vermutet, dass einige Symptome der Borderline-Persönlichkeitsstörung wie Schneiden und Erbrechen weniger als Ausdruck einer dysfunktionalen Persönlichkeitseigenschaft, sondern eher als affektive, psychotische, dissoziative oder Essstörung verstanden werden können. Im Rahmen der Idee, die Persönlichkeitsstörungen grundsätzlich als früh beginnende, chronische Variante der Achse-1-Störungen zu konzeptualisieren, würde die Borderline-Persönlichkeitsstörung durch eine affektive Regulationsstörung ersetzt und gleichzeitig würde für einige andere Persönlichkeitsstörungen eine neue Achse-1-Störungskategorie entstehen (*disorders of interpersonal relatedness*; First et al., 2002; Siever & Davis, 1991; Widiger, 2003). Damit würden allerdings die interaktionellen Schwierigkeiten der Borderline-Persönlichkeitsstörung unberücksichtigt bleiben oder im Rahmen von anderen Störungen komorbide mit diagnostiziert werden müssen.

Ein für Persönlichkeitsstörungen als charakteristisch gesehenes Merkmal ist die Ich-Syntonie (Fiedler, 2007). Dies beschreibt die Empfindung des Betroffenen, dass eine Eigenschaft oder ein bestimmtes Verhalten zu ihm gehörig ist. Er kann zwar Kosten sehen, erkennt aber nicht, dass er die Kosten selbst verursacht (Sachse, Sachse & Fasbender, 2011a). Dementsprechend hängen Problembewusstsein und ein entsprechender Auftrag, diesen Aspekt im Rahmen einer Therapie zu bearbeiten, von der Ich-Syntonie bzw. Ich-Dystonie einer Störung ab. Aus diesem Grund wird für viele Persönlichkeitsstörungen eine Änderungsmotivation für eigenes Verhalten nicht als Eingangsvoraussetzung für eine Therapie gesehen. Vielmehr müssen Arbeitsauftrag und Änderungsmotivation in der Therapie erst geschaffen werden.

Entsprechend der Diskussion, ob die Borderline-Persönlichkeitsstörung nicht zu den Achse-1-Störungen zu zählen ist, wird die Borderline-Persönlichkeitsstörung im Gegensatz zu anderen Persönlichkeitsstörungen wie narzisstisch und zwanghaft teilweise als eher ich-dyston gesehen. Und tatsächlich scheinen bestimmte borderlinetypische Symptome meist ich-dyston zu sein und aufgrund des damit verbundenen psychischen Leidens Grund für das Aufsuchen therapeutischer Hilfe zu sein (Zanarini, Frankenburg, Khera & Bleichmar, 2001). Auch Arntz, Klokman und Sieswerda (2005) sehen die hohe Anzahl und die Dauer stationärer Aufenthalte und ambulanter Therapien als Hinweis darauf, dass die Klientinnen ihre Symptomatik als ich-dyston wahrnehmen und auch Behandlungsbedarf sehen.

Bei näherer Betrachtung stellt sich die Ich-Syntonie der Borderline-Persönlichkeitsstörung als genauso heterogen und wechselhaft dar wie das Störungsbild insgesamt. Bestimmte Merkmale der Störungen scheinen grundsätzlich ich-dystoner zu sein als andere. Nach Fydrich (2001) sind bei Menschen mit Borderline-Persönlichkeitsstörung die starken Schwankungen hinsichtlich der Intensität und Valenz interpersonaler Beziehungen, Selbstverletzungen, Impulsivität und Instabilität sowie emotionale Leere die am stärksten ich-dystonen Merkmale. Darin sieht er auch den Grund, warum für diese Störungsbereiche bereits manualisierte Behandlungsmethoden entwickelt und evaluiert wurden. Hinzu kommt für die grundsätzlich eher ich-dystonen impulsiven Symptome wie Substanzmissbrauch, Essanfälle und Kleptomanie, dass diese während der Ausführung eher ich-synton sein können, außerhalb dieses Zeitraums jedoch als eher ich-dyston erlebt werden (Vetter, 2007). Diese unterschiedlichen Zustände sind für die Betroffenen auch nicht integrierbar (Rohde-Dachser, 2004).

Paris (2007) betont, dass die Borderline-Persönlichkeitsstörung verschiedene Symptomkomplexe umfasst und sich von anderen Achse-2-Störungen unterscheidet, aber auch keine Variante einer Achse-1-Störung ist. Zusammenfassend scheint es so zu sein, dass die Borderline-Persönlichkeitsstörung sowohl Symptome umfasst, die einer Achse-

1-Störung ähneln, als auch Anteile beinhaltet, die Charakteristika von Achse-2-Störungen erfüllen. Dies würde für eine Einteilung des klinischen Bild in zwei Symptombereiche entsprechen.

In der hier vorgeschlagenen Unterteilung würde die erste Dimension, die Emotionsregulationsstörung, eher die Kriterien für eine Achse-1-Störung erfüllen. Während die zweite Dimension, die Beziehungsstörung, mehr Gemeinsamkeiten mit Achse-2-Störungen hat.

Für diese Unterteilung der Borderline-Persönlichkeitsstörung in zwei Problembereiche wurde in diesem Buch bewusst der Begriff „Dimension“ dem Begriff „Faktor“ vorgezogen und betrifft die Frage nach einer kategorialen oder dimensionalen Diagnostik. Da beide Ansätze Vor- und Nachteile haben, wurde für das DSM-5 lange Zeit eine Umstellung diskutiert.

2.2.2 Dimensionale versus kategoriale Diagnostik

DSM-5 und ICD-10 stellen Instrumente zur kategorialen Diagnostik dar und definieren anhand des Vorhandenseins bestimmter Kriterien und eines festgelegten *cut-off*, ob eine Person eine Persönlichkeitsstörung hat. Dies impliziert eine klare Grenze zwischen gestört und gesund. Dies erleichtert und beschleunigt die Diagnostik, hat aber einige Nachteile (aus Steinbring, 2007, s. auch Renn et al., 2008):

1. Die aktuelle Auswahl der Persönlichkeitsstörungskategorien ist weder theoretisch noch empirisch hinreichend begründet.
2. Die diskriminante Validität der Persönlichkeitsstörungskategorien ist aufgrund mangelnder Kriteriendifferenzierung gering.
3. Es liegen keine empirischen Befunde vor, die qualitative Grenzen zwischen dem Vorhandensein einer Persönlichkeitsstörung und dem Nicht-Vorhandensein einer Persönlichkeitsstörung bestätigen.
4. Es gibt keine empirischen Belege für das Festsetzen der Cut-Off-Werte.
5. Die Reliabilität der kategorialen Einschätzung ist nicht ausreichend.
6. Die konvergente Validität verschiedener Fragebögen und Interviews zur Erfassung von Persönlichkeitsstörungen ist unzureichend und entspricht nicht den testtheoretischen Standards.
7. Die prädiktive Validität kategorialer Diagnosen ist gering.
8. Kategoriale Diagnosen führen zu einem Verlust von Informationen.
9. Die Diagnose einer Persönlichkeitsstörung birgt eine erhebliche Stigmatisierungsgefahr.

Eine Alternative zur kategorialen Diagnostik auch für die Borderline-Störung wäre, Persönlichkeitsstörungen als unangepasste Variation allgemeiner Persönlichkeitseigenschaften zu konzeptualisieren (Barnow, Rüge, Spitzer & Freyberger, 2005).

Als dritte Option und möglicherweise als Kompromiss können dimensionale Modelle von Persönlichkeitsstilen gesehen werden, bei denen verschiedene Dimensionen zugrunde gelegt werden und entsprechend für jede Persönlichkeitsstörung ein korrespondierender (nicht-pathologischer) Persönlichkeitsstil angenommen wird. Das Persönlichkeitsstil und Störungs-Inventar (PSSI) von Kuhl und Kazén (2009) entspricht diesem Modell. Den Ausführungen in diesem Buch liegt dieselbe Vorstellung zugrunde. Es wird hier – wie bei anderen Persönlichkeitsstörungen auch (Sachse et al., 2011a) – von einem Kontinuum von einem leichten Stil bis zu einer ausgeprägten Störung ausgegangen. Diese Ansicht der mehr oder weniger starken Ausprägungen und der Möglichkeit eines Borderline-Persönlichkeitsstils bezieht sich auf beide Dimensionen (Beziehungs- und Emotionsregulationsstörung).

Bezüglich der Behandlungsbedürftigkeit folgen wir einer pragmatischen Sichtweise: Eine Persönlichkeitseigenart ist dann eine Störung, wenn sie stört. Bestärkt wird diese Haltung durch den Befund, dass – obwohl für eine Diagnosestellung mindestens fünf von neun Kriterien erfüllt sein müssen – bereits vier erfüllte Kriterien zu klinisch relevanten Problemen in verschiedenen Lebensbereichen führen (Barnow et al., 2006).

Für die offizielle Diagnosestellung folgen wir der aktuellen klinischen Praxis und vergeben die Diagnose Borderline-Persönlichkeitsstörung nur, wenn die erforderliche Anzahl der Kriterien der gängigen Diagnosemanuale erfüllt ist. Dies bedeutet für die (Mit-) Behandlung eines Borderline-Persönlichkeitsstils und deren Abrechnung über die Krankenkasse, dass die Kriterien einer anderen psychischen Störung erfüllt sein müssen.

Es können bei Patientinnen mit Borderline-Persönlichkeitsstörung eine Emotionsregulations- und eine Beziehungsstörung als Problemfelder unterschieden werden.

Während die Emotionsregulationsstörung mehr den Achse-1-Störungen des DSM-4 ähnelt, zeigt die Beziehungsstörung mehr Gemeinsamkeiten mit Achse-2-Störungen (Persönlichkeitsstörungen).

Für beide Dimensionen kann angenommen werden, dass es unterschiedliche Ausprägungen von leichten bis sehr starken Schwierigkeiten gibt.

Wenn einer Störung zwei Dimensionen zugrunde liegen, ist es hilfreich, für jede Dimension ein Störungsmodell zu differenzieren, aus dem sich therapeutische Interventionen ableiten. Im Folgenden werden sowohl die Emotionsregulationsstörung als auch die Interaktions- bzw. Schemastörung beschrieben.

3 Problemfeld: Emotionsregulationsstörung

Dieses Kapitel widmet sich der ersten Dimension, der Emotionsregulationsstörung. Der Beschreibung dieses Problemfelds (Kapitel 3.1) folgt eine Darstellung des hierfür entwickelten neurobehavioralen Störungsmodells (Kapitel 3.2) und der damit verbundenen Dialektisch-behavioralen Therapie (Kapitel 3.3).

Da diese Komponente der Borderline-Persönlichkeitsstörung viel Beachtung gefunden hat und dementsprechend an verschiedenen Stellen untersucht und dargestellt wurde (vgl. Bohus, 2002; Bohus & Schmahl, 2006; Conklin et al., 2006; Gratz, Rosenthal, Tull, Lejuez & Gunderson, 2006; Gunderson, 2001; Levine, Marziali & Hood, 1997; Linehan, 1996a; 1996b; Livesley, Jang & Vernon, 1998; Millon, 1996; Sanislow et al., 2002; Shedler & Westen, 2004; Skodol et al., 2002; Westen, Muderrisoglu, Fowler, Shedler & Koren, 1997; Yen, Zlotnick & Costello, 2002), werden die Ausführungen des Problemfeldes, des Störungsmodells und der daraus abgeleiteten Therapie hier kurz gehalten. Ein weiterer Grund, diesen Aspekt der Störung nicht ausführlicher zu beschreiben, ist, dass die Klärungsorientierte Psychotherapie schwerpunktmäßig einen Beitrag zur Beziehungsstörung und weniger zur Emotionsregulationsstörung leisten kann. Die klärungsorientierten Ideen zur Behandlung der Borderline-Persönlichkeitsstörung und die Techniken der Dialektisch-behavioralen Therapie sind jedoch gut integrierbar und kompatibel (s. Kapitel 9.3).

3.1 Beschreibung des Problemfelds

Die Emotionsregulationsstörung wird von Linehan (1996a) als zentrales Merkmal der Borderline-Persönlichkeitsstörung postuliert und spiegelt sich in vielen der diagnostischen Kriterien der Störung wider. Die Emotionsregulationsstörung hat zwei Komponenten. Zum einen bezieht sie sich auf eine emotionale Vulnerabilität in Form einer niedrigen Reizschwelle für das Auslösen von Emotionen, eine verstärkte emotionale Auslenkung und einer verzögerten Rückbildung zur emotionalen Baseline (Linehan, 1996a; Linehan, Bohus & Lynch, 2007).

Außerdem erleben Patientinnen mit Borderline-Persönlichkeitsstörung häufiger, länger und intensiver aversive Spannungszustände als gesunde Kontrollpersonen (Stiglmayr et al., 2005). Es bestehen hierbei jedoch Schwierigkeiten, Emotionen zu differenzieren. Die aversive Anspannung korreliert bei den Borderline-Patientinnen dann auch positiv mit den dissoziativen Phänomenen inklusive der Schmerzschwelle. Die Reduktion der Schmerzwahrnehmung ist also eng mit dem Stresslevel verbunden (Ludäscher et al., 2007; Stiglmayr, Shapiro, Stieglitz, Limberger & Bohus, 2001).

Zum anderen liegen mangelnde Fertigkeiten vor, mit emotionalen oder Spannungszuständen adäquat umzugehen.

Es wird hierbei von einer neurobiologischen Komponente ausgegangen. Neuroimaging-Studien deuten darauf hin, dass neurobiologische Dysfunktionen mit Aspekten der Symptomatik der Borderline-Persönlichkeitsstörung wie Affektkontrolle assoziiert sind. Auch in den S2-Richtlinien für Persönlichkeitsstörungen (Deutsche Gesellschaft für Psychiatrie, Psychotherapie & Nervenheilkunde, 2009) ist zusammenfassend dargestellt, dass sich in Untersuchungen mit bildgebenden Verfahren bei impulsiven Menschen mit Borderline- oder antisozialer Persönlichkeitsstörung eine präfrontale Dysfunktion findet und es darüber hinaus Hinweise auf orbito-frontale und cinguläre Funktionsstörungen und auf Veränderungen im Bereich von Amygdala und Hippocampus gibt. Es wird aktuell im Zusammenhang mit der Borderline-Persönlichkeitsstörung eine Störung des fronto-limbischen Regelkreises diskutiert. Es ist jedoch fraglich, ob die neurobiologischen Veränderungen der Störung vorausgehen oder Konsequenz der Störung sind (Lieb et al. 2004).

Zu einer Abschätzung der Affektregulationsstörung kann es sinnvoll sein, folgende Punkte bei einer Klientin zu explorieren:

- Auftreten starker aversiver Spannungszustände
- Vorliegen von Stimmungsschwankungen
- Wutausbrüche
- Impulsdurchbrüche
- Hochrisikoverhalten
- Sexuelle Handlungen
- Selbstverletzungen (ggf. Art, Häufigkeit, Gründe)
- Dissoziationen (ggf. Art, Häufigkeit)
- Essanfälle zur Spannungsregulation (ggf. mit Erbrechen)
- Suchtmittelgebrauch

> Zur Emotionsregulationstörung gehört eine emotionale Vulnerabilität in Form einer niedrigen Reizschwelle für das Auslösen von Emotionen, eine verstärkte emotionale Auslenkung und eine verzögerte Rückbildung zur emotionalen Baseline in Kombination mit mangelnden Fertigkeiten, Emotionen oder Spannungszustände adäquat zu regulieren.

3.2 Neurobehaviorales Störungsmodell

Zur Erklärung der Emotionsregulationsstörung liegt mit dem neurobehavioralen Entstehungsmodell (Bohus, 2002; 2007b; Bohus & Wagner, 2005; Linehan, 1996a) ein weithin akzeptiertes Störungsmodell vor, das von einem Zusammenspiel einer neurobiologischen Prädisposition und psychosozialen Variablen (in Kindheit- und Jugend) ausgeht, wodurch es zu einer Störung der Affektregulation kommt, in deren Folge sich

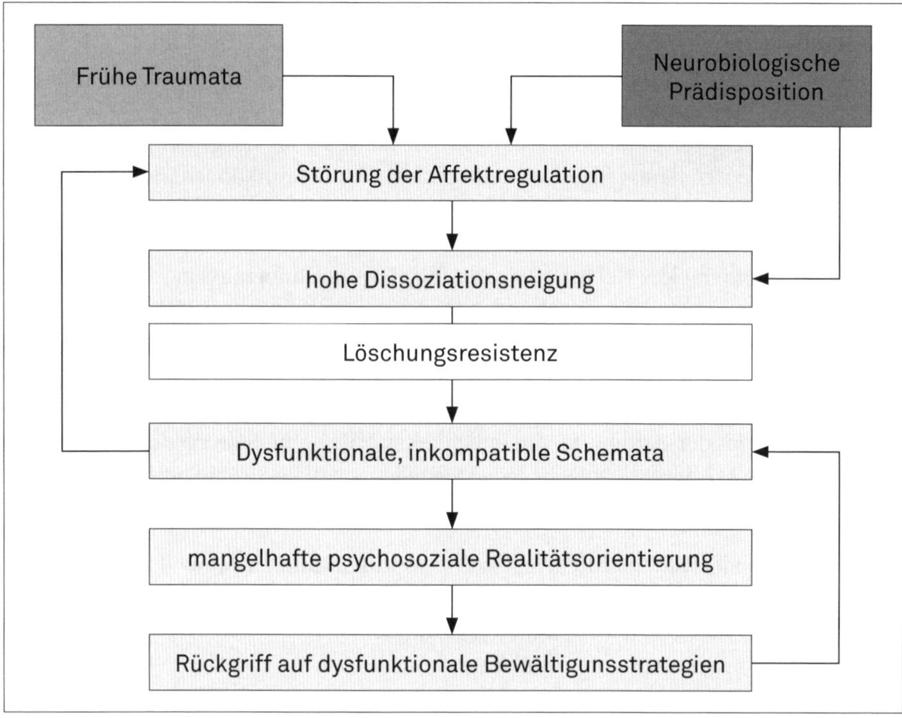

Abbildung 1: Neurobehaviorales Entstehungsmodell der Borderline-Persönlichkeitsstörung (nach Bohus, 2002; 2007b; Bohus & Wagner, 2005)

dysfunktionale, inkompatible Schemata bilden, die den Rückgriff auf dysfunktionale Bewältigungsstrategien mit bedingen (s. Abbildung 1).

Als Störungsmodell für die Emotionsregulationsschwierigkeiten kann das neurobehaviorale Entstehungsmodell der Borderline-Persönlichkeitsstörung herangezogen werden, das eine Kombination aus neurobiologischer Prädisposition und psychosozialen Variablen annimmt.

3.3 Therapie der Emotionsregulationsstörung

Mit der von Linehan (1996a; b) entwickelten Dialektisch-behavioralen Therapie existiert eine nachgewiesenermaßen wirksame Interventionsform, welche die Affektregulation verbessert. Mehrere Studien zusammenfassend beschreiben Doering et al. (2011) als positive Effekte der Dialektisch-behavioralen Therapie eine Verringerung von selbstverletzendem Verhalten, von Suizidalität und von Wut/Ärger, sowie eine Steigerung des allgemeinen Funktionsniveaus und eine Reduktion von Depressivität und Angst. Die Verbesserung der Affektregulation zeigt sich auch in neurobiologischen Korrelaten. Schnell und Herpertz (2007) zeigen in einer fMRI-Studie, dass eine dialektisch-beha-

Tabelle 3: Inhalte der verschiedenen Therapiephasen (Stufen) der Dialektisch-behavioralen Therapie

Vorbereitungsstufe	Therapiestufe 1: Schwere Probleme auf Verhaltensebene	Therapiestufe 2: Probleme des emotionalen Erlebens	Therapiestufe 3: Probleme der Lebensführung
Diagnostik	Verbesserung der Überlebensstrategien (Umgang mit suizidalen Krisen)	Verbesserung von dysfunktionalen erlernten und automatisierten Reaktionsmustern (insbesondere im zwischenmenschlichen Bereich)	Integration des Gelernten und Neuorientierung
Aufklärung über das Störungsbildes	Verbesserung der Therapiecompliance (Umgang mit Verhaltensmustern, welche die Fortsetzung oder den Fortschritt der Therapie verhindern)	Reduktion der Folgen traumatischer Erfahrungen	
Operationalisierung des Krisen generierenden Verhaltens	Verbesserung der Lebensqualität (Behandlung von schwerwiegenden Achse-1-Störungen)	Revision traumaassoziierter Schemata	
Klärung der gemeinsamen Behandlungsziele	Verbesserung von Verhaltensfertigkeiten (Skills)		
Klärung der Behandlungsfoki und der Methodik der Dialektisch-behavioralen Therapie			
Behandlungsvertrag, Non-Suizidvertrag			
Verhaltensanalyse des letzten Suizidversuchs			
Verhaltensanalyse des letzten Therapieabbruchs			

viorale Therapie von neuronalen Veränderungen in limbischen und kortikalen Regionen begleitet ist.

Da die Emotionsregulationsstörung mit dem neurobehavioralen Entstehungsmodell und der darauf bezogenen Dialektisch-behavioralen Therapie effektiv behandelt werden kann und darüber an anderer Stelle ausführlich berichtet wurde (Bohus, 2002; Bohus, 2011; Bohus & Wolf-Arehult, 2012; Linehan, 1996a), soll an dieser Stelle nicht ausführlich darauf eingegangen werden. In Kapitel 9.3 werden allerdings Ideen zur Integration der Interventionsstrategien der Dialektisch-behavioralen Therapie und der Vorschläge aus der Klärungsorientierten Therapie vorgestellt. Dazu erscheint es erforderlich, einige Eckpunkte der Dialektisch-behavioralen Therapie kurz zu erwähnen.

Unter ambulanten Bedingungen umfasst die Behandlung verschiedene Module. Neben der Einzeltherapie und dem Skills-Training in der Gruppe wird den Patientinnen Telefonberatung angeboten. Zudem wird auf die Notwenigkeit zur regelmäßigen Supervision verwiesen.

Inhaltlich besteht eine Therapie hier aus drei Behandlungsstufen (vgl. Bohus, 2002; Bohus, 2011; Linehan, 1996a), denen eine Vorbereitungsphase vorgeschaltet ist (s. Tabelle 3). Während die Vorbereitungsphase spezielle Inhalte hat, werden in der ersten Therapiephase schwere Probleme auf der Verhaltensebene behandelt. Hierzu gehört auch das Training von Emotionsregulationsfertigkeiten.

Dieser Therapieabschnitt ist wie die gesamte Dialektisch-behaviorale Therapie hierarchisch gegliedert. In den Sitzungen orientiert sich der Therapeut an der von der Klientin geführten Tagebuchkarte und wählt das jeweils gefährlichste Verhalten für die Analyse in der Sitzung aus. Die Gliederung der Problemthemen in dieser Phase findet sich in Tabelle 4.

In der zweiten Therapiephase stehen dann Probleme des emotionalen Erlebens (hierzu gehören Aspekte des Selbstwertes, der sozialen Meidung und Aufbau vertrauensvoller kooperativer Interaktionen) und Probleme mit Folgen von traumatischen Erfahrungen im Fokus der Therapie (s. Tabelle 3).

Für den Übergang zwischen den Therapiestufen 1 und 2 werden bestimmte Voraussetzungen auf Seiten der Klientin formuliert, die in der ersten Phase der Therapie geschaffen werden (Bohus, 2002). Diese sind:

- Suizidalität ist eindeutig geklärt.
- Die Patientin ist in der Lage, Emotionen zu modulieren.
- Es wird kein selbstschädigendes Verhalten zur Spannungsreduktion eingesetzt.
- Zentrale Fragen der (Über-)Lebensqualität sind gelöst (z. B. keine real traumatisierende Umgebung, Drogen und Alkohol, tragende soziale Kontakte, stabilisierende Freizeitaktivität).
- Die Patientin kann im Selbstmanagement dissoziative Phänomene revidieren.

Nach Bohus (2007b) hat die Dialektisch-behaviorale Therapie keine überprüfte Methode für die traumazentrierte Therapie von Patientinnen mit Borderline-Persönlichkeitsstörung. Die Daten zur Dialektisch-behavioralen Therapie beschränken sich auf Phase 1.

Tabelle 4: Behandlungsfokus der Dialektisch-behavioralen Therapie in der Therapiestufe 1 (nach Bohus, 2011, S. 627)

1. Suizidales Verhalten
• suizidales Krisenverhalten • massive Suizidimpulse, -vorstellungen und -drohungen
2. Therapiezerstörende Verhaltensweisen
• Verhaltensweisen, die den Fortbestand der Therapie stark gefährden • Verhaltensweisen, die den Fortbestand oder Fortschritt der Therapie anderer Patienten verhindern
3. Krisengenerierendes Verhalten
• schwerwiegende Selbstverletzungen (mit medizinischen Konsequenzen) • Hochrisikoverhalten (z. B. Balancieren auf Brückengeländern, Eisenbahngleisen) • unbehandelte schwerwiegende medizinische Probleme (z. B. Typ-1-Diabetes) • aggressive Durchbrüche • ungeplante stationäre Notaufnahme • schwerwiegende soziale Probleme
4. Therapiestörendes Verhalten
• Verhalten, das den Fortschritt der Therapie behindert (z. B. Dissoziation, schwerwiegende Ess- und Trinkstörungen) • Non-Compliance • Verhalten, das zum Burnout der Therapeuten oder des Teams führt • dysfunktionale Regeln oder Verhaltensmuster des Teams
5. Verhaltens- und Erlebensmuster, welche die Lebensqualität erheblich einschränken (z. B. Drogen, Essstörungen, …)
• Verhaltensweisen, die direkt zu unmittelbaren Krisensituationen führen • leicht zu verändernde Verhaltensweisen • Verhaltensweisen, die in direktem Zusammenhang mit übergeordneten Zielen und mit allgemeinen Lebensprinzipien der Patientin stehen.

Dammann (2007) benennt mehrere Nachteile der Dialektisch-behavioralen Therapie. Zum einen könne mit der Beziehungsstörung, die sich auch im Therapieprozess zeigt, höchstens indirekt gearbeitet werden. Zudem fehle ein (psychodynamisches) Modell zur Erklärung von Widerstand und Ambivalenzen, wie das Verhalten einiger Klientinnen, die Besserung wollen, jedoch alles tun, um diese zu sabotieren. Zum anderen würden bei diesem Therapieansatz die interpersonellen Probleme nicht mit behandelt, was an fehlenden Besserungen in diesem Bereich abzulesen sei.

Auch McKay, Lev und Skeen (2013) bemerken, dass es für die Dialektisch-behaviorale Therapie signifikante Ergebnisse zur Reduktion des suizidalen und parasuizidalen Verhaltens sowie der Aufenthaltsdauer in Psychiatrien gebe, dass sich jedoch zur Veränderung des chronisch dysfunktionalen Interaktionsverhaltens kaum Ergebnisse fänden.

Kreger (2008) merkt zusätzlich an, dass die Dialektisch-behaviorale Therapie nur für Patientinnen passt, die ihre Erkrankung bemerken, etwas über sie lernen wollen und die in der Therapie hart daran arbeiten. Dies gilt wohl primär für die ich-dystonen Aspekte der Störung und setzt insgesamt eine eher hohe Therapiemotivation voraus.

Die genannten Limitierungen der Dialektisch-behavioralen Therapie sprechen ebenfalls dafür, dass für das Problemfeld der Beziehungsschwierigkeiten eine Ergänzung durch weitere therapeutische Ansätze sinnvoll sein könnte.

Mit der Dialektisch-behavioralen Therapie existiert ein nachgewiesenermaßen wirksamer Behandlungsansatz für die Emotionsregulationsstörung, welcher verschiedene Behandlungsbausteine (Einzeltherapie, Gruppenfertigkeitentraining, Telefonkontakte) umfasst. Die Therapie gliedert sich in verschiedene Behandlungsstufen, wobei die Emotionsregulationschwierigkeiten schwerpunktmäßig in Therapiestufe 1 „Schwere Probleme auf Verhaltensebene“ angegangen werden, die sich an hierarchisch gegliederten Problembereichen orientiert.

4 Problemfeld: Schwierigkeiten in Beziehungen

Das zweite Problemfeld bei Klientinnen mit einer Borderline-Persönlichkeitsstörung können dysfunktionale Strategien in der Gestaltung zwischenmenschlicher Beziehungen und hierdurch Schwierigkeiten mit Interaktionspartnern sein (Breil & Sachse, 2011).

> In diesem Kapitel wird dargestellt, dass diesem Problemfeld nach Ansicht verschiedener Autoren affektiv-kognitive Schemata und daraus resultierendes Verhalten zugrunde liegen.

Nach Ansicht verschiedener Autoren geht das ungünstige, extreme und vor allem wechselhafte Beziehungsverhalten der Borderline-Klientinnen und auch die Instabilität im Selbstbild auf spezifische *affektiv-kognitive Schemata* zurück (z. B. Beck et al., 1999).

Schemata sind strukturierte und organisierte Wissensstrukturen oder motivational-affektive Netzwerke. Sie werden durch Schlussfolgerungen aus biographische Erfahrungen gebildet.

Dysfunktionale Schemata entstehen durch die Frustration zentraler Bedürfnisse (Arntz & van Genderen, 2010; Grawe, 2004; Sachse, Breil & Fasbender, 2009; Young, Klosko & Weishaar, 2003).

Wenn sich Schemata einmal gebildet haben, werden sie durch situative Auslöser (bottom up) aktiviert und determinieren dann häufig unbewusst und automatisch (top down) die Verarbeitung der Situation und damit das Erleben und Handeln der Person (Sachse, 2003; Sachse, Fasbender & Breil, 2009; Sachse, Püschel, Fasbender & Breil, 2008). Ein Schema beschreibt nach Roediger (2011) eine Reaktionstendenz, welche Grawe als „neuronale Erregungsbereitschaft“ (NEB) bezeichnet.

Entsprechend der Überlegung, dass sich Schemata durch Lernerfahrungen bilden, entwickeln sich durch erlebte Traumata spezifische Trauma-assoziierte Schemata (Arntz, 2004; Pretzer, 1990). Die Aktivierung dieser negativen Schemata kann zu starker Erregung führen. Dies findet durch eine Studie von Sieswerda, Arntz, Mertens und Vertommen (2007) Bestätigung, in der Messungen mit dem „emotional stroop“ durchgeführt wurden. Die Autoren schlussfolgern, dass die Hypervigilanz für emotionale, v. a. schema-assoziierte negative Hinweisreize ein Merkmal der Borderline-Persönlichkeitsstörung ist, wodurch die Bedeutung affektiv-kognitiver Schemata für die Aufrechterhaltung der Borderline-Störung und die Notwendigkeit, diese in der Psychotherapie zu berücksichtigen, betont wird.

Die typischen dysfunktionalen kognitiven Schemata von Menschen mit Borderline-Persönlichkeitsstörung, welche die weitere Verarbeitung steuern und den „state of mind“ bestimmen, sind sehr unterschiedlich und widersprüchlich. Entsprechend fühlen und verhalten sich die Klientinnen je nach Aktivierung sehr unterschiedlich (Horowitz et al., 1984).

Die *Inhalte der Schemata* betreffen nach Ansicht verschiedener Autoren (Arntz, 1994; Beck et al., 1999; Pretzer, 1990) drei Themen: die Welt ist gefährlich und übelwollend, ich bin machtlos und verletzlich, ich bin von Natur aus schlecht und inakzeptabel. Diese finden durch Arntz et al. (1999) sowie durch Giesen-Bloo und Arntz (2005) Bestätigung. Letztere schlussfolgern zusätzlich, dass sich die Annahmen der Patientinnen mit Borderline-Persönlichkeitsstörung besser durch die Schwere der Borderline-Pathologie als durch das Vorliegen eines Traumas erklären. Nach DeGroot, Verheul und Trijsburg (2008) könnte die Kombination aus „Ich bin machtlos und verletzlich." und „Die Welt ist gefährlich." Hypervigilanz und Misstrauen bedingen.

Es kann vermutet werden, dass es sich bei den drei Themen nicht um die einzigen Schemainhalte bei Klientinnen mit Borderline-Persönlichkeitsstörung handelt, da diese Annahmen nicht alle Merkmale der Störung erklären, wie z. B. die ausgeprägte Angst vor dem Verlassenwerden. Entsprechend beschreibt Bohus (2011) nur einige prototypische Grundannahmen von Borderline-Patientinnen:

- Allein kann ich nicht überleben.
- Wenn mir jemand zu nahe kommt, ist das bedrohlich.
- Wenn jemand sieht, wie minderwertig ich bin, wird er mich verlassen.
- Wenn mir jemand zu nahe kommt, werde ich ihn zerstören.
- Wenn jemand meine Schwäche sieht, wird er mich demütigen.

Bohus (2007b) betont, dass sich die Borderline-Schemata vor allem dadurch auszeichnen, dass sie inkompatibel und konflikthaft sind.

Auch Beck (2014) erweitert die Überzeugungen, die Patientinnen mit Borderline-Persönlichkeitsstörung haben (s. Tabelle 5).

Während Butler, Brown, Beck und Grisham (2002) bei Borderline-Patientinnen Themen wie Abhängigkeit, Hilflosigkeit, Misstrauen, Angst vor Ablehnung, vor Verlassenwerden und vor Verlust der emotionalen Kontrolle sowie Aufmerksamkeit suchendes Verhalten finden, lassen sich in einer Studie von Arntz, Dreessen, Schouten und Weertman (2004) mit dem *Personalitiy Disorder Belief Questionnaire* (PDBQ) die für die Borderline-Persönlichkeitsstörung verbleibenden sechs Items dann auch den Themen 1. *loneliness*, 2. *unlovability*, 3. *rejection and abandonment by others* und 4. *viewing the self as bad and to be punished* zuordnen. Diese Themen sollen zu den für die Borderline-Persönlichkeitsstörung typischen Schemamodi von Young *lonely child* und *punitive parent modes* passen.

Mit Modi werden Schemaoperationen beschrieben, die in einer Person zum aktuellen Zeitpunkt vorherrschen und die vorübergehend Gedanken, Gefühle und Verhalten dominieren. Wird ein Schema aktiviert, entsteht bei der Person ein Erlebenszustand mit seinen kognitiven, emotionalen, vegetativen und handlungsimpulsierenden Komponenten, den Grawe als „neuronales Erregungsmuster" (NEM) und Young als Modus bezeichnet (Roediger, 2011). Nach Young, Klosko und Weishaar (2003) ist das gezeigte Verhalten nicht Teil des Schemas, sondern eine Reaktion auf ein Schema und Teil des Modus. Ein Schemamodus ist dementsprechend ein aktueller Zustand (Emotionen, Kognitionen und Verhalten), in dem sich eine Person befindet (Reiss, Farrell & Shaw, 2015). Das Schema selbst steht implizit im Hintergrund und ist nicht direkt, sondern nur in seiner aktivierten

Tabelle 5: Überzeugungen und Copingstrategien nach Beck (2014, S. 76–77)

Überzeugungen über sich selbst	Überzeugungen über andere
Ich bin schlecht und wertlos.	Andere sind stark.
Ich bin nicht liebenswert und voller Mängel.	Andere sind potentiell verletzend.
Ich bin hilflos und habe keine Selbstdiziplin.	Andere sind mir überlegen.
Ich bin nicht kompetent.	Andere werden mich ablehnen und im Stich lassen.
Ich bin schwach und angreifbar.	
Ich bin ein Opfer.	
Bedingte Annahmen	
Wenn ich Herausforderungen aus dem Weg gehe, wird es mir gut gehen (wenn ich aber Herausforderungen annehme, werde ich scheitern).	
Wenn ich mich auf andere verlasse, wird es mir gut gehen (wenn ich dies aber nicht tue, werde ich nicht bestehen können).	
Wenn ich auf die Wünsche anderer eingehe, werden sie, zumindest vorübergehend, zu mir halten (wenn ich sie aber verärgere, werden sie mich nur noch schneller fallen lassen).	
Wenn ich hypervigilant für Verletzung durch andere bin, kann ich mich schützen (wenn aber nicht, werde ich ihnen ausgeliefert sein).	
Wenn ich andere bestrafe, wenn ich aufgebracht bin, werde ich mich mächtig fühlen und vielleicht auch in Zukunft ihr Verhalten kontrollieren können (wenn ich dies aber nicht tue, komme ich mir schwach vor und könnte wieder verletzt werden).	
Wenn ich meine negativen Affekte verdränge, wird es mit gut gehen (wenn ich dies nicht tue, wird es mir schaden).	
Überentwickelte Copingstrategien	**Unterentwickelte Copingstrategien**
Anderen misstrauen.	Einen Ausgleich zwischen den eigenen und den Bedürfnissen anderer suchen.
Anderen die Schuld geben.	Harmlose Erklärungen für das Verhalten anderer suchen.
Herausforderungen aus dem Weg gehen.	Anderen vertrauen.
Sich von anderen abhängig machen.	Sich beruhigen.
Sich anderen entweder übertrieben unterwerfen oder andere dominieren.	Zwischenmenschliche Probleme lösen.
Negative Emotionen verdrängen.	Bei schwierigen Aufgaben durchhalten.
Sich autoaggressiv verhalten, wenn Affekte besonders stark sind.	

Form als Modus beobachtbar (Roediger, 2011). Bei einem bestimmten Modus können auch mehrere Schemata gleichzeitig aktiviert sein (Reiss, Farrell & Shaw, 2015).

Neben den Modi des verlassenen oder missbrauchten Kindes sowie des strafenden Elternteils ist die Borderline-Persönlichkeitsstörung zusätzlich durch den Modus des ärgerlichen und impulsiven Kindes und durch den Modus des distanzierten Beschützers charakterisiert (Jacob, Lieb & Arntz, 2011).

Alle Autoren, die dysfunktionale Annahmen und Schemata für maßgeblich für die Borderline-Persönlichkeitsstörung halten, schlussfolgern, dass ihre Identifikation und Veränderung in der Therapie zur Besserung der Symptomatik und zum Therapieerfolg beiträgt (Arntz & van Genderen, 2010; Breil & Sachse, 2011; Wenzel, Chapman, Newman, Beck & Brown, 2006).

Von den Ansätzen, die Schemata als einen Problembereich der Borderline-Persönlichkeitsstörung sehen, wird die Annahme geteilt, dass zahlreiche Verhaltensweisen der Patientinnen gerade auch in zwischenmenschlichen Beziehungen als Art und Weise, mit den Schemata umzugehen, verstanden werden können. Die Schematherapie spricht von Schemacoping oder -bewältigung, die Kognitive Therapie von über- und unterentwickelten Copingstrategien (s. Tabelle 5).

Ähnliche Überlegungen prägen schon länger das Verständnis von Persönlichkeitsstörungen in der Klärungsorientierten Psychotherapie. Ein entsprechendes Störungsmodell wird in Kapitel 6 vorgestellt. Vorher wird noch kurz auf das Verhältnis der Dimensionen eingegangen.

> Das ungünstige, extreme und wechselhafte Beziehungsverhalten der Klientinnen mit Borderline-Persönlichkeitsstörung geht nach Ansicht verschiedener Autoren auf affektiv-kognitive Schemata mit verschiedenen, teils inkompatiblen Inhalten zurück.

5 Das Verhältnis der Problemfelder zueinander

In diesem Kapitel wird auf der Grundlage der beiden Problemfelder dargestellt, wie sich die Schwierigkeiten der Klientinnen mit Borderline-Persönlichkeitsstörung darstellen können.

Wie bereits dargestellt, gehen wir davon aus, dass jede der beiden Dimensionen (Beziehungs- und Emotionsregulationsschwierigkeiten) in unterschiedlicher Ausprägung vorliegen kann.

Betrachtet man einzelne Klientinnen in Bezug auf die beiden Dimensionen, gibt es drei mögliche Kombinationen (vgl. auch Abbildung 2, Fall 1–3):

1. Klientinnen haben (mittel bis stark ausgeprägte) Schwierigkeiten bei der Emotionsregulation, sind aber interaktionell weitgehend unauffällig.
2. Klientinnen haben kaum Probleme, Emotionen zu regulieren, zeigen aber ein (mittel bis stark ausgeprägtes) dysfunktionales Interaktionsverhalten.
3. Klientinnen haben sowohl (mittel bis stark ausgeprägte) Schwierigkeiten, Gefühle zu regulieren, als auch funktional Beziehungen zu gestalten.

Die Diagnose der emotional instabilen Persönlichkeitsstörung vom Impulsiven Typ der ICD 10 (Dilling et al., 2006) bezieht sich auf den ersten Fall. Des Weiteren können nach der ICD 10 (Dilling et al., 2006) Klientinnen im Rahmen der emotional instabilen Persönlichkeitsstörung vom Borderline-Typ neben dem Emotionsregulationsdefizit starke Schwierigkeiten im Bereich Selbstbild und zwischenmenschliche Beziehungen aufweisen (Fall 3). Unter Verwendung der Kriterien des Diagnostischen und Statistischen Manuals Psychischer Störungen (DSM-5; American Psychiatric Association, 2013) ist es zudem möglich, eine Borderline-Persönlichkeitsstörung zu diagnostizieren, ohne dass ein Emotionsregulationsdefizit vorliegt. Letztendlich wäre für jede Klientin zu prüfen, an welcher Stelle sie sich auf der jeweiligen Dimension befindet. Abbildung 2 zeigt graphisch, wo sich einzelne Personen mit Borderline-Persönlichkeitsstörung bzw. -stil in einem aus den beiden Dimensionen bestehenden Koordinatensystem befinden können.

Demnach gibt es Klientinnen mit vorwiegend Interaktionsproblemen, Klientinnen mit vorwiegend Emotionsregulationsschwierigkeiten und Klientinnen, bei denen beides kombiniert vorliegt. Dies und die getrennte Darstellung der beiden Problembereiche können den Eindruck erwecken, als seien die beiden Dimensionen unabhängig voneinander. Es ist jedoch davon auszugehen, dass – wenn eine Person in beiden Pro-

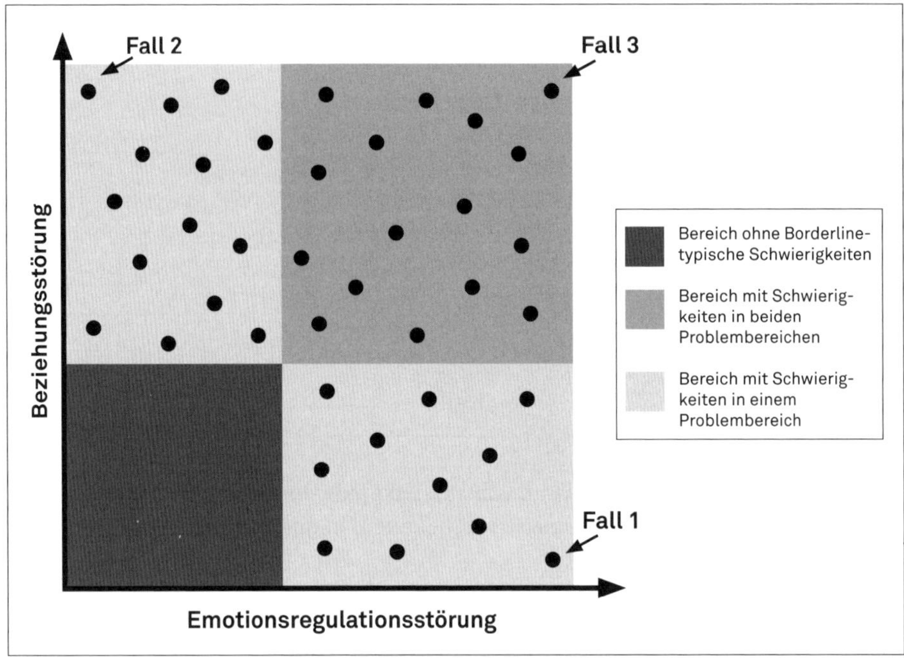

Abbildung 2: Ausprägung der beiden Problembereiche Emotionsregulationsstörung und Beziehungsstörung bei unterschiedlichen Klientinnen

blembereichen Schwierigkeiten hat – Wechselwirkungen zwischen beiden Bereichen bestehen.

Bereits das neurobehaviorale Modell (s. Abbildung 1, S. 30) legt nahe, dass die Affektregulationsstörung zur Bildung von Schemata beiträgt.

Zudem führt die Aktivierung negativer Schemata zu starken negativen Gefühlen und Anspannung, die aufgrund des Emotionsregulationsdefizits nicht gesteuert werden können. Bei einer gestörten Emotionsregulation werden die durch die Schemaaktivierung hervorgerufenen Handlungsimpulse auch weniger gehemmt werden können. Die daraus entstehenden Verhaltensweisen und die Art und Weise, wie sich die Person also selber in Interaktion mit ihrer Umwelt erlebt, kann die Schemata, z. B. Annahmen über die eigene Unzulänglichkeit, dann wieder bestätigen.

Man kann sagen, dass je mehr dysfunktionale Schemata eine Person hat und je stärker diese Schemata ausgeprägt sind, desto leichter und umso häufiger werden negative emotionale Zustände ausgelöst – ein Effekt, der durch die mangelhafte Emotionsregulationskompetenz noch verstärkt wird.

Für jede Klientin mit Borderline-Persönlichkeitsstörung kann für beide Dimensionen (Emotionsregulations- und Beziehungsstörung) eine Einschätzung der Schwere der Ausprägung vorgenommen werden.

6 Störungsmodell für das Problemfeld *Schwierigkeiten in Beziehungen*

Dysfunktionale affektiv-kognitive Schemata führen zu ungünstigen Strategien in Beziehungen. Ein Modell für diese Dimension muss also die Entstehung und Aufrechterhaltung der dysfunktionalen Interaktionsstrategien und Schemata der Klientinnen erklären. Hierzu scheint das *Modell der doppelten Handlungsregulation* (Sachse, 1999; 2001; 2002; 2004a; 2004b; 2006a) geeignet.

Das Modell der doppelten Handlungsregulation wurde als Erklärungsmodell für Persönlichkeitsstörungen entwickelt. Konkretisiert wurde es bislang für die „reinen Persönlichkeitsstörungen" (Sachse, 2004b), womit zum einen die sog. Nähe-Störungen (histrionische, narzisstische, dependente, selbstunsichere Persönlichkeitsstörung) und zum anderen die sog. Distanz-Störungen (passiv-aggressive, zwanghafte, schizoide und paranoide Persönlichkeitsstörung) gemeint sind. Mit dem Modell der doppelten Handlungsregulation werden Persönlichkeitsstörungen auch nicht als dichotomes Phänomen (Störung vs. Nicht-Störung) konzeptualisiert. Vielmehr werden Persönlichkeitsstörungen als Kontinuum aufgefasst, das von einem leichten Stil bis zur schweren Störung reicht. Definiert wird die Art des „Persönlichkeitsstils" über die Kombination aus charakteristischen Beziehungsmotiven, dysfunktionalen Schemata und interaktionellen Lösungsstrategien. Ob ein Persönlichkeitsstil eine Störung darstellt, hängt davon ab, in welchem Ausmaß die interaktionellen Strategien Kosten für die Person verursachen und sie ihre grundlegenden Motive nicht (mehr) befriedigen kann (Sachse, 1997, 1999, 2001, 2004b, 2006a, 2013; Sachse et al., 2011a).

> Das Modell wird im Folgenden erst kurz allgemein beschrieben (Kapitel 6.1). Da sich bei Borderline-Klientinnen mit Interaktions- bzw. Schemastörung aufgrund der massiven Frustrationen und Traumatisierungen im Kindes- und Jugendalter häufig Aspekte mehrerer anderer Persönlichkeitsstörungen zeigen, wird anschließend kurz und überblicksartig auf die konkrete Ausgestaltung für die acht genannten, reinen Persönlichkeitsstörungen eingegangen (Kapitel 6.2). Daran schließt sich eine ausführliche Darstellung des Modells für die Borderline-Persönlichkeitsstörung an (Kapitel 6.3).

6.1 Allgemeine Beschreibung des Modells

Das *Modell der doppelten Handlungsregulation* postuliert drei Ebenen: Motivebene, Schemaebene und Spielebene, wobei Motiv- und Spielebene Handlungsregulationsebenen sind (s. Abbildung 3).

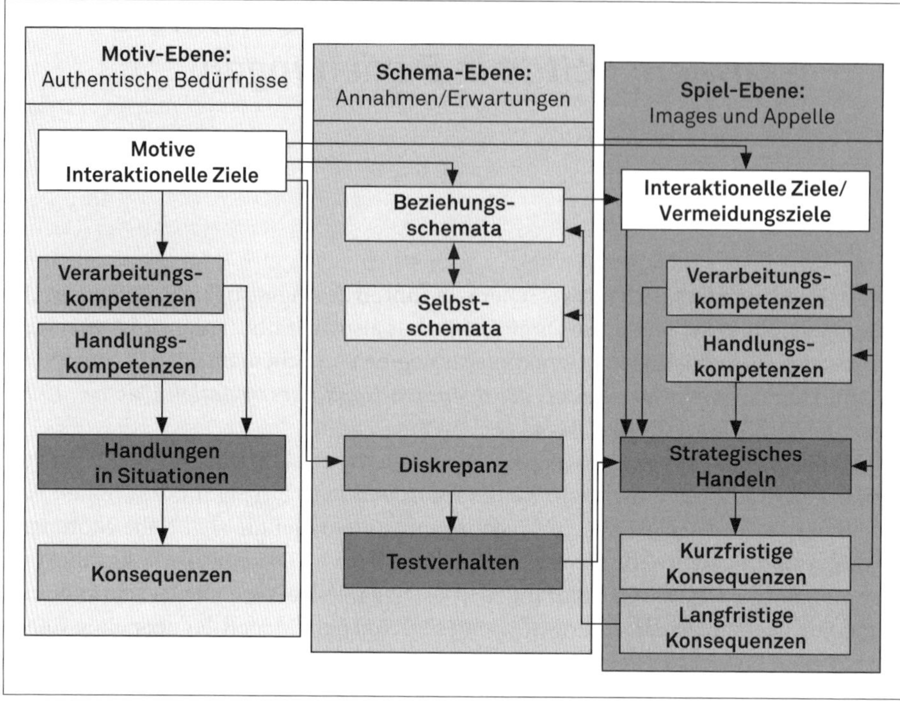

Abbildung 3: Das Modell der doppelten Handlungsregulation

Auf der *Motivebene* finden sich grundlegende Bedürfnisse einer Person, aus denen konkrete interaktionelle Ziele abgleitet werden, die dann durch entsprechende authentische Handlungen erreicht werden können. Das Erreichen dieser Ziele befriedigt das Motiv, das daraufhin in der Motivhierarchie sinkt. Der Erfolg bei der Handlungsausführung hängt von dem Ausmaß der Verarbeitungs- und Handlungskompetenzen der Person ab.

Sachse (2013, 2016a) geht von sechs Beziehungsmotiven aus, die sich aufgrund ihrer inhaltlichen Nähe in drei Zweiergruppen unterteilen lassen. Die ersten vier Motive (Anerkennung, Wichtigkeit, Verlässlichkeit und Solidarität) werden auch als Nähemotive und die letzten beiden (Autonomie und Grenzen) als Distanzmotive bezeichnet (s. Abbildung 4). Nähemotive veranlassen die Person, sich in enge zwischenmenschliche Beziehungen zu begeben und andere Personen „an sich ran" zu lassen; Distanzmotive legen nahe, sich aus Beziehungen fern zu halten und in Beziehungen distanziert zu bleiben.

Klientinnen mit Persönlichkeitsstörungen befinden sich als Kinder und Jugendliche in einem Umfeld, in dem ein oder mehrere *Motive frustriert* werden. Während sich die acht reinen Persönlichkeitsstörungen durch eine bestimmte Kombination aus frustrierten Motiven auszeichnen, können die Kindheitserlebnisse und damit die Frustrationen bei Borderline-Klientinnen so massiv sein (s. Kapitel 1.4), dass alle sechs Motive stark frustriert sind.

Durch die Frustration im Kindes- und Jugendalter bilden sich negative *affektiv-kognitive Schemata* über die eigene Person (Selbstschemata) und über Beziehungen (Bezie-

Motiv nach Anerkennung
= das Motiv, als Person geliebt zu werden, ok zu sein
Motiv nach Wichtigkeit
= das Motiv, für andere Personen eine Bedeutung zu haben
Nähe-motive
Motiv nach solidarischer Beziehung
= das Motiv, Unterstützung zu erhalten
(v. a. wenn es einem schlecht geht, man angegriffen wird)
Motiv nach verlässlicher Beziehung
= das Motiv, dass Beziehungen Bestand haben, belastbar sind
Motiv nach Autonomie
= das Motiv, in wichtigen Bereichen selber bestimmen zu können
Distanz-motive
Motiv nach Unverletzlichkeit der eigenen Grenzen
= das Motiv, dass die Grenzen der eigenen Territorien respektiert und nicht ohne Erlaubnis überschritten werden
(Die wichtigsten Grenzen sind die des eigenen Körpers.)

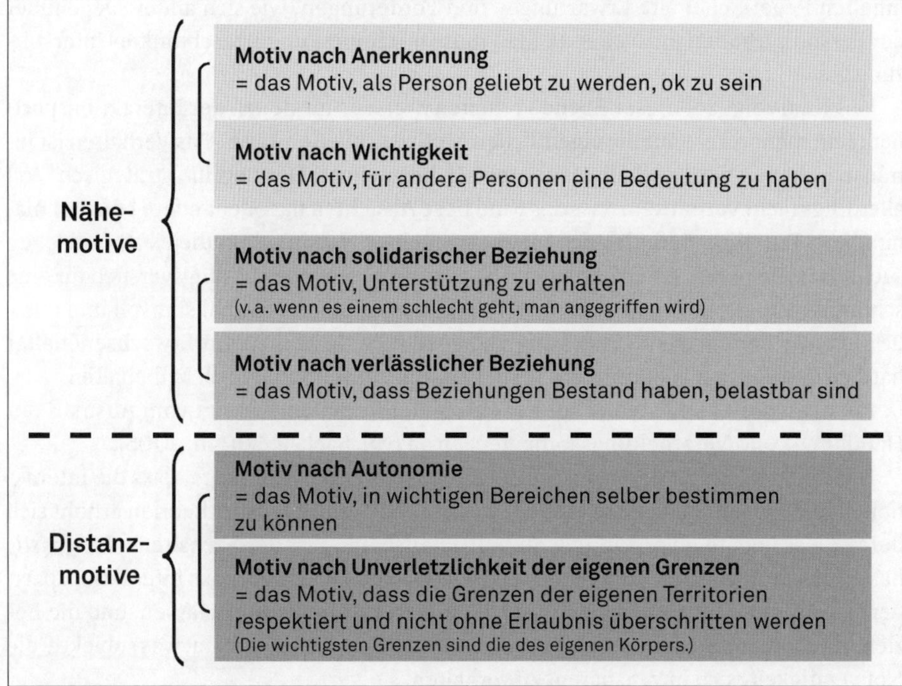

Abbildung 4: Überblick über die sechs Beziehungsmotive und ihre Einteilung

hungsschemata), die inhaltliche Negationen der Motive darstellen (Beispiel: Motiv nach Wichtigkeit – Schema „Ich bin nicht wichtig."). Dies entspricht einer grundlegenden Annahme auch anderer Ansätze, die Schemata als massgeblich für Persönlichkeitsstörungen annehmen: Die Frustration von Bedürfnissen in der Kindheit führt zur Bildung dysfunktionaler bzw. maladaptiver Schemata (Greenberg & Rice, 2003; Jacob, Lieb & Arntz, 2011; Nowacki, 2009; Rafaeli, Bernstein & Young, 2013; Roediger, 2011; Sachse, Breil & Fasbender, 2009).

Damit befindet sich das Kind in einer sehr schwierigen Situation. Es hat ein stark frustriertes Bedürfnis und gleichzeitig die Überzeugung, dass es das, was es benötigt, durch authentisches Verhalten nicht bekommt. Es befindet sich also in einem unzufriedenen Zustand (die Motive sind dauerhaft nicht gesättigt) mit vielen durch die Schemata ausgelösten negativen Gefühlen.

Durch Modelllernen und durch Problemlösen lernt das Kind nun, Strategien anzuwenden, diese negativen Gefühle zu regulieren und es kommt zur Ausbildung der sogenannten *Spielebene*. Hierzu werden interaktionelle Ziele (meist Vermeidungsziele) ausgebildet, die zwar mit dem Motiv verbunden sind, aber nicht mehr im direkten Zusammenhang damit stehen. (Ein typisches Ziel, das mit dem Wichtigkeitsmotiv korrespondiert, ist Aufmerksamkeit.) In diesem Zusammenhang spricht Sachse et al. (2009) auch von kompensatorischen Schemata, welche sich in normative Schemata und Regel-Schemata unterteilen. Während die normativen Schemata spezifizieren, welche interaktionellen Ziele die Person für sich selber verfolgt (z. B. Streng dich immer an!), beinhalten Regel-Schemata Erwartungen und Forderungen, wie sich andere gegenüber der Person verhalten müssen (z. B. Man muss mir immer uneingeschränkte Unterstützung geben!).

Das Kind zeigt auf dieser Ebene Verhaltensweisen, aus denen der Interaktionspartner nicht mehr direkt auf die eigentlichen Motive schließen kann. Das Verhalten ist intransparent und wird deshalb als strategisch bezeichnet. Der Begriff „strategisch" soll allerdings nicht vermitteln, dass das Kind böse Absichten hat oder andere bewusst manipuliert. Das Kind befindet sich vielmehr in einer Notsituation, die es zu überleben sucht. Das Ausbilden einer Spielebene ist also ein gelungener Lösungsversuch für eine schlimme Situation. Damit sind die Strategien als Kind erst einmal sinnvoll und nützlich in einer ungünstigen Umgebung und auch eine Ressource. Im Erwachsenenalter hat sich der Kontext geändert, die Verhaltensweisen werden jedoch beibehalten.

Auch auf der Spielebene hängt der Erfolg der Verhaltensweisen vom Ausmaß der Handlungs- und Verarbeitungskompetenzen ab (vgl. Sachse, 2004b; 2005).

Das strategische Handeln auf Spielebene hat *kurzfristig* zur Folge, dass die interaktionellen Ziele auf Spielebene erreicht werden. Im Sinne der Lerntheorien erhöht sich durch diese negative Verstärkung die Auftretenshäufigkeit des Verhaltens. *Langfristig* haben die strategischen Verhaltensweisen jedoch den Nachteil, dass Interaktionspartner sich ärgern oder keine Lust mehr haben, sich manipulieren zu lassen, und die Beziehung abbrechen. Dies bestätigt wiederum die negativen Schemata, was subjektiv die Notwendigkeit, sich intransparent zu verhalten, steigert.

Ein weiteres Problem ist, dass das Erreichen der interaktionellen Ziele auf Spielebene nicht die Motive befriedigt (vgl. Langens, 2009). Eine Klientin, der klar wurde, dass ihr eigentliches Motiv Wichtigkeit war, hat diesen Effekt folgendermaßen beschrieben: „Wenn ich Aufmerksamkeit bekomme, ist das, als wäre ich sehr hungrig und ich bekomme etwas Leckeres zu trinken. Das ist schön und tut gut, macht aber nicht satt." Damit bleiben die Motive aber hoch in der Motivhierarchie und damit verhaltenssteuernd.

Das Modell der doppelten Handlungsregulation kann über drei Mechanismen erklären, warum Klientinnen ihre interaktionellen Strategien beibehalten, obwohl diese im Erwachsenenalter hohe Kosten beinhalten.

1. Es gibt eine kurzfristige, intermittierende negative Verstärkung des strategischen Handelns, wodurch die Auftretenswahrscheinlichkeit dieses Verhaltens steigt.
2. Das strategische Handeln befriedigt nicht das dahinter liegende, frustrierte Motiv, das deshalb weiterhin das Verhalten energetisiert.
3. Die Kosten, die durch das Verhalten entstehen, bestätigen die negativen Selbst- und Beziehungsschemata, wodurch diese sich verfestigen und es subjektiv weiterhin notwendig erscheinen lassen, sich intransparent zu verhalten, da Interaktionspartner auf authentisches Verhalten vermeintlich nicht mit Motivbefriedigung reagieren würden.

Zum strategischen Handeln gehören auch sogenannte *Images* und *Appelle*.

Bei einem Image versucht die Person, ein Bild von sich zu vermitteln. Ein Image folgt der Frage: Was sollen Interaktionspartner von mir denken bzw. was sollen sie nicht von mir denken? Dieses Image passt dann zu dem gesendeten Appell, einer impliziten Aufforderung an den Interaktionspartner, etwas Bestimmtes zu tun oder eben nicht zu tun. Ein Appell folgt der Frage: Was sollen andere Personen in Bezug auf mich tun bzw. was sollen sie nicht tun?

Es zeigen sich in der Interaktion mit Personen mit Persönlichkeitsstörungen typische Serien sinnvoll-zielführender und aufeinander bezogener Images und Appelle, die auch als (komplexe Interaktions-)Spiele bezeichnet werden (Sachse, Sachse & Fasbender, 2011a). Dazu gehören:

1. Armes-Schwein-Spiel
   Die Person stellt sich als besonders leidend, in einem unerträglichen Zustande, dem sie selber hilflos gegenübersteht, und als hilfsbedürftig dar. Der Interaktionspartner soll dieses Leiden sehen, sehr behutsam sein, Verantwortung übernehmen und helfen.
2. Heroisches-Armes-Schwein-Spiel
   Auch bei diesem Spiel vermittelt die Person das Bild, besonders arm dran zu sein. Dazu kommt aber noch die Komponente, dass sie trotz dieser extremen Belastungen bislang heroisch durchgehalten und es irgendwie geschafft hat. Der Interaktionspartner soll diese Leistung anerkennen.
3. Opfer-Spiel
   Dieses Spiel gibt es in zwei Varianten: Opfer der Umstände und Opfer anderer Personen. Die Person macht deutlich, dass sie für ihr Verhalten und ihre Probleme nicht verantwortlich ist, da diese durch unglückliche Umstände (Gesellschaft, Arbeitsmarkt, Biographie) oder durch andere Personen (unabsichtlich oder intentional) verursacht werden, auf welche sie selber aber auch keinen Einfluss hat. Der Interaktionspartner soll diese Konstruktion bestätigen und die Person damit von jeglicher Verantwortung freisprechen. Zudem soll er sich solidarisieren und Unterstützung anbieten.
4. Immer Ich
   Die Person betont bei diesem Spiel, dass sie konsequent benachteiligt und beeinträchtigt wird. Der Interaktionspartner soll die Beeinträchtigungen sehen und bestätigen und im Umgang mit der Person vorsichtig sein.
5. Märtyrer
   Wie beim Opfer-Spiel macht die Person auch bei diesem Spiel deutlich, dass sie durch andere Personen intentional beeinträchtigt wird. Zudem wird betont, dass sie trotz dieser Beeinträchtigungen viel geschafft hat. Der Interaktionspartner soll diese Leistung und die Mühen anerkennen.
6. Mords-Molly-Spiel
   Bei diesem Spiel stellt sich die Person als etwas ganz Besonderes, als jemanden mit außergewöhnlichen Fertigkeiten, der einfach großartig ist, dar. Dies soll der Interaktionspartner wahrnehmen, bestätigen und bewundern.
7. Moses-Spiel
   Die Person macht deutlich, dass sie die richtigen und gültigen Normen und Regeln kennt, dass sie sich selber daran hält und dass sich auch alle anderen Menschen (für eine bessere Welt) daran halten sollten. Interaktionspartner sollen sie dementsprechend nicht abwerten oder in Frage stellen.

8. Dornröschen-Spiel
   Bei diesem Spiel handelt es sich um ein eher unauffälliges Spiel, da die Images und Appelle häufig dezent sind. Die Person verhält sich passiv und wird nicht selbst initiativ. Dies soll bewirken, dass sich der Interaktionspartner kümmert, bemüht, Verantwortung übernimmt und der Person beweist, dass sie wirklich gewollt ist.
9. Blöd-Spiel
   Im Rahmen dieses Spiels stellt sich die Person in einem bestimmten Bereich (in dem sie den Interaktionspartner als sehr gut definiert) als inkompetent dar und zielt darauf ab, dass der Interaktionspartner die Aufgabe übernimmt.

Jede der acht reinen Persönlichkeitsstörungen zeichnet sich durch charakteristische Strategien sowie charakteristische Images, Appelle und Spiele auf der Spielebene aus. Da bei den Klientinnen mit Borderline-Persönlichkeitsstörung alle Motive frustriert sein können, können sich bei diesen Klientinnen auch die Lösungsstrategien (interaktionelle Ziele, strategisches Verhalten, Images und Appelle der Spielebene) aller anderen Persönlichkeitsstörungen finden.

Das Modell der doppelten Handlungsregulation erklärt darüber hinaus, warum es in Therapien zu „Beziehungstests“ kommt (vgl. Silberschatz, 1986; Silberschatz, Curtis & Nathans, 1989; Silberschatz, Curtis, Sampson & Weiss, 1990; Silberschatz, Fretter & Curtis, 1986). Ein zugewandter Therapeut lässt bei der Klientin das Gefühl entstehen, dass sie in dieser Beziehung endlich ihre stark frustrierten Motive befriedigt bekommt. Dies löst eine Annäherungstendenz in die Beziehung aus. Gleichzeitig triggert der Therapeut die Schemata der Klientin, die beinhalten, dass es eine Bedürfnisbefriedigung nicht gibt. Dies führt zu einem negativen Gefühl, zu Ängsten, wieder verletzt zu werden, und damit zu einer Vermeidungstendenz. Damit gibt es gleichzeitig eine Tendenz in die Beziehung und aus ihr heraus und damit eine innerpsychische Diskrepanz. Diese kann die Klientin auflösen, indem sie den Therapeuten testet (z. B. kritisiert). Besteht der Therapeut den Test, wird die Annäherungstendenz stärker als die Vermeidungstendenz; fällt der Therapeut durch den Test, ist es umgekehrt. Letzteres ist nicht, was sich die Klientin eigentlich wünscht (sie wünscht sich Motivbefriedigung), hat aber den Vorteil, dass es ihr vermeintliche Klarheit verschafft, die Diskrepanz also aufgehoben wird. Insgesamt ist ein Beziehungstest ein Vertrauenstest. Die Klientin befürchtet aufgrund ihrer bisherigen Erfahrungen und ihrer Schemata, dass sie in der Therapie wieder vergleichbare Erfahrungen machen und damit verletzt wird.

Beziehungstests können also auch dann auftreten, wenn ein Therapeut die Beziehung zur Klientin funktional (motivbefriedigend und wenig schemaaktivierend) gestaltet, werden aber umso wahrscheinlicher, je weniger die Motive der Klientin befriedigt werden und je stärker ihre Schemata getriggert sind.

Das Modell der doppelten Handlungsregulation erklärt sowohl die Entstehung als auch die Aufrechterhaltung der Beziehungsstörung und umfasst drei Ebenen:

- die Motivebene
  ... ist die Ebene der authentischen Handlungsregulation, auf der sich die sechs Beziehungsmotive (Anerkennung, Wichtigkeit, Solidarität, Verlässlichkeit, Autonomie und Grenzen) lokalisieren lassen.

- die Schemaebene
  ... beinhaltet die negativen Annahmen über sich selbst und über Beziehungen, welche sich durch die Frustration der Motive gebildet haben.
- die Spielebene
  ... dient der Kompensation der negativen Schemata und umfasst Vermeidungsziele, strategisches Handeln und daraus resultierende Kosten.

6.2 Konkretisierung des Modells für die reinen Persönlichkeitsstörungen

Eine spezifische Persönlichkeitsstörung ist nach dem Modell der doppelten Handlungsregulation durch eine bestimmte Kombination von Beziehungsmotiven, durch entsprechende Schemata und durch spezifisches Interaktionsverhalten auf Spielebene charakterisiert. Da für das Verständnis der Borderline-Persönlichkeitsstörung eine Kenntnis der anderen Störungen hilfreich ist, werden hier im Überblick sowohl die Nähestörungen (s. Tabelle 6) als auch die Distanzstörungen (s. Tabelle 7) dargestellt. Ausführlichere Darstellungen der Komponenten des Modells der doppelten Handlungsregulation für die einzelnen Persönlichkeitsstörungen findet sich an anderen Stellen (Sachse, 2002; 2004a; 2004b; 2007; 2008; 2013; 2014; Sachse, Breil, Sachse & Fasbender, 2013; Sachse, Fasbender, Breil & Sachse, 2012; Sachse, Fasbender & Sachse, 2014; Sachse, Sachse & Fasbender, 2011b).

Tabelle 6: Motive, Schemata und Aspekte der Spielebene der Nähestörungen

Störung	Motive	Zentrale Schemata	Spielebene
Histrionisch	Wichtigkeit Solidarität (Verlässlichkeit)	**Selbstschemata:** Ich bin nicht wichtig. **Beziehungsschemata:** Beziehungen sind nicht solidarisch. (Beziehungen sind nicht verlässlich.)	**Interaktionelle Ziele**: Sei die Wichtigste! Stehe im Mittelpunkt! Andere müssen mir • 100 % Aufmerksamkeit geben • deutlich machen, dass ich die Wichtigste (Einzige) bin • immer Unterstützung geben. **Strategisches Handeln:** Positive Strategien: unterhaltsam sein, sexy sein, ... Negative Strategien: Jammern, Symptome produzieren, ...

Tabelle 6: Fortsetzung

Störung	Motive	Zentrale Schemata	Spielebene
			Spiele: Opfer, Armes Schwein, Dornröschen, ... Verfügbarkeit einfordern Dramatik Verantwortung abgeben
Narzisstisch	Anerkennung Wichtigkeit Solidarität Autonomie	**Negative Selbstkonzept**: Ich bin nicht ok. Ich bin ein Versager. **Positives Selbstkonzept**: Ich habe außergewöhnliche Fähigkeit. Ich bin toll.	**Interaktionelle Ziele**: Sei besser als andere! Zeig wenig von dir! Anerkennung für Leistung Andere müssen • mich bewundern • meine Bedürfnisse in den Vordergrund stellen • mir Sonderrechte einräumen **Strategisches Handeln:** Leisten Regel-Setzen Spiele: Mords Molly, Blöd-Spiel, Opfer
Dependent	Verlässlichkeit Solidarität	**Selbstschemata:** Ich bin es nicht wert, dass man mich unterstützt/bei mir bleibt. Ich bin alleine nicht lebensfähig. **Beziehungsschemata:** Beziehungen sind nicht verlässlich. Beziehungen sind nicht solidarisch.	**Interaktionelle Ziele**: Vermeide es, verlassen zu werden! Vermeide es, allein zu sein! Binde den Partner fest an dich! Bring Partner dazu, für Dich da zu sein! Vermeide Konflikte! Ordne Dich deinem Partner unter! Mache es deinem Partner recht! Tu nichts, was deinen Partner ärgert! Erfülle die Bedürfnisse des Partners! Sei solidarisch! (dann sind es andere auch)

Tabelle 6: Fortsetzung

Störung	Motive	Zentrale Schemata	Spielebene
			Strategisches Handeln: Unterordnung Verantwortung & Entscheidungen abgeben Erwartungen/Bedürfnisse anderer erfüllen Eigene Bedürfnisse zurückstellen Streit und Konflikte vermeiden Solidarisch sein Unentbehrlich sein
Selbstunsicher	Anerkennung Wichtigkeit	Ich bin nicht attraktiv. Ich habe nichts zu bieten. Ich bin nicht ok. Ich bin sozial inkompetent.	Keine Spielebene Klienten sind zurückhaltend und zeigen starke Vermeidung

Tabelle 7: Motive, Schemata und Aspekte der Spielebene der Distanzstörungen

Störung	Motive	Zentrale Schemata	Spielebene
Paranoid	Grenzen Autonomie Solidarität Anerkennung	**Beziehungsschemata**: Meine Grenzen werden nicht respektiert. Andere haben böswillige Absichten. Wenn ich mich nicht wehre, werde ich ausgenutzt. Wenn ich nicht ständig aufpasse, werde ich geschädigt. Andere bevormunden mich und engen mich ein. Niemand ist auf meiner Seite. Ich kann mich nur auf mich verlassen. Niemand respektiert mich.	**Interaktionelle Ziele:** Sei wachsam, beachte alles. Vertraue niemandem. Halte andere auf Distanz. Gib so wenig wie möglich von Dir preis. Zeig keine Schwäche. Lass Dir nichts gefallen. **Strategisches Handeln:** Abschreckung, Einschüchterung, Drohung, Erstschlag Images: Ich bin stark, gefährlich und wehrhaft. Appelle: Bleib mir vom Leib! Leg Dich nicht mit mir an! Spiele: Opfer, Immer ich

Tabelle 7: Fortsetzung

Störung	Motive	Zentrale Schemata	Spielebene
		Selbstschemata: Ich bin ein Versager, nicht ok, nicht respektabel. Ich kann mich nicht angemessen wehren. Ich muss immer wachsam und kampfbereit sein.	
Passiv-aggressiv	Grenzen Autonomie Anerkennung	**Beziehungsschemata:** In Beziehungen werden meine Grenzen überschritten. In Bez. erhalte ich keine Autonomie. In Bez. erhalte ich keine Anerkennung und werde abgewertet. Ich werde ungerecht behandelt. **Selbstschemata:** Ich kann mich nicht (offen) wehren. Wenn ich mich angemessen wehre, hat das keinen Effekt. Wenn ich mich wehre, wird es schlimmer. Was ich sage/zeige, kann gegen mich verwendet werden.	**Interaktionelle Ziele:** Schütze Deine Grenzen/ Autonomie. Vermeide offene Konfrontationen bzw. Wehre dich nur offen, wenn es ungefährlich ist. Vermeide Abwertung. **Strategisches Handeln:** offene Kooperation, verdeckte Sabotage können für Sabotage kaum verantwortlich gemacht werden fordern Unterstützung, kooperieren nicht geben keine relevanten Informationen Spiele: (Heroisches) Armes Schwein, Immer ich, Opfer, Märtyrer
Zwanghaft	Anerkennung Wichtigkeit Solidarität Autonomie	**Selbstschemata:** Ich bin nicht kompetent, nicht ok. Ich bin unmoralisch, egoistisch, rücksichtslos. Ich bin toxisch, schädlich, gefährlich. Ich bin nicht wichtig, habe nichts zu bieten. Ich habe keine Kontrolle über mein Leben, kann nichts selbst bestimmen.	**Interaktionelle Ziele:** Folge den Normen. Folge nicht deinen Bedürfnissen. Lass nicht zu, dass man dein System infrage stellt. Halte alle Kosten einfach aus. Bleib auf Distanz. Gib wenig von dir preis.

Tabelle 7: Fortsetzung

Störung	Motive	Zentrale Schemata	Spielebene
		Beziehungsschemata: In Beziehungen wird man abgewertet, bloßgestellt. Beziehungen sind nicht solidarisch. Man verlässt sich besser auf sich selbst.	**Strategisches Handeln:** Regelsetzung Image: Ich kenne die Normen. Ich bin unantastbar. Ich habe keine Bedürfnisse bzw. stehe darüber. Appelle: Halte dich an die Normen. Bleib mir fern. Lass mich in Ruhe. Spiele: Moses-Spiel
Schizoid	Anerkennung Wichtigkeit Verlässlichkeit Solidarität	**Beziehungsschemata:** Beziehungen bringen nichts. Ich kann mich nur auf mich verlassen. **Selbstschemata:** Ich kann mit sozialen Situationen nicht umgehen.	**Interaktionelle Ziele:** Bleib allein. Mach dich nicht abhängig. **Strategisches Handeln:** Wenig Kontakte Wenig Images und Appelle

6.3 Konkretisierung des Modells für die Borderline-Persönlichkeitsstörung

Im Folgenden werden die Aspekte des Modells der doppelten Handlungsregulation (Motivebene, Schemaebene und Spielebene) für die Borderline-Persönlichkeitsstörung dargestellt. Es folgt eine Diskussion der Kombinationsmöglichkeiten der unterschiedlichen Persönlichkeitsanteile und ihrer Konflikthaftigkeit.

6.3.1 Motivebene bei der Borderline-Persönlichkeitsstörung

Wie bereits erwähnt können bei den Klientinnen mit Borderline-Persönlichkeitsstörung aufgrund der massiven Frustration in der Kindheit und der häufigen Traumatisierungen alle sechs Motive stark frustriert sein. An dieser Stelle sei betont, dass zur Entwicklung einer Borderline-Persönlichkeitsstörung das Erleben eines Traumas keine notwendige Bedingung ist. Bei 20–60 % (s. Kapitel 1.4) der Klientinnen lassen sich in Studien keine traumatischen Erfahrungen in Kindheit oder Jugend finden. Auch andere Frustrationen in Form von Vernachlässigung, Grenzüberschreitung, Autonomieeinschränkung oder Invalidierung können zur Ausbildung dysfunktionaler Schemata und eines auffälligen und für die Klientinnen kostenintensiven Interaktionsverhalten führen (vgl. Fiedler, 2007).

Bei Klientinnen mit Borderline-Persönlichkeitsstörung können alle sechs Beziehungmotive frustriert sein.

6.3.2 Schemaebene bei der Borderline-Persönlichkeitsstörung

Das Modell der doppelten Handlungsregulation unterscheidet auf der Schemaebene Selbst- und Beziehungsschemata, welche durch die Frustration der sechs Beziehungsmotive entstehen. Neben diesen gilt es, einige für die Borderline-Störung spezifische und weitere, durch traumatische Erfahrungen entstandene Schemata zu berücksichtigen. Darüber hinaus kommt den Ressourcenschemata in der Therapie der Borderline-Persönlichkeitsstörung eine besondere Bedeutung zu.

6.3.2.1 Schemata durch Frustration der sechs Beziehungsmotive

Die Möglichkeit der Frustration aller sechs Beziehungsmotive hat auf Schemaebene die Konsequenz, dass die Beziehungs- und Selbstschemata im Vergleich zu anderen Klientengruppen sehr vielschichtige Inhalte haben. In Tabelle 8 finden sich Beispiele für Schemaannahmen mit der Zuordnung zum jeweiligen Motiv (vgl. Sachse, Breil & Fasbender, 2009).

Tabelle 8: Mögliche Schemainhalte und ihre Zuordnung zu den sechs Beziehungsmotiven

Frustriertes Motiv	Schemata	
	Selbstschemata	Beziehungsschemata
Anerkennung	Ich bin nicht ok. Ich habe keine positiven Eigenschaften. Ich bin wertlos und minderwertig. Ich bin nicht liebenswert. Ich bin ein Versager. Ich bin dumm. Ich kann nichts. Ich mache ständig Fehler. Ich bewältige Aufgaben nicht. Ich bin schlecht. Ich bin moralisch verwerflich. Ich bin der letzte Dreck. Ich bin verachtenswert.	In Beziehungen wird man (ständig) beurteilt und bewertet. In Beziehungen wird man abgewertet/abgelehnt. Andere stehen einem kritisch gegenüber. Andere versuchen, einem Fehler nachzuweisen. In Beziehung wird man gedemütigt.

Tabelle 8: Fortsetzung

Frustriertes Motiv	Schemata	
	Selbstschemata	**Beziehungsschemata**
Wichtigkeit	Ich bin nicht wichtig. Ich habe anderen nichts zu bieten. Ich bin ungenügend. Ich bin wertlos. Ich bin nicht beachtenswert. Ich bin nicht attraktiv. Ich bin langweilig. Ich bin anderen völlig egal. Ich bin toxisch. Ich schade anderen. Ich bin eine Belastung. Ich störe. Ich bin abstoßend.	In Beziehungen wird man nicht ernst genommen. In Beziehungen wird man ignoriert. In Beziehungen wird man nicht gehört/nicht gesehen. In Beziehungen stört man nur. Andere empfinden einen als Belastung.
Solidarität	Ich bin es nicht wert, • dass man für mich da ist, • dass man mich schützt.	Beziehungen sind nicht solidarisch. Wenn ich Hilfe brauche, bekomme ich keine. Niemand ist auf meiner Seite. Ich erhalte keinen Schutz. Ich bin auf mich allein gestellt. Keiner kümmert sich um mich. Andere stellen sich gegen mich. Andere verbünden sich gegen mich. Andere manipulieren mich.
Verlässlichkeit	Ich bin es nicht wert, dass andere bei mir bleiben. Wenn ich Probleme mache, bedrohe ich die Beziehung. Ich bin alleine nicht lebensfähig.	Beziehungen sind nicht verlässlich. In Beziehungen kann man jederzeit (ohne Warnung) verlassen werden. Beziehungen sind nicht belastbar. Konflikte und Schwierigkeiten bedrohen die Beziehung.

Tabelle 8: Fortsetzung

Frustriertes Motiv	Schemata	
	Selbstschemata	**Beziehungsschemata**
Autonomie	Ich kann mich nicht wehren. Wenn ich mich wehre, wird es schlimmer. Ich bin nicht selbstbewusst genug. Ich kann nicht selber bestimmen. Ich bin unterlegen.	Andere bestimmen über mich. Andere schränken mich ein. Andere kontrollieren mich. Andere reden mir rein. Andere bevormunden mich. Andere kontrollieren mich. Andere definieren mich.
Grenzen	Ich kann meine Grenzen nicht schützen. Ich bin unterlegen. Wenn ich mich wehre, wird es schlimmer.	Andere überschreiten meine Grenzen. Andere respektieren meine Grenzen nicht. Beziehungen sind bedrohlich/gefährlich.

Wenn Schemata als Netzwerkstrukturen konzeptualisiert werden, kann davon ausgegangen werden, dass es sich nicht um isolierte Annahmen handelt, sondern dass mit jeder Annahme weitere Überzeugungen verknüpft sind.

Personen mit Borderline-Persönlichkeitsstörung haben einen niedrigen Selbstwert und erleben vermehrt Schamgefühle, wobei Scham als die extremste emotionale Seite der Selbstabwertung gesehen wird (Lammers & Jacob, 2011). Durch die teilweise massiven Frustrationen in der Kindheit finden sich bei Klientinnen mit Borderline-Persönlichkeitsstörung auch extrem negative Schemata (z. B. Ich bin minderwertig, toxisch, abstoßend, verachtenswert). Dies passt zu Ergebnissen, dass die Grundannahmen bei der Borderline-Persönlichkeitsstörung stark negativ sind (Arntz et al., 2004; Butler et al., 2002).

Weisen Klientinnen Schemata aus verschiedenen Bereichen auf, die durch unterschiedliche Stimuli getriggert werden, dann verhalten sie sich in unterschiedlichen Situationen sehr verschieden. Wöller und Mattheß (2014) bezeichnen diese wechselnd aktivierten Schemata als wechselnd aktualisierte Persönlichkeitsanteile und sehen sie als Grundlage der Identitätsstörung.

6.3.2.2 Spezielle Schemata bei Klientinnen mit Borderline-Persönlichkeitsstörung

Aufgrund von psychischen Störungen bei den Eltern (wie Persönlichkeitsstörungen, Substanzabhängigkeiten, ...) haben Klientinnen mit Borderline-Persönlichkeitsstörung als Kinder die Erfahrung gemacht, dass

- andere Personen oft (völlig) inkonsistent, unberechenbar sind;
- andere Personen oft abwertend und bedrohlich sind und einen schlecht behandeln;

- ihre Emotionen oft invalidiert werden;
- sie selbst keine Kontrolle und wenig Selbsteffizienz haben etc.

Daraus bilden sich neben den oben genannten Annahmen als Frustration der sechs Beziehungsmotive weitere negative Annahmen
A) über die eigene Person,
B) über andere Personen,
C) über die Realität.

A) Negative Annahmen über die eigene Person

Dadurch, dass Bezugspersonen die Affekte und Emotionen des Kindes invalidieren, sie ignorieren, nicht beachten, nicht spiegeln, nicht korrekt benennen, sie als falsch bewerten oder abwerten, entsteht die Annahme: *Ich kann meinen eigenen Affekten und Emotionen nicht trauen.*

Damit stehen die eigenen Gefühle nicht mehr als Informationsquelle darüber zur Verfügung, was für eine Person persönlich relevant ist. Das Kind kann sich nicht mehr auf Informationen über eigene Motive, Ziele, Werte etc. verlassen und hat damit auch keine Informationen darüber, was es möchte bzw. nicht möchte. Das Kind wird sich also zunehmend vom eigenen Motivsystem entfremden und eine hohe *Alienation* entwickeln (vgl. Baumann & Kuhl, 2003; Brunstein, 1993, 1995, 2001; Brunstein, Lautenschlager, Nawroth, Pöhlmann & Schultheiß, 1995; Kuhl, 2001; Kuhl & Beckmann, 1994; Kuhl & Kaschel, 2004; Püschel & Sachse, 2009). Damit fehlt der Person auch eine Grundlage für eigene Entscheidungen (vgl. Sachse & Langens, 2014).

Wenn Bezugspersonen die Realitätsinterpretationen des Kindes immer wieder anzweifeln und dem Kind vermitteln, dass es eigentlich nichts versteht, entsteht die Annahme: *Mein Wissen über die Welt stimmt nicht und ist keine Grundlage für Interpretationen und Schlussfolgerungen.*

Dadurch hat die Person den Eindruck, dass sie viele Realitätsbereiche bzw. viele konkrete Situationen nicht zuverlässig verstehen und dass sie sich deshalb nicht wirklich in der Realität orientieren kann.

Situationsinterpretationen sind keine valide Basis für eigenes Handeln in der Realität. Mit einer solchen Annahme ist die Person (massiv) verunsichert und erlebt Planungen als sinnlos. Es lohnt sich für sie auch nicht mehr, Modelle über die Realität zu entwickeln. Dann kann ihr Handeln *völlig chaotisieren*: Sie plant nicht mehr, sie handelt nicht mehr konsistent, sie ist dann auch für andere nicht mehr durchschaubar etc.

Wenn ein Kind von Bezugspersonen (stark und kontinuierlich) abgewertet wird und die Rückmeldung bekommt, dass es nichts kann, schlecht ist, (viel) schlechter als andere etc., entsteht die Schlussfolgerung: *Eigene Fähigkeiten und Fertigkeiten reichen nicht aus, um in Situationen kompetent handeln zu können.*

Die Person hat damit keine Selbst-Effizienz-Erwartung im Hinblick auf Handlungsausführung mehr. Daher kann sie Handeln als sinnlos erleben, insbesondere dann, wenn das Handeln noch mit (hoher) Anstrengung verbunden ist.

Dadurch, dass Bezugspersonen starke Kontrolle ausüben und dem Kind jede Handlungseffizienz „kaputtmachen“, oder indem sie „auf nichts reagieren“, bildet sich die Annahme: *Eigenes Handeln kann in der Realität keine (konstruktiven) Effekte erzielen.*

Damit hat die Person keine Selbst-Effizienz-Erwartung im Hinblick auf Handlungseffekte. Auch damit ist die Wahrscheinlichkeit groß, dass die Person eine Handlung als sinnlos erlebt.

Wenn Interaktionspartner Grenzen anders definieren als man selbst, wenn andere definitorische Macht über Grenzen ausüben und/oder wenn sie eigene Grenzen ständig (heftig) verletzen, entstehen zum einen Annahmen, die das Grenzmotiv betreffen (s.o.): *Ich kann meine Grenzen nicht schützen. Andere respektieren die Grenzen nicht. Ich kann meine Grenzen nicht deutlich machen und/oder nicht gegen andere effektiv verteidigen.*

Es kann aber auch eine weitere Annahme entstehen: *Ich kann eigene Grenzen gar nicht klar selbst erkennen und selbst definieren.*

Während alle Annahmen dazu beitragen, dass eigene Grenzen auch im Erwachsenenalter nicht deutlich gemacht oder geschützt werden (können), bedingt die letzte Annahme, dass sich die Person gar nicht mehr fragt, wo ihre Grenzen sind und bezüglich dessen, was für sie in Ordnung ist oder nicht, verunsichert ist oder keine Repräsentation hat.

Wenn die Person nun eigene Affekte und Emotionen nicht als relevante Informationsquelle wahrnimmt, wenn sie von ihrem Motivsystem alieniert ist, wenn sie ihren eigenen Fähigkeiten und Fertigkeiten nicht traut und sie nicht einschätzen kann, wenn sie aufgrund mangelnder Situationsinterpretationen keinen festen Platz in der Realität definieren kann und wenn sie eigene Grenzen nicht definieren und verteidigen kann, wird die *Diffusion eigener Identität* begünstigt: Man weiß nicht, was man möchte, man weiß nicht, wer man ist, was man kann, und man weiß nicht, wo die eigenen Grenzen sind.

B) Negative Annahmen über andere Personen

Wenn Eltern (z.B. aufgrund einer Alkoholabhängigkeit) für das Kind unberechenbar waren und unklar gewesen ist, wann sie positiv und wann sie negativ reagieren, zieht das Kind daraus Schlussfolgerungen über andere Personen im Allgemeinen: *Andere Personen sind nicht einschätzbar.*

Wenn andere unberechenbar sind, können Beziehungen immer potentiell gefährlich sein und es sehr schwer machen, sich auf Beziehungen einzulassen.

Durch massiv inkonsistentes Verhalten von Bezugspersonen, die mal fürsorglich sind oder ein „schlechtes Gewissen“ ihrem Kind gegenüber haben, aber das positive Handeln nicht durchhalten und sich irgendwann wieder aggressiv, ungerecht, abwertend etc. verhalten, kann folgende Annahme entstehen: *Andere Personen weisen keine positiven Eigenschaften auf bzw. wenn andere Personen positive Eigenschaften aufweisen, sind diese nicht zuverlässig.*

Mit dieser Annahme kann man nicht sicher davon ausgehen, dass man von anderen gut behandelt wird; und wenn man gut behandelt wird, dann kann man nicht davon ausgehen, dass man auch weiterhin gut behandelt wird. Denn selbst wenn man jetzt gut behandelt wird, kann sich das im nächsten Moment wieder völlig ändern. Auch das macht es schwer, sich auf Beziehungen einzulassen.

Und man gibt auch Personen, die akzeptierend, respektvoll und empathisch sind, keinen Beziehungskredit, denn möglicherweise zeigen diese Personen nach einiger Zeit „ihr wahres Gesicht". Entsprechend schwer ist es dann auch, eine vertrauensvolle Therapeut-Klient-Beziehung aufbauen.

C) Negative Annahmen über die Realität

Durch (extrem) starke Einschränkung und Bevormundung durch Bezugspersonen und dadurch, dass das Kind durch Bezugspersonen stark sabotiert wurde und diese dem Kind vermittelt haben, dass es keine (positive) Kontrolle über die Realität hat, und dass sich nichts ändern kann/wird (es wird mit der Zeit eher schlimmer als besser), entwickelt sich die Annahme: *Über die Realität habe ich so gut wie keine Kontrolle. Vielmehr haben die „Kräfte der Realität" (Chaos, Schicksal etc.) oder andere Personen die Kontrolle. Ich kann die Realität nicht positiv gestalten.*

Mit einer solchen Annahme praktiziert die Person entweder eine Art Fatalismus und versucht zwar, ihr Leben zu organisieren, ist aber „ergeben", wenn es nicht funktioniert oder sie versucht gar nicht erst etwas zu kontrollieren.

Gerade die Kombination aus der Annahme, nichts kontrollieren zu können, mit der Geringschätzung eigener Fähigkeiten und Fertigkeiten sowie einer niedrigen Selbst-Effizienz-Erwartung führt dazu, dass man nicht planen wird, nicht vorausschauend handeln, gar nicht versuchen wird, etwas effektiv zu bewirken. Dadurch kann das eigene Handeln chaotisch werden. *Die Zukunft ist die Fortsetzung der negativen Gegenwart.*

Diese Annahme ist ein Aspekt der sogenannten „Beck'schen Triade" (Beck, Rush, Shaw & Emery, 1981) und diese Annahme kann zu einer Art von Hoffnungslosigkeitskonstruktion führen, die Depression und Suizidalität bedingen kann.

Für die Schemata bei Klientinnen mit Borderline-Persönlichkeitsstörung ist noch ein weiterer Aspekt zu berücksichtigen: Die negativen Annahmen erscheinen der Person als wichtig/relevant. Denn z. B. die Annahme, andere Personen haben keine zuverlässig positiven Eigenschaften, bekommt ein hohes Ausmaß an persönlicher Relevanz, da dies zu glauben für die Person subjektiv von persönlichem Vorteil ist. Denn würde sie sich nicht auf die Annahme verlassen, könnte sie sich ja „probeweise" auf eine Beziehung zu einer anderen Person einlassen und dann könnte sie schwer verletzt, enttäuscht etc. werden. Genau das kann sie aber alles verhindern, indem sie die Annahme glaubt. Dieser Glaube hat damit eine wichtige Selbst-Schutz-Funktion. Durch diese wichtige Funktion kann aber Widerstand gegen eine Veränderung der Sichtweise entstehen, weil ein Teil der Klientin die Annahme glauben will. Dies wird nicht dadurch geändert, dass eine Annahme als „falsch" oder „unwahr" beurteil wird. Vielmehr wäre es hilfreich zu spüren, dass die Annahme Kosten erzeugt und tatsächlich nicht den eigenen Motiven, Zielen, Werten dient. Außerdem wird die Person entweder einen alternativen Schutzmechanismus benötigen oder erkennen müssen, dass die Gefahr weniger groß ist als angenommen oder dass sie heute mit der befürchteten Katastrophe umgehen kann.

6.3.2.3 Zusätzliche Schemata durch traumatische Erfahrungen

Traumatische Erfahrungen können zu fast allen in den vorherigen Kapiteln erwähnten Schemata beitragen. Hinzu kommen nach Bohus (2007b) einige Besonderheiten, die zusätzliche Überzeugungen bedingen können. Zum einen sind Kinder häufig damit konfrontiert, dass Täter und wichtige primäre Bezugspersonen identisch sind. Der Täter wird daher nicht ausschließlich als Angreifer erlebt, sondern zugleich als liebendes, schutzgebendes Objekt. Je schlimmer die Traumatisierung ist, desto größer ist das Bedürfnis nach Schutz bei und vor dem Täter. *Liebe, Schutz und Geborgenheit sind häufig mit Grenzverletzungen und anderen Motivfrustrationen verbunden.*

Wenn das Kind insgesamt stark vernachlässigt wird, kann die Missbrauchssituation zu den wenigen Situationen gehören, in denen es Zuwendung etc. erfährt. Entsprechend schreibt Bohus (2007b), dass sexueller Missbrauch häufig mit tiefen Liebesbeteuerungen verbunden ist und dass gerade, wenn Teilaspekte der sexuellen Beziehung erregend sind oder Spass machen, es für das Kind zu verwirrenden Wahrnehmungen kommt. Auch Richter-Appelt (2011) beschreibt diesen Aspekt und betont, dass bei der Beschreibung einer Missbrauchssituation das sexuelle Erleben des Kindes nicht unberücksichtigt bleiben soll und Kinder durchaus in einer für sie traumatisierenden Situation Bedürfnisse befriedigen können. So können Annahme entstehen wie: *Um das zu bekommen, was ich brauche, muss ich meine Grenzen und Bedürfnisse ignorieren und Verletzungen in Kauf nehmen. (Nur) Über sexuelle Handlungen bekomme ich Liebe, Zärtlichkeit, Nähe, den Status, etwas Besonderes zu sein.*

6.3.2.4 Ressourcenschemata

Mit Ressourcenschemata sind Anteile oder Annahmen der Klientinnen über sich und über andere gemeint, die positiv und funktional wirken.

Möglicherweise überrascht es – v. a. nach der Darstellung der Vielzahl der möglichen dysfunktionalen Schemata –, dass sich im Zusammenhang mit der Borderline-Persönlichkeitsstörung ein Kapitel zum Thema Ressourcenschemata gibt. Gerade mit Hinblick auf die vielen Schwierigkeiten der Klientinnen und den vielen Herausforderungen, denen sich Therapeuten, die mit Borderline-Patientinnen arbeiten, gegenüber sehen, ist es sehr wichtig, auch auf diese Seite einen Blick zu haben. Es ist davon auszugehen, dass jede Klientin Ressourcenanteile in sich trägt. Zum einen haben es unsere Klientinnen geschafft, trotz teilweise ungünstigster Startbedingungen zu überleben. Dies soll keinesfalls zynisch klingen. Vielmehr geht es darum, die Leistung und die damit verbundenen Ressourcen zu würdigen, die notwendig sind, Krisensituationen zu bewältigen.

Die Schematherapie spricht im Zusammenhang mit Ressourcenschemata vom gesunden Erwachsenenmodus, der u. a. dafür sorgt, dass die Patientin in der Therapie kommt und bleibt.

Aber auch viele andere Dinge, die im Leben der Patientin gut sind, beinhalten Ressourcen und damit positive Anteile innerhalb der Person. Sie äußern sich z. B. in positiven Aktivitäten, liebevollem Umgang mit Kindern und Tieren, Humor, Schulabschlüssen, beruflicher Teilhabe, positiven Beziehungserfahrungen.

Und so wie sich Personen mit Borderline-Persönlichkeitsstörung in ihren Schwierigkeiten stark unterscheiden, gibt es große Unterschiede in der Art und dem Ausmaß an Ressourcen. Es ist zu vermuten, dass die Ressourcen stark mit dem Funktionsniveau der Klientinnen zusammenhängen.

Dass sich die Beeinträchtigungen im Funktionsniveau unterscheiden, wurde bereits in Kapitel 1.2.2 dargestellt. Und auch wenn der Einwand von Aguirre (2014) berechtigt ist, dass jeder Mensch und damit auch solche mit Borderline-Störung Schwankungen im Funktionieren zeigt und dass dem nicht grundsätzlich verschiedene Funktionssubtypen zugrunde liegen müssen, werden in der Literatur teilweise verschiedene Subtypen der Borderline-Persönlichkeitsstörung anhand des Funktionsniveaus unterschieden (z. B. Kreger, 2008). Dementsprechend kommen in der ambulanten Praxis immer wieder Patientinnen in Therapie, die lange Zeit in verschiedenen Lebensbereichen sehr gut funktioniert haben bzw. funktionieren (*higher functioning borderline*), bei denen aber gleichzeitig stark ausgeprägtes psychisches Leiden vorliegt. Diese Patientinnengruppe zeichnet sich dann auch durch das gleichzeitige Vorhandensein einer Vielzahl an Ressourcen neben den typischen Schwierigkeiten, die mit einer Borderline-Persönlichkeitsstörung verbunden sind, aus.

Doch auch, wenn sich die Klientinnen mit Borderline-Persönlichkeitsstörung bezüglich der Ressourcen stark unterscheiden, besteht im Vergleich zu den Problem-Schemata ein Ungleichgewicht zu Ungunsten der positiven Anteile, so dass häufig kaum oder nur gering ausgeprägte Ressourcenschemata vorhanden sind. Dies entspricht auch der schematherapeutischen Sichtweise, dass der gesunde Erwachsenenmodus zu Therapiebeginn häufig keine hohe Ausprägung hat.

Ein Grund hierfür ist in den vielen negativen und fehlenden positiven Beziehungserfahrungen in der Kindheit zu sehen. Während die frustrierenden Beziehungserfahrungen die Entwicklung der dysfunktionalen Schemata bedingt, führen positive Erfahrungen zur Bildung von Ressourcenschemata. In Kapitel 1.4 wurde dargestellt, dass es einen besonderen Risikofaktor darstellt, wenn beide Elternteile sich dem Kind gegenüber negativ und frustrierend verhalten und dementsprechend keine oder nur unzureichende Ressourcenschemata gebildet werden können.

Es können bei Klientinnen mit Borderline-Persönlichkeitsstörung Selbst- und Beziehungsschemata zu allen sechs Motivthemen vorliegen. Darüber hinaus können weitere Annahmen über die eigene Person (z. B. Ich kann meinen Gefühlen nicht trauen.), über andere Personen (z. B. Andere sind nicht einschätzbar, haben keine (zuverlässigen) positiven Eigenschaften.) und über die Realität (z. B. Ich habe keinen Einfluss, kann die Realität nicht positiv beeinflussen.) vorliegen.

Durch traumatische Erfahrungen können zusätzlich Annahmen (wie Liebe und Schutz sind mit Grenzüberschreitungen und anderen Motivfrustrationen verbunden) entstehen.

Das Ausmaß an positiven Annahmen und Ressourcenschemata ist für das Funktionsniveau und die therapeutische Auseinandersetzung mit den negativen Schemata relevant.

6.3.3 Spielebene bei der Borderline-Persönlichkeitsstörung

Da bei Personen mit Borderline-Persönlichkeitsstörung Motiv-Schema-Kombinationen aus allen sechs Inhaltsbereichen vorliegen können, ist es nicht möglich, eine einzige Spielebene zu benennen, die prototypisch für die Borderline-Störung ist. Vielmehr können sich zur Kompensation bzw. Bewältigung jedes frustrierten Motivs Norm- und Regelschemata sowie dazu passende Strategien, wozu auch Beziehungstests sowie eine interaktionelle Komponente von Selbstverletzungen und Suizidalität gehören, mit entsprechenden Kosten herausbilden. Hierdurch findet sich bei den Klientinnen auf der Spielebene eine Vielzahl von teilweise inkompatiblen Lösungen.

Tabelle 9: Regel- und Norm-Schemata und deren Zuordnung zu den Beziehungsmotiven

Motiv	Regel-Schemata	Norm-Schemata
Anerkennung	Andere müssen mich respektieren und loben! Andere müssen das gut finden, was ich tue! Andere müssen das tun, was ich sage! Andere müssen mir Sonderrechte/einen Sonderstatus zubilligen! Andere müssen sich an meine Regeln halten! Meine Regeln gelten für alle!	Ich muss die Beste sein! Ich muss erfolgreich sein! Ich muss viel leisten! Ich darf auf keinen Fall versagen! Ich darf keine Fehler machen! Ich darf nichts Unmoralisches tun! Ich muss Regeln auf alle Fälle befolgen!
Wichtigkeit	Andere müssen mich ernst nehmen! Ich will von anderen uneingeschränkte Aufmerksamkeit! Ich will, dass andere mir zuhören! Andere müssen sich um mich bemühen! Andere müssen meine Wünsche erspüren, ohne dass ich sie äußere!	Sei für andere wichtig! Mache alles, damit Du wichtig bist! Sei die Wichtigste! Belaste andere auf keinen Fall!
Solidarität	Ich will, dass andere immer 100 %ig für mich da sind! Mir steht jederzeit jede Form von Unterstützung zu! Wenn es mir schlecht geht, habe ich sofort ein Recht auf Hilfe!	Mache Beziehungen solidarisch! Tue viel für andere! Opfere Dich auf! Sei für andere da! Verlass Dich auf Dich selbst! Schütze Dich selbst! Sei stark! Brauche niemanden! Sei unabhängig!

Tabelle 9: Fortsetzung

Motiv	Regel-Schemata	Norm-Schemata
Verlässlichkeit	Ich will, dass andere 100 %ig in jeder Situation verlässlich sind! Wer sein Wort bricht, stirbt! Auch wenn ich mich daneben benehme, muss der andere mir treu sein!	Mach Beziehungen verlässlich! Vermeide es, Beziehungen zu belasten! Vermeide Konflikte! Pass Dich an! Unterwerfe dich! Sei hilfsbereit und verlässlich! Mache dich unentbehrlich!
Autonomie	Andere müssen meine Autonomie und meine Entscheidungen respektieren! Andere haben sich nicht einzumischen! Der Versuch, über mich zu bestimmen, ist strafbar!	Schütze Deine Autonomie! Lass Dir nichts vorschreiben! Lass andere nicht über Dich bestimmen! Bleib unabhängig! Lass dich nicht definieren! Wehre den Anfängen!
Grenzen	Andere müssen meine Grenzen respektieren! Keiner darf ohne meine Erlaubnis meine Grenzen überschreiten! Andere haben Distanz zu halten! Das Eindringen in meine Domäne ist strafbar!	Schütze Deine Grenzen! Halte Distanz! Lass keinen an Dich ran! Halte andere auf Abstand!

6.3.3.1 Kompensation der dysfunktionalen Schemata

Da die Aktivierung eines negativen Selbst- oder Beziehungsschemas, das wie beschrieben durch Frustration eines Motivs entsteht und eine Negation des Motivs darstellt, schmerzhaft ist, können sich kompensatorische Schemata (Regel- und normative Schemata) bilden. Diese kompensatorischen Schemata stellen der Person für konkrete Situationen interaktionelle Ziele zur Verfügung, deren Erreichung kurzfristig zur Schemadeaktiverung und damit zur Reduktion negativer Gefühle führt (s. Tabelle 9).

> Entsprechend den frustrierten Motiven und den korrespondierenden negativen Selbst- und Beziehungsschemata kann eine Klientin mit Borderline-Persönlichkeitsstörung Regel- und Normschemata in Bezug auf alle sechs Motivthemen aufweisen.

6.3.3.2 Strategien und Kosten

Zur Erreichung der interaktionellen Ziele können sich die Strategien und Spiele entwickeln, die bei den reinen Persönlichkeitsstörungen aufgeführt sind (vgl. Tabelle 6 und Tabelle 7).

Die langfristigen Konsequenzen des strategischen Handelns sind die Kosten, welche die Person für sich verursacht. Es gibt Kostenfaktoren, die allen Verhaltensweisen auf Spielebene zu eigen ist. Zum einen bleiben die Motive der Person frustriert. Dies kann zu Unzufriedenheit führen und depressive Episoden fördern.

Zudem kann das strategische Handeln bei Interaktionspartnern Reaktionen hervorrufen, die dann als schemabestätigende Erfahrung interpretiert werden. Zur Illustration dieses Punktes folgen einige Beispiele:

- Wenn sich eine Person zur Sicherung ihrer Autonomie und ihrer Grenzen vor ihrem Partner verschließt, nichts Preis gibt, alles heimlich macht und auf Nachfragen ärgerlich reagiert, dann kann das zu Misstrauen beim Partner führen, der dann zunehmend anfängt zu kontrollieren und Vorschriften zu machen.
- Wenn eine Person sich selber immer übermäßig positiv darstellt und andere abwertet, kann das Interaktionspartner herausfordern, ihrerseits bei der Person Fehler zu suchen und übermäßig kritisch zu sein.
- Wenn eine Person sehr häufig darstellt, wie schlecht es ihr geht und darüber Unterstützung einfordert und nie in der Lage ist, etwas zurück zu geben, kann das auf Dauer Interaktionspartner ärgern und dazu führen, dass diese den Kontakt abbrechen.

Durch diese Darstellung werden schon einige Kostenfaktoren deutlich: Überlastung von Sozialkontakten, Einsamkeit, Unzufriedenheit, Überlastung, komorbide Erkrankungen.

Um die interaktionellen Ziele, welche durch die kompensatorischen Schemata verfolgt werden, zu erreichen, können Klientinnen mit Borderline-Persönlichkeitsstörung dann auch die Strategien und Spiele aller anderen reinen Persönlichkeitsstörungen realisieren. Dies produziert langfristig jedoch hohe Kosten (z. B. fehlende Motivbefriedigung).

6.3.3.3 Interaktionelle Komponente von Selbstverletzungen und Suizidalität

In der Literatur (Nock, 2010) wird selbstverletzendes Verhalten in zwei Kategorien unterteilt: suizidales Verhalten (hinter dem die Absicht zu sterben steht) und nicht-suizidales selbstverletzendes Verhalten (ohne Intention zu sterben). Nach Glenn und Nock (2014) unterscheiden sich diese beiden Kategorien in vier wichtigen Punkten: 1. Prävalenz (nicht-suizidale Selbstverletzungen sind häufiger), 2. Häufigkeit (nicht-suizidale

Selbstverletzung ist häufiger als suizidales Verhalten), 3. Alter bei Beginn (nicht-suizidales Verhalten: 12–14. Lebensjahr; Suizidgedanken/-pläne/-versuche: Spätes Jugendalter oder Anfang der 20er) und 4. medizinischer Schweregrad (nicht-suizidales Verhalten führt seltener zu medizinischen Behandlungen).

Allerdings treten beide Verhaltenskategorien häufig zusammen auf und nicht-suizidale Selbstverletzungen sind ein Risikofaktor für Suizidversuche (Asarnow et al., 2011; Klonsky, May & Glenn, 2013; Nock, Joiner, Gordon, Lloyd-Richardson & Prinstein, 2006; Wilkinson, Kelvin, Roberts, Dubicka & Goodyer, 2011).

Selbstverletzendes Verhalten

Selbstverletzungen werden nach dem fünften Kriterium des DMS-5 (American Psychiatric Association, 2013) als ein Merkmal der Borderline-Persönlichkeitsstörung gesehen und dienen der Regulation des kognitiven und affektiven Erlebens und der sozialen Beziehungen (Rallis, Deming, Glenn & Nock, 2012). Es können also intrapersonelle von interpersonellen Funktionen bei den Selbstverletzungen unterschieden werden (Klonsky & Glenn, 2009; Nock, 2010). Zu den intrapsychischen Funktionen zählt die Reduktion negativer Emotionen und starker aversiver innerer Anspannung (Chapman, Gratz & Brown, 2006) oder die Generierung eines Gefühls (sich überhaupt zu spüren) oder von Selbstkontrolle. Die verschiedenen intrapersonellen Funktionen sind häufiger als die interpersonellen anzutreffen (Brown, Comtois & Linehan, 2002; Nock & Prinstein, 2004; 2005; Nock, Prinstein & Sterba, 2009) und umfassen nach Sachsse (2011) Spannungsregulation, Selbstbestrafung, antidepressive Wirkung, Wiedererlangung von Kontrolle und Beendigung dissoziativer Zustände.

Aber auch wenn die interpersonellen Motive eine geringere Rolle als die intrapersonellen spielen, scheinen sie bei bestimmten Personen dennoch sowohl für den Beginn als auch für die Aufrechterhaltung von Selbstverletzungen vorhanden und relevant zu sein (Klonsky & Olino, 2008; Muehlenkamp, Brausch, Quigley & Whitlock, 2013). Zu den interpersonellen Funktionen werden gezählt:

- das Erleichtern von Kommunikation mit anderen,
- das Erhalten von Aufmerksamkeit und Zuwendung,
- die Wahrnehmung des eigenen Leidens durch andere,
- das Stärken der Verbindung mit anderen,
- das Stärken der Zugehörigkeit zu anderen,
- das Schockieren oder Verletzen von andere,
- das Demonstrieren von Stärke, um potentielle Aggressoren abzuschrecken,
- die Einnahme einer Patientenrolle und damit verbundene Befreiung, für sich und andere soziale Verantwortung tragen zu müssen
- das Abschwächen von Kritik durch andere
- das Vermeiden von interpersonellen Anforderungen.

Dies verdeutlicht, dass in beiden Bereichen positive und negative Verstärkung des Verhaltens eine Rolle für die Aufrechterhaltung spielt (Nock, 2009; Nock & Prinstein, 2004; 2005). Und in manchen Fällen scheinen die Gründe für Selbstverletzungen (z. B.

Ärger über jemanden) auch eine Mischung aus Emotionsregulation und zwischenmenschlicher Komponente zu sein, die sich auch gegenseitig bedingen können (Muehlenkamp, Brausch, Quigley & Whitlock, 2013).

Bei der Betrachtung der interpersonellen Funktionen ist zudem wichtig, zwischen den interaktionellen Wirkungen des Symptoms per se und den von der Person bewusst intendierten Wirkungen zu unterscheiden. Die Symptome können als solches appellativen Charakter haben, der vom Patienten nicht intendiert sein muss (Sachsse, 2011). Die nachfolgenden interaktionellen Konsequenzen können aber trotzdem das Verhalten beeinflussen (Nock, 2008). So kann dann ein sekundärer Krankheitsgewinn entstehen, wenn die Patienten die Auswirkungen der Selbstverletzungen erlebt haben und sie anschließend zunehmend instrumentell einsetzen können (Sachsse, 2011).

Interessant ist in diesem Zusammenhang auch, dass Selbstverletzungen mit dem Gefühl mangelnder sozialer Unterstützung durch andere (v. a. auch durch Familienmitglieder) und einer nur geringen Anzahl von Menschen, die einen unterstützen, zusammenhängen (Muehlenkamp, Brausch, Quigley & Whitlock, 2013). Schlussfolgerungen dieser Studie sind, dass bei sich selbstverletzenden Personen Schwierigkeiten im Beziehungsaufbau und Defizite bei den zwischenmenschlichen Fertigkeiten bestehen (s. dazu auch Hilt, Cha & Nolen-Hoeksema, 2008; Nock & Mendes, 2008) und dass interpersonelle Faktoren neben der Emotionsregulation in den Therapien mehr Berücksichtigung finden sollten.

Möglicherweise entwickelt sich durch den Einsatz von Selbstverletzungen ein Gefühl, dass Selbstverletzungen zur sozialen und persönlichen Identität gehören, und deshalb werden sie fortgesetzt (Nock, 2009).

Darüber hinaus bestätigen die Befunde zu den unterschiedlichen Funktionen von Selbstverletzungen die Unterteilung in zwei Dimensionen (Emotionsregulations- und Beziehungsstörung). Die verschiedenen Funktionen der Selbstverletzungen hängen mit unterschiedlichen Symptomgruppen der Borderline-Persönlichkeitsstörung zusammen. Während Symptome, die Ausdruck der affektiven Dysregulation sind, mit den intrapersonellen Funktionen zusammenhängen, korrelieren die Symptome, welche zum gestörten Beziehungsverhalten gehören wie z. B. chaotische Beziehungen, selektiv mit den interpersonellen Motiven (Sadeh et al., 2014).

Aufgrund der dargestellten Befunde gehen wir davon aus, dass häufig intrapersonelle Funktionen erfüllt, und dass interpersonelle Motive ebenfalls relevant sein können. Die interaktionelle Bedeutung kann bereits zum Zeitpunkt der Entwicklung der Selbstverletzungen ein Motivator gewesen sein, sie kann sich aber auch sekundär entwickelt haben. Sich u. a. aufgrund der interpersonellen Funktion selbstverletzende Klientinnen unterscheiden sich in dem Ausmaß, in dem sie die Selbstverletzung intentional einsetzen. Das Modell der doppelten Handlungsregulation würde auf das bisher zur interpersonellen Funktion von Selbstverletzungen Dargestellte angewandt, folgendermaßen aussehen: Selbstverletzungen wären als strategisches Handeln auf der Spielebene lokalisiert. Die interaktionellen Ziele entsprächen den genannten interpersonellen Funktionen.

Das Verfolgen von interaktionellen Zielen auf Spielebene kann mit hohen Erwartungen an die Interaktionspartner einhergehen sowie mit dem Gefühl, dass einem eine bestimmte Behandlung zusteht. Wenn die Person nicht das bekommt, was sie will, kann sie ärgerlich reagieren. Mit diesem Ärger kann der Impuls verbunden sein, andere zu bestrafen und sich an dem Interaktionspartner zu rächen. Selbstverletzungen (und auch Suizidversuche, s. u.) können eine Möglichkeit dazu sein (vgl. auch Arntz & van Genderen, 2010).

Kosten dieses Verhaltens können in den direkten Auswirkungen von Selbstverletzungen auf den Körper und die Gesundheit, darauf folgende Selbstabwertung, je nach Sichtbarkeit der Verletzungen negative Aufmerksamkeit und Stigmatisierung in sozialen Gruppen, fehlendes Ernstnehmen des dahinterstehenden Leidens durch Interaktionspartner, Verselbständigung des Problemverhaltens und mit diesen Punkten verbundene Bestätigung negativer Schemata gesehen werden.

Auch wenn die Selbstverletzungen wegen der intrapersonellen Funktionen eingesetzt werden und sie dann erst zusätzlich für interaktionelle Ziele genutzt werden, ist es wichtig, diesen Aspekt in der Therapie mitzuberücksichtigen, da er die Bearbeitung und Verringerung des selbstverletzenden Verhaltens behindern kann. Der Umgang mit diesem Aspekt wird in Kapitel 13 beschrieben.

Suizidalität

In vielen Behandlungen von Menschen mit Borderline-Persönlichkeitsstörung spielt das Thema Suizidalität eine große Rolle. Bereits das Kriterium 5 des DSM-5 (American Psychiatric Association, 2013) macht deutlich, dass wiederholte suizidale Handlungen, Selbstmordandeutungen und -drohungen als Teil des Störungsbildes gesehen werden. Dass sich bis zu 10 % der Personen mit Borderline-Persönlichkeitsstörung suizidieren (s. Kapitel 1.2.2), unterstreicht zusätzlich die Bedeutung und Ernsthaftigkeit dieses Themas. Dementsprechend stehen Therapeuten in der Pflicht, regelmäßig Einschätzungen zur aktuellen Suizidalität ihrer Klientinnen vorzunehmen und ggf. geeignete Maßnahmen zur Krisenintervention und Suizidprophylaxe zu ergreifen. Die Ursachen für akute Suizidalität sind vielfältig und es gilt, sie im Einzelnen abzuklären und dementsprechend geeignete Lösungen zu finden. Allgemeine Prinzipien und Methoden zum Umgang mit Suizidalität sind an anderer Stelle ausführlich beschrieben (vgl. hierzu Dorrmann, 2012; Eink & Haltenhof, 2012; Teismann & Dorrmann, 2014); Hinweise zum Umgang mit Suizidalität speziell in der Dialektisch-behavioralen Therapie der Borderline-Persönlichkeitsstörung finden sich bei Bohus und Remmel (2004). Deswegen sollen sie an dieser Stelle nicht dargestellt werden.

Vielmehr geht es hier um das Verhalten einiger Klientinnen mit Borderline-Persönlichkeitsstörung, das in der Literatur als manipulative Suizidalität bezeichnet wird. Nach Steinert et al. (2014) dient manipulative Suizidalität zur sozialen Beeinflussung und Kontrolle. Die Autoren definieren sie als suizidales oder selbstgefährdendes Verhalten oder suizidale Kommunikation mit latenten Intentionen in Bezug auf das weitere Leben.

Nach Wöller (2009) ist manipulative Suizidalität als eine der letzten Möglichkeiten des Klienten zu sehen, die fehlende emotionale Resonanz im Gegenüber zu erzwingen (Hilfsschreiverhalten). Die Patienten versuchen, den Therapeuten (oder auch andere Personen) manipulativ zu affektiven Reaktionen und Handlungsimpulsen zu bringen. Auch Giernalczyk und Albrecht (2011) betonen den durch den Patienten ausgeübten Zwang bei der manipulativen Suizidalität, der dadurch entstehe, dass der Klient sein Leben als Geisel nehme, um damit den Therapeuten unter Druck zu setzen. Der Patient verwende Erpressung, um den Therapeuten zu einer dichten und zuwendenden Beziehung zu zwingen.

Da dies negativ und bewusst eingesetzt klingt, sei an dieser Stelle darauf hingewiesen, dass unserer Erfahrung nach der Grad zu dem sich Klientinnen ihres Handelns bewusst sind, stark variiert. Dies gilt zwischen verschiedenen Klientinnen, aber auch innerhalb einer Klientin zu unterschiedlichen Zeitpunkten. Zudem ist es in der Arbeit mit den Klientinnen hilfreich, vor Augen zu haben, dass hinter der manipulativen Suizidalität ebenfalls eine große Not steht. Diese sieht vielleicht nicht so aus, wie die Klientinnen es darstellen, doch kann auch nach Kind (2011) davon ausgegangen werden, dass sich hinter so bedingungslos fordernder Suizidalität etwas Dringliches verbirgt, wie Einsamkeit oder die Angst davor, vom anderen abgeschoben und verlassen zu werden (Giernalczyk & Petersen, 2007). Doch hat das Verhalten nach Giernalczyk und Albrecht (2011) auch Kosten. Es erzeuge nämlich das, was vermieden werden soll, nämlich aversive, aus der Beziehung herausführende Tendenzen beim Therapeuten. Durch die erpresserische Suizidalität soll der Therapeut also dazu gebracht werden, die Patientin eben nicht abzuschieben; durch die Erpressungskomponente wird der Therapeut aber hilflos und/oder ärgerlich und die Patientin erlebt wieder das Gefühl, nicht gewollt zu sein und deswegen abgeschoben zu werden.

Nach dem Modell der doppelten Handlungsregulation wird die manipulative Suizidalität dem strategischen Handeln zugeordnet. Die Klientin deutet suizidale Gedanken an oder droht mit Suizid, um bestimmte interaktionelle Ziele zu erreichen, da die Nichterfüllung dieser Ziele zu einer Aktivierung ihrer Schemata führen würde.

Die interaktionellen Ziele, die durch manipulative Suizidalität verfolgt werden, sind häufig mehr bis uneingeschränkte Unterstützung, Verfügbarkeit, Versorgung und mehr bis uneingeschränkte Wichtigkeit zu erhalten. Nach Steinert et al. (2014) wird über suizidale Kommunikation versucht, Trennungen und Verlassen werden zu verhindern.

Das Verhalten der Klientin kann damit beginnen, dass (demonstrativ) dargestellt wird, wie schlecht es ihr geht und dass sie sich nicht selber helfen kann. Dieses vor allem auch bei Klientinnen mit histrionischer Persönlichkeitsstörung zu findende Verhalten kann als *Armes-Schwein-Spiel* bezeichnet werden (Sachse et al., 2012). Dazu gehört auch, dass die Klientin, sollte der Therapeut versuchen, die zugrundeliegenden Probleme zu lösen, signalisiert, dass alle Lösungen nicht funktionieren werden. Der Therapeut bekommt zunehmend das Gefühl, mit allen Vorschlägen zu scheitern.

Da hinter dem Verhalten der Klientin ein frustriertes Beziehungsmotiv (Wichtigkeit, Solidarität, Verlässlichkeit) steht, ist es hintergründiges Ziel dieses Verhaltens, eine bestimmte Art von Beziehung vom Therapeuten zu erhalten und die Beziehung dadurch solidarischer und verlässlicher zu machen. Suizidalität dafür zu nutzen, bietet sich wegen der dem Thema eigenen hohen Dringlichkeit und Verpflichtung an. Letztendlich kann das Verhalten als Versuch gesehen werden, den Therapeuten in eine entsprechende Beziehung zu zwingen. Wenn die interaktionellen Ziele der Klientin hohe Erwartungen an andere beinhalten, verbunden mit dem Gefühl, eine entsprechende Behandlung stehe ihr zu, kann es passieren, dass die Klientin, wenn sie nicht bekommt, was sie erwartet, in dem Prozess auch ärgerlich auf den Therapeuten wird.

Für den Umgang mit manipulativer Suizidalität (s. Kapitel 14) ist es wichtig, dass der Therapeut die Beziehungsintention der Klientin bewusst repräsentiert hat.

Es gibt jedoch auch gelegentlich Fälle, bei denen Klientinnen Suizidalität nicht mit einer Beziehungsmotivation einsetzen, sondern weil sie an die Suizidalität bestimmte andere Vergünstigungen knüpfen. Diese Vergünstigungen haben dann möglicherweise nur in einem geringen Ausmaß mit der Beziehung zum Therapeuten (z. B. dem Wunsch nach Solidarität) zu tun. Vielmehr wollen die Klientinnen, dass der Therapeut andere Dinge für sie „organisiert". So kann eine Klientin, die in einem Wohnheim für psychisch Kranke lebt, in dem Haustiere verboten sind, trotzdem einen Hund halten wollen. Die Betreuer im Wohnheim weigern sich aber, für sie eine Ausnahme zu machen. Die Klientin möchte aber nicht darauf verzichten. Eine Bescheinigung des Therapeuten, dass es aus psychischen Gründen notwendig ist, einen Hund zu haben, könnte in Augen der Klientin für sie eine Sonderregelung bewirken. Wenn der Therapeut diese Notwendigkeit jedoch nicht sieht und entsprechend keine Bescheinigung ausstellen möchte, macht die Klientin deutlich, dass sie ohne diese Bescheinigung für ihr Leben leider nicht garantieren könne. Es ginge ihr schon so sehr schlecht und das würde sie nicht auch noch aushalten können.

Zwei weitere Aspekte sind bei dem Thema der manipulativen Suizidalität relevant. Zum einen heißt es nicht, dass sich eine Klientin, die eine Beziehungsintention oder eine Vergünstigung an die Suizidalität koppelt, keine suizidalen Handlungen vornehmen würde. Manipulative Suizidalität ist nicht ungefährlich! Um ihre Strategie glaubwürdiger und zwingender zu machen, könnte sie einen Suizidversuch begehen. Wenn sie ärgerlich ist, weil sie nicht bekommt, was sie sich wünscht, könnten suizidale Verhaltensweisen auch der Bestrafung des Therapeuten dienen. Oder die erneute frustrierende Beziehungserfahrung aktiviert negative Schemata und führt darüber zu Verzweiflung und einem Suizidversuch.

Zum anderen heißt das Vorliegen einer manipulativen Komponente bei Suizidalität nicht, dass dahinter keine wirkliche Lebensmüdigkeit steht. Wie bereits beschrieben, findet sich bei Klientinnen mit einer Borderline-Persönlichkeitsstörung häufig authentische Suizidalität, die sehr ernst genommen werden muss. In der Praxis kommen immer wieder Fälle vor, bei denen es sich dann um Mischformen von authentischer und manipulativer Suizidalität handelt. D. h. den Klientinnen geht es sehr schlecht, sie sind verzweifelt und lebensmüde und haben suizidale Gedanken und Pläne. Und zu diesem Zustand kommt dann noch eine manipulative Komponente im Sinne einer Beziehungsintention hinzu. Auch Steinert et al. (2014) betonen, dass bei dem Vorliegen von manipulativer Suizidalität Todeswünsche meist ambivalent vorhanden sind und ein erhöhtes Risiko zu sterben u. U. in Kauf genommen wird.

Bei der Borderline-Persönlichkeitsstörung finden sich sowohl nicht-suizidale Selbstverletzungen als auch suizidales Verhalten.

Die Selbstverletzungen haben intrapersonelle (z. B. Spannungsregulation, Beendigung von Dissoziation) und interpersonelle Funktionen (z. B. Aufmerksamkeit und Zuwendung, Abschwächen von Kritik), wobei die intrapersonellen häufiger vertreten sind.

Bei der Suizidalität kann zwischen der Tötungsabsicht mit dem Wunsch zu Sterben und der sogenannten manipulativen Suizidalität unterschieden werden. Beide können allerdings auch in Kombination auftreten.

6.3.3.4 Beziehungstests

Zu den Strategien auf Spielebene gehören die erwähnten Beziehungstests. Auch Fiedler und Renneberg (2007) merken an, dass die Klientinnen aus verständlichen Gründen die Qualität der therapeutischen Beziehung häufig und wiederholt auf Tragfähigkeit prüfen. Die Frage, die hinter einem Beziehungstest steht, ist: Wird der Therapeut sich entsprechend meiner Motive verhalten oder wird er meine Schemata bestätigen? Oder anders ausgedrückt: Kann ich dem Therapeuten vertrauen (dass er mich nicht verletzt)?

Ein Beziehungstest beinhaltet dann ein Verhalten der Klientin, das dem Therapeuten eine Reaktion nahelegt, welche die Schemata der Klientin bestätigen würde. Die dahinterstehende Logik ist, dass, wenn der Therapeut sich selbst in einer Situation nicht verletzend verhält, in der man es ihm nahelegt, dann wird er es auch in anderen Situationen nicht tun.

Da der Beziehungstest dazu dient zu entscheiden, ob die Klientin dem Therapeuten vertrauen kann, dass er sich motivbefriedigend und nicht schemabestätigend verhält, können bei Klientinnen mit Borderline-Persönlichkeitsstörung aufgrund der Vielzahl von möglichen Motivfrustrationen verschiedene Tests auftreten. Die folgende Darstellung und Unterscheidung der verschiedenen Testarten hat sich im therapeutischen Alltag als hilfreich erwiesen, hat aber weder den Anspruch auf Vollständigkeit, noch sind die einzelnen Kategorien hundertprozentig trennscharf.

1. Kritik am Therapeuten in der professionellen Rolle

Bei dieser Art von Test kritisiert die Klientin den Therapeuten in seiner professionellen Rolle. Sie sagt z. B. „Sie haben mich in einem desolaten Zustand nach Hause geschickt“, „Sie haben auf die Uhr gesehen“, „Sie verstehen mich nicht“, „Und dieses therapeutische Gelaber soll jetzt 20 Stunden dauern?“ oder „Ihre Fragebögen zeigen mir, dass Sie jeden Patienten gleich behandeln“.

Dahinterliegende Motive können Anerkennung, Wichtigkeit, Verlässlichkeit und/oder Solidarität sein.

2. Persönliche Kritik

Bei dieser Testform, die auf alle sechs Motive zurückgehen kann, greift die Klientin den Therapeuten an, sie kritisiert ihn als Person. Sie sagt z. B. „Sie sehen unsympathisch aus.“, „Sie sind eine unmoralische Persönlichkeit“ oder „Ich kann mit Ihnen nicht arbeiten, weil mir ihre Stimme so leierig daher kommt. Sie klingen wie ein energieloser Sack, der niemanden mitziehen kann“. Eine Klientin berichtete, dass sie sich bei einem Therapeuten im Therapieraum umgesehen, die Nase gerümpft und gesagt habe: „Wer sich für einen solch unterkühlten Einrichtungsstil entscheidet, der muss auch als Person eiskalt sein.“

3. Akzeptanztests

Die Klientin zeigt oder berichtet eine Verhaltensweise, bei der sie vermutet, dass der Therapeut sie ablehnt und negativ bewertet. Häufig berichten Klientinnen an dieser Stelle, dass Dinge, die sozial abgelehnt werden oder die von vielen Menschen negativ bewertet werden. Es kann aber auch sein, dass eine Klientin schon Ideen dazu hat, was der Therapeut persönlich für Wertmaßstäbe hat, und sie dann etwas berichtet, was gegen diese Werte verstößt. Meistens geht diese Testart auf die Motive Anerkennung und/oder Verlässlichkeit zurück.

Ein Beispiel für einen Akzeptanztest schilderte eine Therapeutin, die schon einige Male ihren Hund, den sie aus einer Schutzstelle geholt hat, mit in Therapie gebracht hatte. In einer Sitzung erzählte die Klientin, die auch Hundebesitzerin ist, der Therapeutin, dass sie ihren Hund schlage. Später stellte sich heraus, dass dies nicht stimmte und die Klientin ihren Hund in Wirklichkeit sehr liebevoll behandelt hat.

Eine andere Klientin berichtete in der Therapie von ihrer sexuellen Vorliebe, mit Leichen Geschlechtsverkehr zu praktizieren. Als die Therapie fortgeschritten war, wurde deutlich, dass dies gar nicht ihre Vorliebe war und dass sie das erzählt hatte, um die Reaktion der Therapeutin zu sehen.

4. Provokation von Ärger

Klientinnen mit Borderline-Persönlichkeitsstörung sind sehr geschickt darin zu spüren, wo die wunden Punkte der Therapeuten sind. Diese können sie nutzen, um zu versuchen, den Therapeuten zur provozieren, also ärgerlich zu machen. Sie können z. B. sagen „Ich komme nur zu Ihnen, weil Sie so einen guten Kleidungsstil haben“ oder „Ich hab ja schon viele Therapeuten gesehen. Sowohl gute als auch schlechte. Aber sie sind der hoffnungsloseste Fall“.

Diese Testart hat eine große Ähnlichkeit zum Akzeptanztest (und zur Kritik) und zielt ebenfalls auf die Motive Anerkennung und/oder Verlässlichkeit.

5. Therapiebeendigung

Diese Testform ist besonders schwer zu erkennen, da sie in einem (vorübergehenden) Therapieabbruch besteht. Wir finden dies in der Regel bei einer Kombination aus den Motiven Autonomie und Verlässlichkeit/Solidarität. Teilweise beenden Klientinnen sehr plötzlich (und auch wenn der Therapeut das Gefühl hat, es laufe gerade ganz gut) die Therapie und sind auch nicht bereit zu erläutern, wie es zu der Entscheidung und dem Sinneswandel gekommen ist.

6. Aufforderung zur Autonomieeinschränkung

Wie der „Name“ dieser Testart bereits vermuten lässt, geht es bei dieser Form des Beziehungstests darum zu prüfen, ob der Therapeut der Klientin Autonomie gewährt oder sich einschränkend verhält. Klientinnen bitten ihre Therapeuten dann – obwohl sie stark autonomieeinschränkungsempfindlich sind – z. B. „Geben Sie mir Hausaufgaben", „Geben sie mir Ratschläge" oder „Sagen sie mir, was ich tun soll".

7. Aufforderung zur Grenzüberschreitung

Auch bei dieser Testform verrät der „Name" schon das dahinter liegende Motiv: Unverletzlichkeit der eigenen Grenzen.

Die Klientin fordert den Therapeuten mehr oder weniger direkt auf, ihre Grenzen zu überschreiten. Z. B. „Ich habe Schwierigkeiten über meine Traumatisierung zu reden. Helfen Sie mir und bohren Sie mal", „Ich komme nicht gut an meine Gefühle und was dahinter steht. Sie kennen doch bestimmt irgendwelche psychologischen Tricks, dass es aus mir herausbricht", „Ich habe Ihnen meine Tagebücher mitgebracht. Bitte nehmen Sie sie mit und lesen sie" oder „Meine Mutter fragt sich, ob ich wieder arbeitsfähig sein werde. Könnten Sie sie bitte über den Stand der Dinge informieren".

Eine Übersicht über die Zuordnung der Testarten zu den sechs Beziehungsmotiven zeigt Tabelle 10.

Tabelle 10: Die verschiedenen Testformen und ihre Zuordnung zu den sechs Beziehungsmotiven

Testform	Motiv					
	Anerkennung	Wichtigkeit	Solidarität	Verlässlichkeit	Autonomie	Grenzen
1. Kritik am Therapeuten in der professionellen Rolle	X	X	X	X		
2. Persönliche Kritik	X	X	X	X	X	X
3. Akzeptanztest	X			X		
4. Provokation von Ärger	X			X		
5. Therapiebeendigung			X	X	X	
6. Aufforderung zur Autonomieeinschränkung					X	
7. Aufforderung zur Grenzüberschreitung						X

Bereits in der Beschreibung der verschiedenen Testformen zeigt sich, dass Beziehungstests unterschiedlich schwer zu erkennen sind und in unterschiedlichem Ausmaß eine emotionale Herausforderung für den Therapeuten darstellen können. Dies liegt zum einen an den eigenen, persönlichen empfindlichen Stellen des Therapeuten, aber auch daran, wie massiv ein Test ausfällt.

Insgesamt zeigt sich, dass die Kombination aus massiv frustrierten Motiven und extrem negativen Schemata erklärt, warum die Beziehungstests der Borderline-Klientinnen härter sein können als die von Klientinnen mit anderen Persönlichkeitsstörungen.

Es ist aber gleichzeitig wichtig zu wissen, dass die meisten Beziehungstests auch bei Klientinnen mit Borderline-Persönlichkeitsstörung harmlos beginnen und sich dann – weil sie nicht erkannt werden oder weil Therapeuten aus eigener Betroffenheit spontan unüberlegt ungünstig handeln – aufgrund der Reaktion der Therapeuten verschärfen.

Beziehungstests gehen auf schemabedingte Zweifel an der Vertrauenswürdigkeit des Therapeuten zurück und legen dem Therapeuten ein Verhalten nahe, das die Schemata der Klientin bestätigt und ihre Motive frustriert.

Da bei der Borderline-Persönlichkeitstörung alle Motive frustriert sein können, kann eine Klientin eine Vielzahl verschiedener Arten von Tests realisieren, die bei einer massiven Frustration auch entsprechend massiv ausfallen können.

6.3.4 Kombination verschiedener Persönlichkeitsanteile und Konflikthaftigkeit

An verschiedenen Stellen ist bereits deutlich geworden, dass Borderline-Klientinnen typischerweise Kombinationen von Motiven, Schemata und Spielstrategien mehrerer anderer Persönlichkeitsstörungen zeigen und dass die verschiedenen Anteile häufig konflikthaft sind (z. B. gleichzeitig dependent und paranoid).

Bei einer konflikthaften Kombination triggern die Verhaltensweisen des einen Stils die Schemata des anderen oder die Wünsche der verschiedenen Seiten innerhalb der Person widersprechen einander.

Dies erklärt auch die häufig vorkommenden Nähe-Distanz-Probleme der Klientinnen mit Borderline-Persönlichkeitsstörung. Die Klientinnen sind in folgender Situation: Sind sie allein, wird das dependente Schema (dahinterstehendes Motiv: Verlässlichkeit) aktiviert, und sie haben das Gefühl, alleine nicht leben zu können und dringend jemanden ganz eng bei sich haben zu müssen. Daraufhin suchen sie sich einen Partner und unternehmen viel, um die Beziehung möglichst schnell sehr eng zu machen. Je enger die Beziehung wird, umso weniger ist das dependente Schema aktiviert, aber umso mehr wird das paranoide Schema getriggert (dahinterstehende Motive: Autonomie und Grenzen). Die Klientinnen bekommen große Angst, dass sie eingeschränkt werden, ihre Grenzen nicht respektiert werden und sie verletzen werden. Sie greifen ihrerseits den Partner an und bringen Distanz in die Beziehung. Hierdurch wird das paranoide Schema weniger, aber das dependente Schema wieder stärker aktiviert. Die Klientinnen pendeln immer zwischen Nähe und Distanz.

Je nachdem, welche Schemata aktuell aktiviert sind, wirkt und verhält sich die Klientin also völlig unterschiedlich. An dieser Stelle wird deutlich, dass die Stimmungsschwankungen der Klientinnen nicht ausschließlich durch eine emotionale Vulnerabilität und mangelhafte Copingstrategien zu erklären sind. Auch durch die Aktivierung der widersprüchlichen, leicht aktivierbaren, massiv negativen Schemata der Klientinnen kann es jederzeit zu einem Stimmungsumschwung kommen. Von einem Wechsel der Stimmungslage in Abhängigkeit von einem Wechsel der aktivierten affektiv-kognitiven Schemata geht auch Fiedler (2007) aus. Einen Überblick über Kompatibilität und Konflikthaftigkeit gibt Tabelle 11.

Tabelle 11: Konflikthaftigkeit (-) und Kompatibilität (+) verschiedener Persönlichkeitsanteile

	Histrionisch	Narzisstisch	Dependent	Selbstunsicher	Zwanghaft	Passiv-aggressiv	Paranoid
Histrionisch							
Narzisstisch	+/–						
Dependent	+/–	– –					
Selbstunsicher	+/–	+/–	+				
Zwanghaft	– –	– –	–	+			
Passiv-aggressiv	– –	+/–	– –	+	+/–		
Paranoid	– –	+/–	– –	+	+/–	+	

Grundsätzlich sind Anteile aus dem Bereich der Nähestörungen und Anteile aus dem Bereich der Distanzstörungen eher konflikthaft. Gerade ein dependenter Anteil mit dem Gefühl, alleine nicht zurechtzukommen, ist durch Distanz in Beziehungen verängstigt. Andersherum werden die Distanzanteile durch das Herstellen von viel Nähe der dependenten Struktur stark aktiviert, da diese Nähe gefährlich finden.

Lediglich ein zwanghafter Teil ist aufgrund seiner starken Normorientierung und dem Bestreben, eigene Bedürfnisse und Gefühle auszublenden, in den Strategien etwas weniger konflikthaft mit dependent als passiv-aggressiv oder paranoid.

Aber auch die interaktionellen Ziele und Strategien eines histrionischen Anteils können Distanzanteile triggern. Ein zentrales histrionisches Ziel ist es, in Beziehungen eine große Bedeutung (bzw. die größte) für andere zu haben. Um das zu erreichen, muss man in Beziehung gehen und diese möglichst eng gestalten. Darüber hinaus wünscht man sich Interesse an der eigenen Person, was dazu führt, dass man viel von sich erzählt. Und man möchte andere dazu bringen, einen zu unterstützen, was damit einhergeht, dass andere

Einblick in Schwierigkeiten bekommen (was auch heißt, sich schwach zu zeigen) und am Leben der Person Teil haben. Dies sind alles Komponenten, die jede Autonomieeinschränkungs- und Grenzüberschreitungsempfindlichkeit aktivieren und damit gerade eine passiv-aggressive oder paranoide Seite triggern können. Beide wollen andere Personen aus ihrem Territorium fern halten und wenig von sich Preis geben. Sich schwach zu zeigen, läuft zentralen paranoiden Strategien (Keine Schwäche zeigen. Stärke verkörpern. Keine Angriffsfläche bieten) entgegen. Andersherum werden durch Distanzanteile die Nähebedürfnisse der histrionischen Seite v. a. nach Wichtigkeit stark frustriert.

Eine narzisstische Seite wünscht sich viel Anerkennung und Bewunderung, wozu ein engerer Kontakt notwendig ist. Dies ist für eine Distanzseite eher schwierig. Allerdings kann es zu einer narzisstischen Struktur gehören, dass man sich aufgrund von Angst vor Abwertung und einem Streben nach Autonomie v. a. auf sich selber verlässt, nur wenige Personen an sich ranlässt und nur wenig von sich preisgibt. Dies ist kompatibel mit Verhaltensweisen aus dem distanzierten Bereich.

Ein selbstunsicherer Anteil, der aufgrund der Selbstzweifel den Kontakt zu anderen vermeidet, ist vergleichsweise wenig konflikthaft mit den Distanzanteilen. Er wird mit seinen ausschließlichen Nähemotiven lediglich systematisch frustriert. Dies ist jedoch insgesamt typisch für eine selbstunsichere Struktur.

Doch auch innerhalb der beiden Kategorien können sich Konflikte ergeben. Bei einer Kombination aus narzisstischen und histrionischen Anteilen passen bestimmte Aspekte wie Regelsetzung, Erwartung als etwas Besonderes behandelt zu werden und die egozentrische Sicht, dass eigene Bedürfnisse an erster Stelle stehen müssen, gut zusammen. Andere Komponenten der beiden Strukturen können aber auch konflikthaft sein. Wenn z. B. der narzisstische Anteil sich stark geben möchte und der histrionische darüber, dass die Person deutlich macht, wie schlecht es ihr geht und dass sie alleine nicht zurechtkommt, um Unterstützung zu erlangen.

Dependent ist konflikthaft mit histrionischen und narzisstischen Anteilen. Während die dependente Seite sich unterordnen und eigene Bedürfnisse hinter die von Interaktionspartnern stellen würde, ist das genaue Gegenteil die Sicht der histrionischen bzw. narzisstischen Anteile. Wenn eigene Bedürfnisse nicht im Vordergund stehen, entwickelt sich ein Gefühl, nicht angemessen behandelt zu werden und zu kurz zu kommen, verbunden mit Ärger und dem Wunsch andere zu bestrafen, da diese der Person vorenthalten, was ihr zusteht. Streit und das Äußern von Wut ängstigt die dependente Seite, die versucht, eben dies zu vermeiden. Allerdings kann es bei dem gleichzeitigen Vorhandensein eines dependenten und histrionischen Teils Strategien geben, die zu beiden Strukturen passen. So kann sich um andere zu kümmern und sich nützlich zu machen sowohl dazu dienen, für andere eine Bedeutung zu erlangen als auch dazu, Beziehungen zu stabilisieren.

Selbstunsicher ist vor allem mit der dependenten Störung kompatibel. Lediglich das schnelle Suchen eines neuen Partners, was für dependente Anteile wichtig wäre, kann der selbstunsicheren Seite schwer fallen. Das negative Selbstkonzept eines narzisstischen Anteils passt ebenfalls gut zu selbstunsicheren Überzeugungen. Die starke, selbstunsichere Vermeidung könnte für die narzisstische Selbstdarstellung und das Erfolgsstreben hinderlich sein. Diese Strategien können den selbstunsicheren Teil triggern und ängstigen. Dies gilt auch für eine histrionische Selbstdarstellung.

Die Distanzstörungen sind untereinander eher weniger konflikthaft. Allerdings kann das starke Ausagieren oder Demonstrieren von Ärger, was bei einer paranoiden Struktur vorkommen kann, einem zwanghaften Anteil, der kontrolliert und ungefährlich sein und keine Angriffsfläche für Abwertung und Bloßstellung bieten möchte, Angst machen. Und auch die Kombination aus zwanghaften und passiv-aggressiven Anteilen kann ein Konfliktpotential beinhalten. Das normangepasste zwanghafte Verhalten kann die ausgeprägte passiv-aggressive Reaktanz triggern. Die Reaktanz verhindert dann, sich an Normen zu halten, und aktiviert die zwanghafte Seite.

Mit der Situation, dass die Stimmung, aber auch das Verhalten der Klientinnen rasch wechseln, sind auch Therapeuten in der Arbeit mit Klientinnen mit Borderline-Persönlichkeitsstörung konfrontiert. Die Klientinnen wechseln zwischen den verschiedenen Persönlichkeitsanteilen. Diese Sichtweise teilt auch die Schematherapie, nach der die Modi bei Klientinnen mit Borderline-Persönlichkeitsstörung plötzlich auftauchen und genau so schnell wieder verschwinden können, ohne dabei eine bestimmte Reihenfolge einzuhalten (Arntz, Klokman & Sieswerda, 2005; Arntz & van Genderen, 2010; Jacob, Lieb & Arntz, 2011).

Die Schnelligkeit und Häufigkeit der Wechsel ist sehr unterschiedlich. Es gibt Klientinnen, die während einer Sitzung konsistent einen Persönlichkeitsstil zeigen und erst in der nächsten Sitzung in einem anderen Modus zur Therapie kommen.

Die Schnelligkeit des Wechsels scheint neben der Frage, wie kompatibel oder konflikthaft verschiedene Strukturen sind, ein relevanter Faktor zu sein. Bei manchen Klientinnen scheinen die verschiedenen komorbiden Anteile relativ weit auseinanderliegen, so dass ein Anteil eine ganze Zeit handlungsleitend sein kann, bevor ein anderer Anteil verhaltenssteuernd wird. Hierin kann auch ein Grund gesehen werden, warum das Zustandsbild oft erst auf eine andere Persönlichkeitsstörung hindeutet.

Bei anderen Klientinnen finden hingegen mehrere Wechsel innerhalb einer Sitzung statt, teilweise von einer Minute auf die nächste; manchmal scheinen sogar mehrere Anteile gleichzeitig im Vordergrund zu stehen. Es wirkt, als seien die verschiedenen Anteile bei den Klientinnen relativ nah beieinander, so dass der Ausdruck einer Seite unmittelbar einen anderen Teil aktiviert, der dann handlungssteuernd wird. Dies hat Implikationen für die komplementäre Beziehungsgestaltung (s. 8.2).

Klientinnen mit Borderline-Persönlichkeitsstörung können Anteile verschiedener anderer Persönlichkeitsstörungen in sich vereinen und zwischen diesen Teilen wechseln. Diese Kombinationen sind unterschiedlich konflikthaft bzw. kompatibel.

7 Therapie

Für die Dimension der Interaktions- bzw. Schemastörung der Borderline-Persönlichkeitsstörung soll im Folgenden ein klärungsorientiertes Vorgehen vorgeschlagen werden, das einen Schwerpunkt auf die Beziehungsgestaltung sowie den Umgang mit den und die Behandlung der dysfunktionalen Schemata legt, darüber hinaus aber noch weitere Interventionen vorschlägt, die spezifisch für Persönlichkeitsstörungen sind.

In diesem Kapitel wird zuerst auf Voraussetzungen eingegangen, die auf Seiten des Therapeuten für eine Behandlung von Klientinnen mit Borderline-Persönlichkeitsstörung notwendig oder hilfreich sein können (Kapitel 7.1). Um zur Behandlung der Beziehungsstörung überzuleiten, werden im Folgenden zuerst die therapeutischen Implikationen des Störungsmodells für die Therapie der Beziehungsstörungsdimension allgemein dargestellt (Kapitel 7.2) und anschließend wird diskutiert, wie die Behandlung dieser Störungsdimension ablaufen kann (Kapitel 7.3). Die konkreten Interventionen werden dann in den Folgekapiteln beschrieben. In diesem Zusammenhang wird auch auf Aspekte der Therapieplanung und damit der Integration verschiedener Therapieansätze eingegangen.

Zu Beginn der Erörterung der Therapie sei darauf hingewiesen, dass unabhängig von der therapeutischen Ausrichtung davon ausgegangen wird, dass Behandlungen von Klientinnen mit Borderline-Persönlichkeitsstörung in der Regel zeitintensiv und länger dauernd sind.

Die Schematherapie spricht bei einer ambulanten Therapie von 1–2 Sitzungen pro Woche und einer Dauer von 1,5–4 Jahren (Arntz, 1994; Arntz & van Genderen, 2010); die Dialektisch-behaviorale Therapie geht im ambulanten Setting von 1–2 Sitzungen pro Woche über zwei Jahre aus. Hinzu kommt hier der wöchentliche Besuch der Gruppe für das Skills-Training (Bohus & Wolf-Arehult, 2012; Linehan, 1996b). Es entspricht auch unserer Erfahrung, dass abhängig von komorbiden Erkrankung, Anzahl der zu bearbeitenden Problembereiche und vorhandenen Ressourcen die Therapie lange dauert. Hinzu kommen die Schwierigkeiten im Aufbau einer vertrauensvollen therapeutischen Beziehung, welche die Zeit bis an bestimmten relevanten Themen gearbeitet werden kann, darüber hinaus verlängern.

7.1 Voraussetzungen auf Seiten des Therapeuten

Es ist an verschiedenen Stellen deutlich geworden, dass die Therapie mit Menschen mit Borderline-Persönlichkeitsstörung eine Herausforderung für den Therapeuten darstellt.

Die Tatsache, dass es sich um eine Störung mit einer langen *Therapiedauer* handelt, ist für den Therapeuten bereits ein relevanter Punkt. Die Frage, die damit zusammenhängt ist, ob der Therapeut zeitlich und persönlich dazu in der Lage ist, die Therapie zu Ende zu führen.

Die Notwendigkeit eines verlässlichen Gegenübers über einen langen Zeitraum ergibt sich sowohl aus den bisherigen, frustrierenden Erfahrungen der Klientinnen als auch aus den daraus resultierenden negativen Beziehungserwartungen. Für Personen mit Borderline-Störung kann es eine erneute schemabestätigende Erfahrung sein, wenn eine Therapie vorzeitig durch den Therapeuten beendet wird. Auf jeden Fall beginnt sie in Bezug auf den schwierigen Beziehungsaufbau mit einem neuen Therapeuten von vorn.

Entsprechend ist es für die Klientinnen von Vorteil, wenn der Therapeut in der Lage ist, die Therapie aus zeitlichen/organisatorischen Gründen zu Ende zu führen. Selbstverständlich sind nicht alle Entwicklungen im Leben voraus zu planen und es können immer (mehr oder weniger) überraschend Änderungen anstehen, welche die Fortführung einer Behandlung unmöglich machen. Für diesen Fall ist es wichtig, die Therapiebeendigung gut mit der Klientin vorzubereiten und daran zu arbeiten, dass die Klientin diese nicht als erneute Bestätigung ihrer Schemata empfindet.

Es gibt allerdings auch Situationen, in denen ein Therapeut absehen kann, dass er nur noch ein halbes Jahr o. ä. ambulant tätig ist (z. B. bei bestehender Schwangerschaft, Stellenwechsel, Berentung, ...). Für diesen Fall wäre es zu erwägen, die Therapie mit einer Borderline-Klientin frühzeitig an einen Kollegen zu übertragen.

Auch die Frage, ob ein Therapeut eine Therapie persönlich zu Ende führen kann und will, ist komplex. Es scheint auf jeden Fall wichtig zu sein, dass der Therapeut Klarheit darüber hat, wo die eigenen Grenzen sind und was man Klientinnen anbieten kann. Es kommt immer wieder vor, dass Therapeuten als Reaktion auf die Bedürftigkeit der Klientin mit Zusagen und Sonderbedingungen reagieren, welche nach einer Zeit nicht aufrecht zu erhalten sind. Oder der Therapeut wird ärgerlich, da sein „Entgegenkommen“ nicht den gewünschten positiven Effekt hat und es der Klientin längere Zeit nicht bessergeht. Im Therapeuten kann dann zunehmend der Wunsch wachsen, die Therapie zu beenden.

Darüber hinaus kann es gelegentlich Fälle geben, in denen das Verhalten der Klientin es nötig macht, eine Therapie zu beenden. Dies könnte der Fall sein, wenn eine Patientin trotz wiederholter professioneller Reaktion des Therapeuten persönliche Grenzen nicht respektiert und z. B. häufig unangemeldet in der Praxis erscheint, dem Therapeuten folgt und versucht, privaten Kontakt zu erzwingen.

Dies soll nicht bedeuten, dass jeder Versuch, die Grenzen des Therapeuten zu überschreiten, ein Grund für Therapiebeendigung ist. Bei manchen Klientinnen ist es Teil der Problematik, Grenzen nicht zu erkennen, zu ignorieren oder auszutesten, wie weit sie gehen können. Einige sind auch sehr gut darin, die Grenzen lediglich ein kleines Stück zu überschreiten, so dass es dem Therapeuten schwerfällt, sich abzugrenzen. Stück für Stück verschieben sich so oft die Grenzen. Unserer Ansicht nach benötigen Therapeuten eine gewisse *Toleranz gegenüber Grenzüberschreitungsversuchen,* ein klares Gespür für eigene Grenzen und die Fähigkeit, wertschätzend aber direkt diese Grenzen deutlich zu machen und mit der Klientin zu thematisieren. Dies entspricht der Sicht von Mayer-Bruns et al. (2003), die es als grundlegende Anforderung an den Therapeuten sehen, eigene Ressourcen und Grenzen wahrzunehmen und zu überprüfen, mit dem Bewusstsein, dass die Arbeit eine große emotionale Herausforderung darstellt.

Zudem sind für die Therapie mit Klientinnen mit Borderline-Persönlichkeitsstörung auch laut Fiedler und Renneberg (2007) eine *geduldige Haltung* und eine insgesamt positive Einstellung zur Therapie eine notwendige Bedingung. Geduld kann an verschiedenen Stellen erforderlich sein:

- wenn der Aufbau von Vertrauen lange dauert
- wenn es Klientinnen massiv schlecht geht und alle Strategien zur Verbesserung des Zustandes zunächst nicht greifen
- wenn Klientinnen von einer Krise in die nächste rutschen
- wenn der Therapeut immer wieder Beziehungstests bestehen muss
- ...

Insgesamt ist es eine Anforderung an den Therapeuten, keine aversiven Reaktionen auf Tests zu zeigen und die Fähigkeit zu haben, auf der Beziehungsebene zu verarbeiten und zu kommunizieren. Dies beinhaltet auch, *heftige Emotionen und Reaktionen der Patientinnen auszuhalten* und gleichzeitig therapeutisch effektiv zu handeln sowie eigene heftige Emotionen auszuhalten und zu regulieren (Mayer-Bruns et al., 2003).

Hierzu ist häufig eine ausführliche Reflexion eigener Muster und Schemata im Rahmen von *Selbsterfahrung* erforderlich. Doch nicht nur Selbsterfahrung wird für Therapeuten, die mit Borderline-Klientinnen arbeiten für unerlässlich angesehen. Auch andere Arten von *Unterstützung* seien notwendig (Mayer-Bruns et al., 2003), weswegen häufig regelmäßig stattfindende *Intervisions- oder Supervisionsgruppen* empfohlen werden (Arntz & van Genderen, 2010). Wie dargestellt handelt es sich bei der Borderline-Persönlichkeitsstörung um ein heterogenes, komplexes, vielseitiges, verschiedene Problembereiche umfassendes Störungsbild. Darüber hinaus können die Klientinnen in der Interaktion häufig wechselnde Herausforderungen darstellen, auf die der Therapeut flexibel eingehen muss. Deshalb sind auch Arntz und van Genderen (2010) der Ansicht, dass Therapeuten, die mit Borderline-Klientinnen arbeiten, neben Geduld, *Flexibilität* und einer ausgewogenen Sichtweise *großes Wissen und viele Fähigkeiten* besitzen sollten. Dieses Wissen muss die Behandlung der Emotionsregulationsstörung, die Therapie komorbider Erkrankungen und Möglichkeiten zum Umgang mit der Beziehungsstörung und ihrer Bearbeitung umfassen.

Die Therapie mit Klientinnen mit Borderline-Persönlichkeitsstörung stellt Therapeuten vor einige Herausforderungen, da

- die Therapie lange dauern kann;
- der Therapeut eine gewisse Toleranz gegenüber Grenzüberschreitungsversuchen und ein gutes Gespür für eigene Grenzen braucht;
- auf verschiedenen Ebenen eine geduldige Haltung hilfreich ist;
- es gilt, heftige Emotionen und Reaktionen der Klientinnen auszuhalten;
- viel Selbsterfahrung und Supervision notwendig ist;
- für eine erfolgreiche Behandlung ein umfangreiches Wissen und verschiedene therapeutische Fertigkeiten notwendig sind;
- in der Behandlung viel Flexibilität erforderlich ist.

7.2 Schlussfolgerungen aus dem Modell der doppelten Handlungsregulation für die Therapie

Aus dem Modell der doppelten Handlungsregulation lassen sich folgende therapeutischen Konsequenzen ableiten.

1. *Komplementarität zur Motivebene*
   Der Therapeut sollte versuchen, die frustrierten Motive der Klientin zu befriedigen. Dadurch verbessert er die Beziehung zur Klientin. Außerdem sinkt das befriedigte Motiv in der Motivhierarchie, wird weniger verhaltenssteuernd, der Klientin fällt es leichter, sich authentisch zu verhalten und ihre Aufmerksamkeit auf die inhaltliche Arbeit in der Therapie zu richten.
2. *Nicht-Komplementarität zur Spielebene*
   Der Therapeut sollte sich grundsätzlich nicht komplementär zur Spielebene verhalten, da das strategische Handeln dadurch verstärkt wird, aber nicht nachlässt.
3. *Umgang mit Images und Appellen*
   Da der Therapeut mit den Images und Appellen direkt im Kontakt konfrontiert ist, muss er einen funktionalen Umgang damit finden, ohne das System der Klientin zu stabilisieren.
4. *Umgang mit Beziehungstests*
   Wenn der Therapeut günstig mit stattfindenden Beziehungstest umgeht, bringt ihm dies Beziehungskredit[1], ohne das strategische Handeln zu verstärken.
5. *Explizierung der Beziehungsmotive*
   Häufig ist der Klientin nicht bewusst, was sie sich eigentlich in Beziehungen wünscht. Durch die Explizierung der Motive wird ihr dies (wieder) deutlich. Einige Klientinnen fühlen sich durch diese Art der Explizierung gut verstanden, was wiederum Beziehungskredit bringt und damit die Beziehung festigt.
6. *Transparentmachen der Spielebene*
   Das Ausmaß, zu dem den Klientinnen bewusst ist, wie sie sich in Beziehungen verhalten und was die Kosten dieses Verhaltens sind, ist unterschiedlich. Um an ungünstigen Verhaltensstrategien etwas zu ändern, ist es notwendig, ein Bewusstsein für das eigene Tun zu entwickeln. Um dies zu erreichen, kann der Therapeut die Klientin auf möglicherweise kostenintensive Verhaltensweisen und dahinterstehende Intentionen hinweisen.
7. *Schemaklärung und -bearbeitung*
   Da das kostenintensive Verhalten aufgrund der negativen Schemata für die Klientin notwendig erscheint und da die Aktivierung dieser Schemata mit negativen Ge-

1 Beziehungskredit wird als Bild verwendet, um sich den Stand bzw. die Qualität der therapeutischen Beziehung vorzustellen. Der Therapeut hat bei der Klientin ein Beziehungskonto mit einem bestimmten Kontostand, der zeigt, inwieweit die Klientin dem Therapeuten vertraut. Durch bestimmte Arten von Interventionen (z.B. alle Handlungen, die der Beziehungsgestaltung dienen) kann der Therapeut Beziehungskredit schaffen, d.h. er zahlt auf das Beziehungskonto ein. Wenn er genügend Kredit auf dem Konto hat, kann er sich auch Interventionen leisten, die Beziehungskredit „abbuchen" (wie z.B. Konfrontationen). Wichtig ist, dass das Konto nicht ins Minus gerät, da sonst eine Beziehungskrise provoziert wird. Dementsprechend kann es im Therapieprozess immer wieder notwendig sein (z.B. nach einer Konfrontation), Interventionen zu realisieren, die Beziehungskredit schaffen.

fühlszuständen assoziiert ist, wäre es für die Klientin hilfreich, wenn sie sich von ihren negativen Annahmen distanzieren kann und positive Schemata entwickelt und aktivieren lernt.

8. *Biographische Arbeit*
   An verschiedenen Stellen kann es für eine Klientin hilfreich sein zu erkennen, wie ihre Strukturen biographisch entstanden sind. Dies gilt zum einen für das Bewusstmachen der Spielebene. Es ist für die Person entlastend zu sehen, dass ihre möglicherweise stark ausgeprägten Erwartungen an andere und die damit verbundenen kostenintensiven Strategien entstanden sind, weil sie sich als Kind in einem frustrierenden Umfeld bewegt hat und dafür eine (Not-)Lösung finden musste. Zum anderen hilft die Klärung der biographischen Entstehung von Schemata der Person sich von ihren Annahmen zu distanzieren.
9. *Aufbau authentischen Verhaltens*
   Das Verhalten auf der Spielebene produziert Kosten und macht die Klientin nicht zufrieden. Letztendliches Ziel ist es, dieses Verhalten zu reduzieren, damit die Klientin flexibler und authentischer Beziehungen gestalten kann.
10. *Gegebenenfalls Kompetenzaufbau*
    Manchen Klientinnen fehlen die Kompetenzen oder überhaupt eine Vorstellung davon, wie authentisches Verhalten aussehen kann. Dies muss in einem solchen Fall mit der Klientin trainiert werden.

7.3 Ablauf und Phasen der Therapie der Beziehungsstörung bei der Borderline-Persönlichkeitsstörung

In der Klärungsorientierten Psychotherapie können drei therapeutische Ebenen unterschieden werden: Inhalt, Bearbeitung und Beziehung (Sachse, 1992, 2003). Während die Bearbeitungsebene, welche sich auf den Umgang der Klientinnen mit den Interventionen bezieht, immer mal wieder im Therapieprozess relevant wird (vgl. Kapitel 11.1), ist für die Planung einer Therapie erst einmal die Unterscheidung in Beziehungs- und Inhaltsebene relevant.

Betrachtet man die therapeutische *Beziehung*, sind für den Therapeuten verschiedene Aspekte relevant. Da Vertrauen der Kern des Beziehungskredits ist, ist es zum einen wichtig, das *Ausmaß an Vertrauen* der Klientin in den Therapeuten zu betrachten. Zum anderen ist es grundsätzlich, aber gerade bei einer Beziehungsstörung relevant zu analysieren, *wie die Klientin die therapeutische Beziehung gestaltet,* damit der Therapeut sein Verhalten danach ausrichten kann. Dieser zweite Aspekt umfasst verschiedene Fragestellungen:

- Welche Motive versucht die Klientin im Kontakt mit dem Therapeuten zu befriedigen?
- Auf welche Verhaltensweisen und Interventionen reagiert die Klientin mit der Aktivierung negativer Schemata?

- Welche interaktionellen Ziele verfolgt die Klientin im Kontakt mit dem Therapeuten?
- Welche Images und Appelle sendet die Klientin; welche Strategien setzt sie ein?
- Welche Beziehungstests realisiert die Klientin?

Dementsprechend beziehen sich die therapeutischen Strategien der Punkte 1–4 (1. Komplementarität zur Motivebene, 2. Nicht-Komplementarität zur Spielebene, 3. Umgang mit Images und Appellen und 4. Umgang mit Beziehungstest) auf die Beziehungsebene (s. Abbildung 5).

Das Explizieren der Beziehungsmotive (Punkt 5) ist bei einigen Klientinnen ebenfalls förderlich zum Aufbau einer therapeutischen Beziehung. Es ist aber auch wichtig, wenn mit Klientinnen daran gearbeitet werden soll, ihr Verhalten so zu verändern, dass ihre zentralen Bedürfnisse besser befriedigt werden. Schließlich ist es hilfreich zu wissen, was man sich wünscht, um zu entscheiden, wie man Beziehungen und sein Leben gestalten möchte. Das *Explizieren der Beziehungsmotive* kann also Teil der *Beziehungs- und der Inhaltsebene* sein.

Betrachtet man die *Inhaltsebene* stellt sich die Frage, welche Problembereiche bei der Klientin vorliegen und mit welchen Methoden diese bearbeitet werden können. In Bezug auf die Beziehungsstörungsdimension beziehen sich die Punkte 6–9 (6. Transparentmachen der Spielebene, 7. Schemaklärung und -bearbeitung, 8. Aufbau authen-

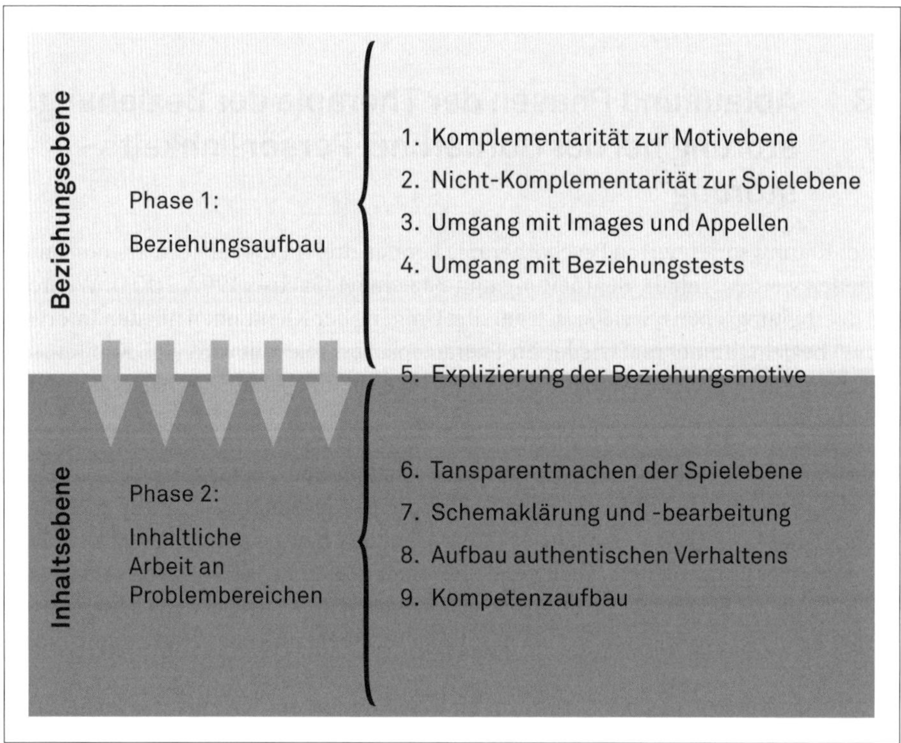

Abbildung 5: Therapeutische Ebenen, Phasen und Interventionen zum Umgang mit und Bearbeitung der Beziehungsstörung

tischen Verhaltens und 9. Kompetenzaufbau) auf die inhaltliche Arbeit in der Therapie (s. Abbildung 5).

Für eine inhaltliche Arbeit ist eine vertrauensvolle therapeutische Beziehung eine Grundvoraussetzung (Sachse, 2016a). Dementsprechend liegt das Hauptaugenmerk des Therapeuten in der ersten Therapiephase auf dem Aufbau von Beziehungskredit. Bei (Borderline-)Klientinnen mit einer ausgeprägten Beziehungsstörung kann diese Phase, in der inhaltliche Arbeit nur eingeschränkt möglich ist, sehr lange dauern. Zudem wird die Beziehungsebene über den gesamten Therapieverlauf hinweg im Fokus des Therapeuten sein müssen (s. Abbildung 5).

In der Klärungsorientierten Psychotherapie werden bei der Behandlung der reinen Persönlichkeitsstörungen auch in Bezug auf die inhaltliche Arbeit verschiedene Therapiephasen unterschieden. So wird mit der Klientin zunächst eine Repräsentation davon entwickelt, welche intransparenten Strategien und Manipulationen sie einsetzt. Häufig ist hierzu die *Konfrontation mit der Spielebene* notwendig (Punkt 6). Dies kann dann auch der Entwicklung eines Arbeitsauftrags zur *Schemaklärung und -bearbeitung* dienen, welches dann die dritte Therapiephase darstellen würde (Punkt 7). Außerdem sollte den Klientinnen geholfen werden, neues (authentisches) Verhalten in den Alltag zu transferieren (Phase 4: *Transfer in den Alltag*, Punkte 8 und 9).

Da bei der Borderline-Persönlichkeitsstörung häufig von diesem Phasenablauf abgewichen werden muss, finden sich die Punkte 6–9 in Abbildung 5 alle unter Phase 2. Die Gründe hierfür sind vielfältig:

- Ein Transparentmachen der Spielebene kann eine Klientin mit starker Selbstabwertung in massiv negative Gefühle stürzen oder eine Klientin mit Identitätsproblemen stark verunsichern.
- Teilweise sind den Klientinnen mit Borderline-Persönlichkeitsstörung ihre negativen Schemata bereits bewusst, sie definieren diese als hinderlich und haben einen Arbeitsauftrag zur Bearbeitung der Schemata und die Spielebene stört diese Bearbeitung auch nicht.
- Bei Klientinnen mit ausnehmend wenigen Ressourcen und Ressourcenschemata ist weder ein Transparentmachen der Spielebene noch eine Arbeit an Schemata konsequent möglich, da beides depressive Krisen auslösen kann etc.

Auch hier zeigt sich, wie wichtig es ist, dass der Therapeut einen Überblick über die Schwierigkeiten und Funktionsweisen der Klientin hat und sich flexibel immer wieder neu darauf einstellt. Letztendlich ist es abhängig von den vorliegenden Problembereichen und ihren Zusammenhängen, welche Aspekte in welcher Reihenfolge bearbeitet werden sollen.

Diesen Überlegungen folgend sollen im Weiteren die Techniken und Strategien, die sich auf die einzelnen Aspekte des Modells der doppelten Handlungsregulation beziehen, modulartig dargestellt werden. Dies soll Kollegen die Möglichkeit geben, flexibel das auszuwählen und einzusetzen, was der Therapieprozess bei einer spezifischen Klientin mit Borderline-Persönlichkeitsstörung gerade erfordert. Begonnen wird im nächsten Kapitel mit der Beziehungsebene und entsprechenden Aspekten der Beziehungsgestaltung.

Die Therapie der Beziehungsstörung der Borderline-Persönlichkeitsstörung (ohne Emotionsregulationsstörung) lässt sich unter Berücksichtigung des Modells der doppelten Handlungsregulation in zwei Phasen unterteilen. Während die erste Phase des Beziehungsaufbaus die Aspekte der Komplementarität zur Motivebene, der Nicht-Komplementarität zur Spielebene, des Umgangs mit Images und Appellen und des Umgangs mit Beziehungstests umfasst, geht es in der zweiten Phase, der inhaltlichen Arbeit an Problembereichen, um das Transparentmachen der Spielebene, um Schemaklärung und -bearbeitung, um den Aufbau von authentischem Verhalten und entsprechender Kompetenzen.

8 Beziehungsaufbau

In diesem Kapitel werden Möglichkeiten dargestellt, die therapeutische Beziehung zu Klientinnen mit Borderline-Persönlichkeitsstörung konstruktiv zu gestalten. Dabei wird sowohl auf Aspekte der allgemeinen Beziehungsgestaltung (Basisvariablen) und der Validierung (Kapitel 8.1) als auch der komplementären Beziehungsgestaltung (Kapitel 8.2) eingegangen. In Anlehnung an das Modell der doppelten Handlungsregulation werden Überlegungen zum Umgang mit der Spielebene vorgestellt: Nicht-Komplementarität zur Spielebene (Kapitel 8.3), Umgang mit Images und Appellen (Kapitel 8.4) und Umgang mit Beziehungstests (Kapitel 8.5).

Die Interventionsmethode Explizierung der Beziehungsmotive (Kapitel 8.6) kann ebenfalls für den Aufbau der therapeutischen Allianz förderlich sein, dient darüber hinaus aber bereits der Bearbeitung bestimmter inhaltlicher Aspekte.

Als letzter Punkt in diesem Kapitel (8.7) wird die Möglichkeit vorgestellt, die therapeutische Beziehung zum Thema der Therapie zu machen.

Wenn bei den Klientinnen eine Interaktions- bzw. Schemastörung vorliegt, muss der Therapeut mit denselben Schwierigkeiten in der therapeutischen Beziehung rechnen, welche die Klientinnen außerhalb des Therapieraums in Beziehungen haben. Sie können zwischen Abwertung und Idealisierung schwanken, Beziehungen können schnell sehr intensiv werden, aber auch schnell enden. Vor allem das stark Widersprüchliche im Verhalten von Menschen mit Borderline-Persönlichkeitsstörung (z. B. dependente und gleichzeitig paranoide Züge), aber auch das stark Bedürftige bzw. Fordernde der Personen, macht Beziehungspartnern den Umgang schwer und belastet diese häufig. Dasselbe gilt für Psychotherapeuten. Die Schwierigkeiten der Klientinnen in Beziehungen sind vermutlich auch ein Grund, warum sie von vielen Therapeuten mit unterschiedlichen theoretischen Orientierungen in der psychotherapeutischen Arbeit als schwierig erlebt werden.

Schon das Vorhandensein einer Interaktionsstörung weist auf die Notwendigkeit einer gezielten Beziehungsgestaltung durch den Therapeuten hin. Hinzu kommt, dass die Qualität der therapeutischen Beziehung konsistent mit positivem Outcome über unterschiedliche Therapieformen hinweg assoziiert ist und dass besonders der Beitrag des Therapeuten zu der Beziehung (Patientenurteil) einen wenn auch moderaten Zusammenhang mit dem *Outcome* hat (Martin, Garske & Davis, 2000; Norcross, 2002; Orlinsky, Ronnestad & Willutzki, 2004). Außerdem wird die Bedeutung des Aufbaus und der Aufrechterhaltung einer guten therapeutischen Allianz gerade bei der Borderline-Persönlichkeitsstörung betont und in verschiedenen Therapierichtungen als Voraussetzung für erfolgreiche Therapie gesehen (Beck et al., 1999; Clarkin et al., 1999; Turner, 1987; 1994). Korrespondierend fanden Spinhoven, Giesen-Bloo, van Dyck, Kooiman und Arntz (2007) in ihrer Studie, dass die Qualität der Beziehung (genauer: negative Beurteilungen der therapeutischen Beziehung nach der Anfangsphase der Therapie (nach drei Monaten) durch den Patienten und durch den Therapeuten) Therapieabbrüche vorhersagt. Zudem hängt die Verbesserung/Entwicklung der therapeutischen Beziehung im ersten Behandlungsjahr mit einer späteren Reduktion der Borderline-Symptomatik zusammen.

Entsprechend betonen Fiedler und Renneberg (2007), dass eine wesentliche Voraussetzung für eine Therapie mit Patientinnen mit Borderline-Persönlichkeitsstörung in der Herstellung eines grundlegenden Gefühls zwischenmenschlicher Sicherheit zu sehen ist und dass gerade zu Beziehungsbeginn die Beziehungsgestaltung im Mittelpunkt steht und sich die therapeutische Beziehung immer wieder beweisen muss. Da die meisten Fehler in der Beziehungsregulation beim Therapeuten zu suchen sind (Bohus, 2008), benötigen Behandler konkrete Konzepte dazu, wie sie die Beziehung zu ihren Klientinnen gestalten können. Um eine stabile therapeutische Allianz aufzubauen, sind fünf Aspekte zu beachten (Sachse, 2003; 2016a):

1. Realisierung der Basisvariablen
2. Komplementarität zur Motivebene
3. Nicht-Komplementarität zur Spielebene
4. Umgang mit Images und Appellen
5. Umgang mit Beziehungstests

8.1 Basisvariablen und Validierung

8.1.1 Realisierung der Basisvariablen

Es empfiehlt sich grundsätzlich die therapeutischen Basisvariablen in der Beziehungsgestaltung zu realisieren: empathisches Verstehen, Akzeptierung, Respekt, emotionale Wärme, Kongruenz und Echtheit, Loyalität (Sachse, 1992, 1993, 1996, 2016a).

Akzeptierung bedeutet, dass der Therapeut der Klientin wertfrei entgegentritt und dass er in Bezug auf die Klientin, auf ihr Denken, Fühlen und Handeln seine eigenen Schemata, Werte, Normen und Motive zurückstellt und die Klientin somit weder positiv noch negativ wertet.

Die Variablen Respekt und emotionale Wärme gehen über den Aspekt Akzeptierung hinaus. Bringt der Therapeut der Klientin *Respekt* entgegen, vermittelt er ihr, dass sie als eine erwachsene Person wahrgenommen wird, die neben ihren Problemen viele Fähigkeiten und Ressourcen aufweist und deren Selbständigkeit und eigene Entscheidungen anerkannt werden. *Emotionale Wärme* meint, dass der Therapeut der Klientin mit einer emotional positiven Haltung gegenübertritt, sie z. B. sympathisch findet.

Echtheit, Kongruenz bzw. Signalkongruenz oder Authentizität bedeutet, dass der Therapeut der Klientin nichts vorspielt, sondern, dass er das, was er tut und sagt auch so meint. Dies wird daran deutlich, dass der Therapeut auf allen Kommunikationskanälen (verbal, paraverbal und nonverbal) dieselbe Botschaft sendet. Dies ist gerade bei Klientinnen mit Borderline-Persönlichkeitsstörung wichtig, da diese im Rahmen ihrer Biographie als Überlebensstrategie und zum Selbstschutz gelernt haben können, schon kleine Anzeichen von Inkonsistenzen und überspieltem Ärger beim Gegenüber wahrzunehmen. Wenn dies der Fall ist, entsteht bei der Klientin das Gefühl, der Therapeut mache ihr etwas vor, meint es also (auch) nicht ehrlich und stellt wie andere Menschen auch eine Gefahr dar. Hinzu kommt, dass durch mangelnde Echtheit auch die anderen Basisvariablen nicht mehr wirken.

Die Variable *Loyalität* beinhaltet, dass der Therapeut sich bemüht, der Klientin zu helfen und für sie da zu sein und dass er keine Aufträge von Dritten (Eltern, Partnern, Gericht usw.) annimmt.

Gerade wenn zu Beginn der Therapie noch nicht klar ist, welche Beziehungsmotive bei der Klientin im Vordergrund stehen, vermeidet man hierdurch Fehler und schafft u. U. schon ein gewisses Maß an „Beziehungskredit".

Gerade bei Klientinnen mit massiven Erfahrungen von Invalidierung, die sehr negativ auf erneute Invalidierung reagieren können, sind die Basisvariablen von entscheidender Bedeutung, da diese der Klientin wertschätzend und akzeptierend vermitteln, dass ihre Sicht verstehbar ist – ohne diese Sicht als einzig mögliche zu bestätigen.

> Die Realisierung der Basisvariablen (empathisches Verstehen, Akzeptierung, Respekt, emotionale Wärme, Kongruenz und Echtheit, Loyalität) sind v. a. auch bei Klientinnen mit Invalidierungserfahrungen effektiv zum Aufbau einer tragfähigen therapeutischen Beziehung und können ohne Vorwissen über die Klientin realisiert werden.

8.1.2 Validierung und empathisches Verstehen

Die therapeutischen Interventionen der *Validierung* werden in der Dialektisch-behavioralen Therapie (Linehan, 1996a) als zentral für die Beziehungsgestaltung gesehen. Validierungsstrategien gehören zu den akzeptanzorientierten Strategien und meinen Aussagen des Therapeuten, die der Klientin vermitteln, dass ihre Reaktionen (Gedanken, Gefühle, Verhalten) verstehbar und aus ihrer subjektiven Sicht stimmig, jedoch nicht die einzig möglichen Reaktionsmuster sind (Bohus, 2011, Linehan, 1996a). Validierung bewirkt bei der Klientin ein weniger simplifizierendes Verständnis ihrer eigenen Emotionen sowie mehr Akzeptanz ihnen gegenüber und hilft ihr, aus dem Teufelskreis der Selbst-Invalidierung herauszukommen (Glasenapp, 2013). Bei den Validierungsstrategien werden sechs Stufen unterschieden (Bohus, 2002):

1. Aufmerksamkeit: aktives Zuhören, interessiert sein
2. genaue Reflexion: vermitteln, dass das Gesagte verstanden wurde
3. Artikulation von Nichtverbalisiertem: Ansprechen von nicht ausgedrückten Emotionen, Gedanken, Verhaltensweisen
4. Validierung im Sinne vergangener Lernerfahrungen: das Erleben und Verhalten der Klientin ist vor dem Hintergrund der Biographie verständlich

5. Validierung im Sinne des gegenwärtigen Schemas: das Erleben und Verhalten der Klientin ist aufgrund aktivierter Grundannahmen nachvollziehbar
6. radikale Echtheit: die Klientin wird als erwachsene, ressourcenreiche Person mit gleichem Status behandelt

Empathisches Verstehen beschreibt nach Sachse (2011) einen psychischen Prozess, bei dem der Therapeut versucht, die Gedanken, Verhaltensweisen und Empfindungen seiner Klientin aus deren Perspektive und Voraussetzungen heraus zu erkennen, zu verstehen und nachzuvollziehen. Er versucht, sich in das innere Bezugssystem der Klientin einzufühlen und ihr sein Verstehen mitzuteilen. Dabei wird die Sichtweise der Klientin nachvollzogen, ohne diese zu bestätigen. Hierzu stehen dem Therapeuten Interventionen des sogenannten synthetischen Modus (Paraphrasen, Verbalisierungen und Explizierungen) zur Verfügung. Durch das empathische Verstehen signalisiert der Therapeut der Klientin,

- dass er ihr aufmerksam zuhört,
- dass er ihre Inhalte und damit sie ernst und wichtig nimmt,
- dass er sich für ihre Inhalte und für sie interessiert,
- aber auch, dass sie verstehbar ist (Sachse, 2016a).

Betrachtet man die beiden Konzepte Validieren und empathisches Verstehen, fällt auf, dass es gewisse Gemeinsamkeiten gibt. Während das Erleben der Klientin nachzuvollziehen Teil des empathischen Verstehens ist, beinhaltet die Definition des Validierens der Emotionen und Bedürfnisse von Lammers (2011; 2015), dass eben diese Emotionen und Bedürfnisse als nachvollziehbar und im Rahmen des individuellen Werdegangs und Erlebens als berechtigt herausgestellt werden. Zudem beinhalten die Stufen der Validierung, dass der Therapeut Paraphrasen, Verbalisierungen und Explizierungen einsetzt. Passend dazu, dass es gewisse Überlappungen zwischen den beiden Konzepten gibt, verhilft der Therapeut (im Rahmen des *limited reparenting*) nach Young et al. (2003) der Klientin durch ein empathisches und validierendes Verstehen zu einem akzeptierenden, aber auch veränderungsorientierten Umgang mit sich selbst. Auch der Aspekt des Interessiertseins findet sich in beiden Konzepten.

Über das empathische Verstehen hinaus beinhaltet das Validieren aber auch noch Aspekte anderer Basisvariablen wie der Akzeptanz oder Wertschätzung. So beschreibt Lammers (2011; 2015) das Validieren als Wertschätzung des Erlebens und Handelns der Patienten aus einem tieferen Verständnis der Bedingungsfaktoren seiner Entwicklung. Normen und Werte des Therapeuten werden dabei zurückgestellt.

Unabhängig davon, wie groß die Unterschiede zwischen den verschiedenen Variablen sind, herrscht weitgehend Einigkeit darüber, dass empathisches Verstehen, Wertschätzung und Validierung wichtige Faktoren der Beziehungsgestaltung darstellen. Dies gilt aufgrund der starken Invalidierungserfahrungen in der Biographie gerade für die Borderline-Persönlichkeitsstörung.

8.2 Komplementarität zur Motivebene

Wir teilen die Haltung von Caspar und Berger (2011), wonach Therapeutenvariablen nach Rogers bei der Borderline-Persönlichkeitsstörung nicht ausreichen, sondern dass darüber hinaus eine motivorientierte Beziehungsgestaltung notwendig ist. Diese dient zwar nicht dazu, die Probleme der Klientin zu lösen (dies ist Ziel der inhaltlichen Interventionen), sie schafft jedoch die Voraussetzungen für das inhaltliche Vorgehen. Über die beschriebenen Basisvariablen hinaus wäre dann zur Etablierung einer therapeutischen Allianz wichtig, dass sich der Therapeut komplementär, also motivbefriedigend, zum jeweils aktualisierten Beziehungsmotiv verhält.

Während Bohus (2011) davon ausgeht, dass eine komplementäre Beziehungsgestaltung aufgrund der widersprüchlichen, schlecht relativierbaren Grundannahmen von Borderline-Patientinnen und dem damit verbundenen Nähe-Distanzkonflikt in der Regel nicht zu einer Stabilisierung, sondern zu starken Schwankungen führt, finden Kramer et al. (2011, 2014), dass sich eine motivorientierte Beziehungsgestaltung bei Borderline-Klientinnen förderlich auf die therapeutische Beziehung auswirkt.

8.2.1 Komplementarität zu den sechs Beziehungsmotiven und zu dem jeweils aktivierten Modus

Da bei Klientinnen mit Borderline-Persönlichkeitsstörung alle sechs Beziehungsmotive frustriert sein können und diese abwechselnd im Therapieprozess im Vordergrund stehen, ist es für den Beziehungsaufbau wichtig, dass sich der Therapeut flexibel komplementär zu dem jeweils aktivierten Motiv verhält.

Bei der Komplementarität zum jeweils aktualisierten Beziehungsmotiv hat der Therapeut zwei Möglichkeiten. Zum einen kann er ein Verhalten realisieren, dass das Motiv der Klientin trifft, es so befriedigt und langfristig in der Motivhierarchie sinken lässt. Zum zweiten kann der Therapeut explizite Beziehungsbotschaften in Hinblick auf das Motiv senden. In Tabelle 12 sind für jedes Motiv Verhalten und explizite Botschaften aufgeführt. Um zu vermeiden, unglaubwürdig zu werden, ist es wichtig, dass das Verhalten des Therapeuten immer zu den expliziten Beziehungsbotschaften passt. Tut er dies nicht, verliert er Vertrauen der Klientin.

Als Beispiel hierfür berichtete eine Kollegin von einer Klientin mit Borderline-Persönlichkeitsstörung, die u.a. ein ausgeprägtes Autonomiemotiv hatte. Zu Beginn der Therapie realisierte die Therapeutin dementsprechend viel Autonomie-Komplementarität. Dies bewirkte eine Zunahme des Beziehungskredits und die Klientin wurde zunehmend bereit, an ihrem selbstverletzenden Verhalten zu arbeiten. Schließlich war sie auch bereit, ein Wochenprotokoll zu führen und mit der Therapeutin Verhaltensanalysen durchzuführen. Nach einiger Zeit kam die Klientin latent ärgerlich in die Sitzung und sagte, dass eine Selbstverletzung stattgefunden habe, sie aber nicht darüber reden wolle. Die Therapeutin machte das Angebot, dass die Klientin darüber sprechen könne, dass sie aber in der Therapie nichts muss und selber entscheide, was Inhalt der Sitzung sein soll (Komplementäre explizite Botschaft an das Autonomiemotiv). Da die Therapeutin stark auf inhaltliche Arbeit eingestellt war, drängte sie die Klientin danach jedoch immer wieder, die Selbstverletzung doch zum Thema zu machen (das Gegenteil von Autonomiegewährung). Dies führte dazu, dass die Klientin immer reaktanter wurde. Rückblickend war sich die Therapeutin sicher, dass die Klientin, wenn sie ihr wirklich die Entscheidung überlassen hätte, mit größerer Wahrscheinlichkeit die Selbstverletzung zum Thema gemacht hätte bzw. überhaupt inhaltliche Arbeit möglich gewesen wäre.

Tabelle 12: Die sechs Beziehungsmotive mit den entsprechenden komplementären Verhaltensweisen und expliziten Beziehungsbotschaften

Motiv	Komplementäres Verhalten	Explizite Beziehungsbotschaft
Anerkennung	nicht bewerten, akzeptieren und respektieren, nicht defizitär definieren, Ressourcen anerkennen, Fähigkeiten, Wissen, Leistungen, bisherige Erfolge wahrnehmen	Ich finde Sie ok. Ich bewerte nichts. Sie müssen nichts tun oder leisten, ich mag Sie einfach so.
Wichtigkeit	wichtig und ernst nehmen, Interesse signalisieren (zugewandt, aufmerksam, nachfragen), Verständnis signalisieren Vermeiden, im Gespräch abgelenkt zu sein	Ich nehme Sie ernst. Ich nehme Sie wichtig. Ich interessiere mich für Sie. Mir ist wichtig, Sie zu verstehen.
Solidarität	der Klientin helfen, ihre Probleme zu lösen und besser zurecht zu kommen, da sein (nicht genervt sein), wenn es der Klientin schlecht geht, keine Aufträge von Dritten annehmen	Ich möchte Sie unterstützen. Ich bin für Sie da (wenn es Ihnen schlecht geht).
Verlässlichkeit	die therapeutische Beziehung nicht in Frage stellen, anrufen, wenn Termine ausfallen, aushalten (nicht ärgerlich sein), wenn die Klientin ärgerlich o. ä. ist	Ich werde Sie nicht wegschicken, egal was Sie machen oder sagen. Ich bleibe bei Ihnen.
Autonomie	Transparenz: Erklären, was der Therapeut wann und warum tut. keinen Druck ausüben, die Klientin nicht definieren die Klientin bestimmen lassen, ihr Kontrolle geben,	Ich möchte/werde nicht für oder über Sie bestimmen. Ich möchte/werde Sie nicht einschränken. Sie entscheiden, worum es geht und was Sie tun. Sie sagen, wie es ist.

Tabelle 12: Fortsetzung

Motiv	Komplementäres Verhalten	Explizite Beziehungsbotschaft
	Interventionen widerspruchsermöglichend und als Angebote formulieren, die Klientin ihre eigenen Entscheidungen treffen lassen	
Grenzen	Grenzen respektieren, nicht zu tiefgehende Interventionen machen, bei zu weit gehender Frage des Therapeuten, sich entschuldigen	Ihre Grenzen sind mir wichtig. Ich möchte/werde Ihre Grenzen nicht überschreiten. Sie dürfen jeder Zeit „Stop" sagen und ich halte mich dran.

Der Therapeut benötigt bei der Komplementarität zum jeweils aktivierten Modus eine gute Verarbeitungskapazität, da es erforderlich ist, richtig zu erkennen, welches Beziehungsmotiv bei der Klientin gerade handlungswirksam ist, damit das Therapeutenverhalten hierauf ausgerichtet werden kann. Dies impliziert, dass der Therapeut sehr flexibel sein sollte. Er muss, wenn die Klientin in einen anderen Modus wechselt, sein Verhalten anpassen, denn die Komplementarität zu dem einen Motiv kann beziehungsschädigend bei einem anderen sein. Für ein Autonomiemotiv ist die explizite Botschaft (verbunden mit dem entsprechenden Verhalten) „Sie entscheiden hier. Ich mache lediglich Vorschläge" motivbefriedigend. Für ein Solidaritätsmotiv kann es eher frustrierend sein, da der Eindruck entstehen kann, dass der Therapeut nicht genug tut, um die Klientin zu unterstützen.

Es hat sich als günstig erwiesen, wenn der Therapeut grundsätzlich Basisvariablen realisiert und erst, wenn er ein Motiv entdeckt, spezifische Komplementarität realisiert. Tut er dies zu früh bzw. zu lange, kann es sein, dass bei dem Klienten bereits ein anderes Motiv aktiv ist. Dann kann die spezifische Komplementarität zu dem falschen Motiv den Klienten triggern und Beziehungskredit abbuchen. Der Therapeut muss im Prozess also ständig überprüfen, welches Motiv bei der Klientin gerade angeregt ist.

Eine Borderline-Klientin einer Kollegin erzählte z. B. in einer Therapiesitzung am Anfang der Therapie von den Ereignissen aus der Ergotherapie. Hier gab es einige Schwierigkeiten mit Mitpatientinnen. Während der Schilderung des Konflikts geht die Klientin etwas vom Thema weg und berichtet von dem Projekt, dass sie gerade in der Ergotherapie bearbeitet, dass es gut vorangeht, dass es anspruchsvoll ist und dass es ihr gut gelingt. Da die Therapeutin vermutet, dass durch die Schilderungen des Konflikts das negative Selbstkonzept der Klientin aktiviert und das Anerkennungsmotiv angeregt wurde, geht sie darauf ein, dass die Klientin sich in der Ergotherapie viel Mühe gibt und dass ihr auch schwierige Projekte gut gelingen. Sie fokussiert eine Zeitlang auf die positiven Fähigkeiten, welche die Klientin haben muss, damit das so gut funktioniert (Anerkennungskomplementarität). Zuerst reagiert die Klientin positiv und zugewandt auf das Beziehungsverhalten der Therapeutin. Nach einiger Zeit wird sie jedoch zunehmend kurz angebundener, widerspricht Dingen, denen sie vorher zugestimmt hat („Ich gebe mir eigentlich keine Mühe", „Gut laufen ist aber auch relativ"), und macht Kommentare, die auf Ärger hindeuten („Sie müssen ja wissen, wie es ist"). Erst als die Therapeutin erkennt, dass nun das Autonomiemotiv der Klientin aktiviert ist und sie mit dem Fokussieren der Dinge, die gut laufen, zurückhaltender wird und Botschaften sendet wie „Sie sagen/definieren, wie es ist" und „Ich will nicht über sie bestimmen" wird die Klientin wieder zugewandter.

Die Beziehungsgestaltung des Therapeuten sollte auf das jeweils im Prozess aktualisierte Motiv zugeschnitten werden. Um glaubwürdig zu sein, ist darauf zu achten, dass die explizite Beziehungsbotschaft mit dem komplementären Verhalten korrespondiert.

8.2.2 Kombinierte Komplementarität

In manchen Fällen liegen die verschiedenen Modi und damit verbundenen Motive der Klientin so nah zusammen, dass die Komplementarität zu dem einen Motiv, direkt die Schemata des anderen Motivs triggern. Dann muss der Therapeut gleichzeitig zu zwei Motiven komplementär sein. Hierzu ist es hilfreich, *Doppelbotschaften* zu formulieren, also Botschaften, die beide Motive gleichzeitig ansprechen.

Es gibt einige Motiv-Kombinationen, die eine höhere Wahrscheinlichkeit haben, solche Doppelbotschaften nötig zu machen. Gerade Nähe- und Distanzmotive stehen in diesem Kontext in einem gewissen Spannungsfeld.

Im Folgenden einige Beispiele zur Kombination von *Autonomie-* und Nähemotiv-Komplementarität:

- Anerkennung: „Bitte korrigieren Sie mich, wenn ich falsch liege, denn Sie wissen ja, dass Sie hier bestimmen, wie die Dinge sind, aber es wirkt, als hätten Sie das gut hinbekommen."
- Wichtigkeit: „Wenn Sie das möchten, würde ich Sie gerne sehr ernst, wichtig nehmen."
- Verlässlichkeit: „Sie entscheiden, was hier wie läuft und ob Sie zur Therapie kommen oder nicht. Von meiner Seite steht in jedem Fall, dass ich Ihnen mein Therapieangebot zur Verfügung stelle."
- Solidarität: „Wenn Sie wollen, bin ich für Sie da/unterstütze ich Sie."

Für die Kombination von *Grenzen-* und Nähemotiv-Komplementarität gäbe es folgende Möglichkeiten:

- Anerkennung: „Wenn Ihnen das zu weit geht, sagen Sie mir bitte Bescheid, denn Ihre Grenzen sind mit sehr wichtig, aber es wirkt, als hätten Sie das gut hinbekommen."
- Wichtigkeit: „Ich möchte Ihnen nicht zu nahe kommen, aber wenn es für Sie passt, würde ich sie gerne ernst und wichtig nehmen/würde ich das gerne genauer verstehen."
- Verlässlichkeit: „Mein Angebot, für Sie da zu sein, steht und Sie können einfach für sich schauen, in wie weit Sie dieses nutzen wollen."

- Solidarität: „Ich unterstütze Sie gerne, Sie behalten aber die ganze Zeit die Kontrolle darüber, wie weit diese Unterstützung gehen soll."

In manchen Fällen muss auch die Komplementarität zu zwei Nähemotiven gleichzeitig realisiert werden, weil ein Spannungsfeld zwischen zwei Modi besteht. Gerade für das *Anerkennungs*motiv kann das relevant sein:

- Wichtigkeit: „Ich sehe, dass es Ihnen im Moment gar nicht gut geht. Es ist aber beeindruckend, wie gut Sie das trotz allem noch hinbekommen."
- Solidarität: „Ich sehe, dass Sie viel können und im Griff haben. Aber zusätzliche Unterstützung ist ja trotzdem für jeden Menschen schön. Und diese möchte ich Ihnen gerne anbieten."
- Verlässlichkeit: „Ich weiß, dass Sie unabhängig und selbständig sind und möglicherweise keinen anderen brauchen, trotzdem ist es mir wichtig Ihnen zu sagen, dass mein Angebot, für Sie da zu sein, steht."

Wahrscheinlich bucht eine Doppelbotschaft weniger Beziehungskredit auf als eine passende Botschaft zu einem Motiv. Wenn allerdings durch eine einzelne Botschaft ein Anteil der Klientin getriggert wird und entsprechend gar kein Beziehungskredit geschaffen wird, ist es die bessere Alternative. Es führt dann aber dazu, dass der Beziehungsaufbau länger dauert.

Liegen bei einer Klientin bestimmte Modi sehr nahe beieinander, kann der Therapeut mit Hilfe von Doppelbotschaften die expliziten Beziehungsbotschaften an die Motive kombinieren und so negative Effekte vermeiden.

8.2.3 Weitere Aspekte bei der Beziehungsgestaltung mit Klientinnen mit Borderline-Persönlichkeitsstörung

Es gibt einen weiteren, speziellen Aspekt in der Beziehung zu Borderline-Klientinnen: Es kann für eine Klientin wichtig sein, dass sich der Therapeut nicht ärgert. Ärger bedeutet, dass der Therapeut seine akzeptierende Haltung gegenüber der Klientin verliert und das Verhalten der Klientin negativ beurteilt. Für Klientinnen mit Borderline-Persönlichkeitsstörung ist es jedoch häufig schwer, zwischen der Abwertung ihres Verhaltens und der Ablehnung ihrer Person zu unterscheiden. Der Grund hierfür liegt in den starken negativen Schemata. Bezüglich der eigenen Person halten sie sich selber für ablehnungswürdig, Beziehungen erleben sie als bedrohlich, u. a. weil man in ihnen massiv abgewertet und bloßgestellt werden kann, und dadurch wird Ablehnung für sie wahrscheinlich. Ablehnung und Abwertung sind damit mit der Bestätigung des eigenen negativen Selbstkonzeptes und dadurch mit extrem negativen Gefühlen verbunden. Hinzu kommt, dass Abwertung aufgrund der im Schema komprimierten Erfahrungen teilweise mit der Erwartung von und Angst vor heftiger Bestrafung verbunden ist. Um sich zu schützen, achten die Klientinnen bei Interaktionspartnern genau auf Anzeichen von Ablehnung wie z. B. Ärger. Durch das kleinste Zeichen von Ablehnung bzw. Ärger oder wenn ein Therapeut sogar explizit sagt, dass er sich ärgert, können sich die Klientinnen dann bedroht und als Person komplett abgelehnt fühlen. Es gibt Klientinnen, die daraufhin die Therapie beenden. Das sind wahrscheinlich auch die Klientinnen, deren Beziehungstests u. a. darin bestehen, zu prüfen, ob Therapeuten „ärgerlich gemacht" werden können.

Das heißt nicht, dass Therapeuten jedes Verhalten der Klientinnen mit Borderline-Persönlichkeitsstörung hinnehmen müssen. Dass Grenzen gesetzt und therapeutische Regeln verbindlich gemacht werden, ist für die Klientinnen wichtig. Aber der Therapeut sollte, um das zu tun, nicht ärgerlich sein müssen.

Zu einem Zeitpunkt, an dem die therapeutische Beziehung tragfähig ist, kann und sollte der Therapeut die Klientin auch darauf hinweisen, dass ihr Verhalten bei anderen Ärger auslösen kann und sie deshalb Kosten hat (z. B. Streit, Beziehungsabbrüche). Aber auch hierzu ist der Ärger des Therapeuten nicht notwendig und kann, wenn er auftritt, den Fokus der Klientin von der inhaltlichen Konfrontation ablenken hin zur therapeutischen Beziehung, die für die Klientin dann in Frage steht.

Natürlich ist es ein hoher (und möglicherweise nicht zu erfüllender) Anspruch an den Therapeuten, gerade bei Klientinnen mit einer ausgeprägten Beziehungsstörung, sich niemals zu ärgern. Wir sehen die Empfehlung, sich nicht zu ärgern, eher als Ziel, das möglicherweise nie vollständig zu erreichen ist, dem Therapeuten aber helfen kann, in Situationen, in denen er Ärger bei sich spürt, diesen als für die Klientin schwierig zu erkennen und eigene Anteile in den Fokus zu nehmen und den Ärgerimpulsen nicht zu folgen. Auch Steinert et al. (2014) betonen, dass eigene Emotionen nicht unkontrolliert zugelassen werden sollten, sondern dass eine Reflektion eigener Anteile und antizipatorischer Überlegungen der Auswirkungen notwendig ist.

Tritt Ärger beim Therapeuten auf, befindet sich dieser in einer therapeutisch schwierigen Situation. Schließlich fordern schon die Basisvariablen gleichzeitig authentisch und akzeptierend zu sein. Unter den oben angestellten Überlegungen und der gleichzeitigen Notwendigkeit, authentisch zu sein, kann es sinnvoll sein, dass der Therapeut eine situationsangemessene, allerdings in ihrem Ausmaß kontrollierte emotionale Reaktion zeigt (Steinert et al., 2014). Wenn wir davon ausgehen, dass die Klientin Schwierigkeiten mit Ärger hat, sagen wir ihr, dass bei uns innerlich gerade etwas passiert und erklären, dass das mit uns zu tun hat und dass wir das für uns klären und dass die Klientin nichts zu befürchten hat.

Es gibt einen weiteren Aspekt in der Beziehungsgestaltung mit manchen Borderline-Klientinnen, der schwer zu beschreiben ist. Es scheint in der Beziehung manchmal Situationen zu geben, in denen der Therapeut weder auf der Inhalts- noch auf der Beziehungsebene etwas machen kann, um die Situation in und auch außerhalb der Therapie zu verbessern. Egal, was er versucht, es hat keinen Effekt. Dies kann über mehrere Sitzungen gehen. Unserer Erfahrung nach ist es wichtig, diese Situationen gemeinsam mit der Klientin auszuhalten, keinen Druck auszuüben, nicht zu kritisieren, sondern vorsichtig, zugewandt und unterstützend zu bleiben. Hierdurch kann die Klientin viele positive Beziehungserfahrungen machen:

- der Therapeut ist verlässlich an der Seite der Klientin und unterstützt sie,
- der Therapeut wird nicht abwertend und die Klientin verliert für ihn nicht an Bedeutung,
- der Therapeut kann die Klientin aushalten.

Gerade, dass sie aushaltbar ist, kann für die Klientin ein wichtiger Aspekt sein. Bestehen bei der Klientin aufgrund ihrer Schemata diesbezüglich Zweifel, kann gerade nach einer Phase, in der sich die Beziehung gebessert hat und der Therapeut der Klientin dadurch näher kommt, diese Erfahrung der Klientin den nächsten Schritt ermöglichen und die therapeutische Beziehung weiter intensivieren. Auf eine solche Phase, in der „gar nichts geht", kann deshalb eine produktivere Therapiephase folgen.

Für einige Klientinnen ist es wichtig, dass sich der Therapeut nicht ärgert. Der Therapeut kann trotzdem Grenzen setzen und auf Regeleinhaltung bestehen.

Manchmal ist es wichtig, einer Klientin zu vermitteln, dass sie aushaltbar ist.

8.3 Nicht-Komplementarität zur Spielebene

Der Therapeut sollte sich so weit wie möglich nicht komplementär zu den intransparenten Strategien der Klientin verhalten, da dies zwei negative Konsequenzen hat. Einerseits stabilisiert komplementäres Verhalten zur Spielebene das System der Klientin und vermindert dadurch die Änderungsmotivation. Andererseits ist das Verhalten auf Spielebene nicht zu sättigen. Das heißt wenn der Therapeut hierauf eingeht, macht die Klientin nur mehr desselben. Nach einiger Zeit kann der Therapeut dann das Gefühl bekommen, dass er sich anstrengen kann, wie er will, dass es aber nie genug ist. Und das stimmt auch: Auf Spielebene bekommen Klientinnen nie genug, weil die Motive unbefriedigt bleiben. Häufig löst dies bei Therapeuten Ärger aus, was in der Beziehung zu Borderline-Klientinnen wie dargestellt ungünstig ist und zu Beziehungsabbrüchen führen kann.

Da das Einfordern von Sonderregeln Teil der Spielebene ist, ist es wichtig, dass die Regeln, die für die Therapie gelten, klar sind und dass sich Therapeut und Klientin daran halten. Der Therapeut kann der Klientin den Sinn der Regeln erklären, die Regeln sind aber nicht zu diskutieren. Wenn die Klientin Schwierigkeiten hat, sich an die Regel zu halten, kann der Therapeut hierfür Verständnis äußern, der Klientin Hilfe anbieten, mit ihr klären, was es so schwer macht, sich an die Regel zu halten, und mit ihr erarbeiten, wie es ihr gelingen kann, sich an die Regel zu halten. Die Regel sollte aber beibehalten werden. Dies setzt natürlich voraus, dass die Regel sinnvoll, d. h. therapeutisch begründet, ist. Regeln sollten nicht aufgrund der Vorliebe des Therapeuten für das Setzen von Regeln eingeführt und durchgesetzt werden, sondern weil sie für den erfolgreichen Ablauf der Therapie notwendig sind.

Wegen der dargestellten negativen Folgen ist es sinnvoll, sich grundsätzlich nicht komplementär zur Spielebene zu verhalten. Es gibt jedoch zwei Fälle, in denen der Therapeut über eine Komplementarität zur Spielebene nachdenken kann.

Zum einen kann das Verhalten der Klientin auf Spielebene zu Therapiebeginn verhindern, dass der Therapeut eine Komplementarität zur Motivebene wirksam umsetzen kann. Dies ist beim Anerkennungsmotiv (d.h. die Klientin will als Person gemocht werden) der Fall, wenn die Klientin stark ihre Kompetenzen betont. Dann kann es notwendig sein, dass der Therapeut betont, dass er die Kompetenzen der Klientin sieht und schätzt (= Komplementarität zur Spielebene). Die Botschaft „Ich mag Sie als Person, auch wenn Sie keine Kompetenzen hätten" ist langfristig zusätzlich wichtig, wird die Klientin zu Beginn aber nicht überzeugen („Sie kennen mich als Person doch noch gar nicht").

Zum anderen kann es sein, dass die Klientin mit einer vollständigen Frustration der Spielebene nicht umgehen kann und es dadurch häufig zu Beziehungskrisen kommt. Manche Klientinnen mit einem starken Wichtigkeitsmotiv sind z.B. sehr empfindlich, wenn der Therapeut auf die Uhr schaut. Hier könnte der Therapeut anbieten, einen Wecker zu stellen, der kurz vor Ende der Sitzung klingelt. Damit kommt er der Klientin entgegen, er schaut nicht mehr auf die Uhr (= Komplementarität zur Spielebene). Er stellt aber trotzdem sicher, dass er weiß, wann die Sitzung beendet ist. Zusätzlich sollte er sich komplementär zum Wichtigkeitsmotiv verhalten.

Wenn es dem Therapeuten notwendig erscheint, komplementär zur Spielebene zu sein, dann sollte der Therapeut bestimmte Punkte dabei beachten: Komplementarität zur Spielebene sollte

- eine bewusste Entscheidung sein,
- nur so kurz und eingeschränkt wie möglich sein,
- nur dann stattfinden, wenn es für den Therapieprozess nicht schädlich ist.

Wenn eine Komplementarität zur Spielebene heißen würde, einen dieser drei Punkte, v.a. den letzten, nicht einzuhalten, sollte der Therapeut es nicht tun, auch dann nicht, wenn die Therapie von der Klientin beendet wird. Dies könnte z.B. der Fall sein, wenn die Klientin auf der Bestätigung eines Opfer-Spiels besteht (s. Kapitel 8.4).

Diese allgemeinen Empfehlungen folgen aus dem *Modell der doppelten Handlungsregulation* und könnten den Eindruck eines sehr strengen Therapeuten vermitteln. Dies ist aber nicht gemeint. Insgesamt würden wir eine offene Haltung empfehlen mit der grundsätzlichen Bereitschaft, der Klientin entgegenzukommen und mit ihr gemeinsam zu erarbeiten, wie ein für sie günstiges Unterstützungsangebot aussehen kann. Kommt eine Klientin mit bestimmten Forderungen an den Therapeuten in die Therapie, prüft dieser für sich, ob er der Klientin ein Angebot machen und wie dieses Angebot aussehen kann. In diesem Abwägungsprozess spielen auch die persönlichen Grenzen des Therapeuten eine Rolle. Ein typischer Aspekt, den der Therapeut für sich prüfen muss, ist die Frage nach Kontakten zwischen den Sitzungen. Therapeuten unterscheiden sich stark in der Bereitschaft, für die Klientin erreichbar zu sein. Das Kontinuum reicht von „jeder Zeit per Mail und Telefon erreichbar sein" bis zu „keine Kontakte außerhalb der Sitzungen". Dazwischen gibt es verschiedene Varianten wie z.B. Telefonsprechstunden oder einen extra Telefontermin. Da einige Klientinnen sehr bedürftig sind, können sie von zusätzlichen Kontakten durchaus profitieren. Der Therapeut sollte jedoch nur ein grundsätzliches Angebot machen, dass er auch aufrechterhalten kann ohne sich zu ärgern oder ohne ein Burn out zu entwickeln. Neben den persönlichen Grenzen des Therapeuten spielt die Einschätzung eine Rolle, wie bedürftig die Klientin ist und wie die Klientin mit dem Angebot umgeht. In Bezug auf die (authentische) Bedürftigkeit kann es für die therapeutische Beziehung förderlich und für die Klientin eine korrektive Erfahrung sein, wenn sich der Therapeut um sie kümmert. Wenn der Therapeut durch sein Angebot allerdings die Forderungen auf Spielebene aktiviert, kann die Schwierigkeit entstehen, dass sich die Klientin zunehmend darauf konzentriert, was sie noch alles vom Therapeuten bekommen kann und auch zunehmend entsprechende Strategien einsetzt.

Eine Lösung für dieses Dilemma (falls die Beziehung schon tragfähig genug dafür ist) kann es sein, dies mit der Klientin zu besprechen und ihr deutlich zu machen, dass man sie gern unterstützen möchte, dass jedoch die Sorge besteht, dass dann eine Seite der Klientin die Kontrolle übernimmt, die immer das Gefühl hat, zu kurz zu kommen und mit aller Kraft versucht, mehr zu erhalten, trotzdem aber nie zufrieden ist. Eine Klientin bestätigte, dass sie das von sich in Beziehungen und vor allem in therapeutischen Beziehungen kenne und dass sie den Eindruck habe, dass sie dann wie angefixt sei, sich bei ihr alles darum drehe mehr zu bekommen und sie sich nicht mehr auf die Therapie konzentrieren kann. In dem Fall kann mit der Klientin besprochen werden, was in der Therapie günstig ist und was schwierig werden kann und an welcher Stelle die Klientin zwar vom Therapeuten (auf Spielebene) frustriert wird, dies aber der optimalen Unterstützung dient.

Wenn die Klientin (noch) keine Bereitschaft hat, mit dem Therapeuten über ihre anspruchsvollen Teile zu sprechen, muss der Therapeut die Entscheidung abwägen und die Klientin ohne Klärung an bestimmten Stellen frustrieren. Diese Frustration kann dann durch viel motivbefriedigende Beziehungsgestaltung abgemildert werden.

In beiden Fällen kann es notwendig sein, sich als Therapeut mit dem bei der Klientin entstehenden Ärger auseinanderzusetzen.

Als Fazit zur Nicht-Komplementarität zur Spielebene gilt:

- Es ist ungünstig, unreflektiert und langfristig den (impliziten) Forderungen auf Spielebene nachzugeben und sich durch die Strategien zu Handlungen „zwingen" zu lassen.
- Der Therapeut sollte auch nicht unreflektiert streng sein, sondern prüfen, an welchen Stellen er der Klientin ohne Schaden entgegenkommen kann.

8.4 Umgang mit Images und Appellen

Liegen bei einer Klientin ein Beziehungsproblem und eine Spielebene vor, ist der Therapeut damit und mit den hierauf befindlichen Images und Appellen konfrontiert. Wenn er sich hierzu nicht komplementär verhalten darf, muss er in anderer Form damit umgehen (Sachse et al., 2012).

Der erste wichtige Schritt ist, dass sich der Therapeut klarmacht, dass die Klientin gerade nicht primär inhaltlich arbeitet, sondern auf die Beziehung zum Therapeuten fokussiert ist. Das heißt, sie verarbeitet und kommuniziert nicht auf Inhaltsebene, sondern auf Beziehungsebene. Daraus folgt, dass der Therapeut seinerseits besser auch primär Beziehungsbotschaften verarbeiten sollte, verbunden mit dem Bewusstsein, dass auch seine inhaltlichen Interventionen als Beziehungsbotschaft verstanden werden. Eine Empfehlung an die Klientin, sich in gewisser Weise zu verhalten, wird von dieser also nicht dahingehend aufgefasst, wie sie sich verhalten soll, sondern, je nach dominantem Modus, beispielsweise als Absichtserklärung, sich um die Klientin zu kümmern, als Versuch, ihr Problem schnell zu lösen und die Schwere ihrer Situation so nicht hinreichend zu würdigen oder gar als Autonomieeinschränkung.

Die grundsätzliche Empfehlung zum Umgang mit Images und Appellen ist, sie explizit zu machen und sie damit inhaltlich aufzugreifen. Damit macht der Therapeut deutlich, dass er die Images und Appelle verstanden hat. Dies ist die Voraussetzung dafür, dass die Klientin aufhören kann, sie zu vermitteln, da sie weiß, sie sind schon angekommen. Wichtig beim Explizitmachen ist, dass sich der Therapeut überlegen muss, welches Image er bestätigen kann, ohne damit den Therapieprozess zu schädigen und welche er besser umformuliert oder ganz ignoriert. Dasselbe gilt für Appelle. Es gibt Appelle, denen der Therapeut folgen kann, und es gibt andere, deren Befolgen den Prozess blockiert.

Um dies zu verdeutlichen, folgen einige Beispiele.

Das Image „Ich bin schwer belastet“ kann der Therapeut bestätigen, da es den Klientinnen in der Regel sehr schlecht geht. Er kann Formulierungen wählen wie: „Ihnen geht es schlecht“, „Es ist sehr schlimm“, „Sie sind sehr belastet“.

Ein Image, das der Therapeut nicht bestätigen kann, wäre „Ich bin hilflos“. Wenn der Therapeut der Klientin sagen würde „Ja, Sie sind völlig hilflos“, wären sich beide einig, dass die Klientin in der Therapie nicht mehr arbeiten muss und der Prozess wäre gestört. Der Therapeut kann dieses Problem umgehen, indem er sagt „Sie *haben den Eindruck*, völlig hilflos zu sein“ oder „Sie *fühlen sich* völlig hilflos“. Hierdurch macht er deutlich, dass er versteht, was die Klientin sagen will, dass dies aber die Konstruktion, also das subjektive Erleben, der Klientin ist, und nicht die Realität. Manchmal ist es sinnvoll, noch eine Aussage hinzuzufügen. In diesem Fall „Meine Erfahrung ist: Wenn man sich in der Therapie die Situation noch einmal neu anschaut, findet man eine Lösung“.

Bei Appellen gibt es ebenfalls unterschiedliche Varianten. Es gibt Appelle, denen kann der Therapeut folgen, da sie den Prozess nicht behindern, sondern eigentlich therapeutisch sind, wie der Appell „Verstehe mich“. Der Therapeut kann sich bemühen, die Klientin zu verstehen, da dies zur Therapie gehört. Zusätzlich hat der Therapeut die Möglichkeit, eine explizite Botschaft zu senden („Mir ist es wichtig, Sie zu verstehen“).

Es findet sich häufig der Appell, die Sichtweise der Klientin zu bestätigen bzw. sich mit der Klientin gegen andere zu solidarisieren. Dies kann z. B. durch folgende Äußerung kommuniziert werden: „Mein Mann ist scheiße und deshalb geht es mir schlecht (Image). Das sehen Sie doch genauso?! (Appell)“. Einem solchen Appell sollte der Therapeut nicht folgen. Wenn der Therapeut es doch tut, bestätigt er, dass die Klientin nichts tun muss/kann, da das Problem extern lokalisiert ist. Eigentlich muss der Mann in Therapie! Eine Möglichkeit damit umzugehen, ist auf den Imageteil der Äußerung zu fokussieren: „Ihnen geht es schlecht". Der Therapeut kann auch hier den Eindruck der Klientin in seine Intervention einbeziehen („Sie fühlen sich schlecht behandelt"). Da es um Solidarität geht, kann es an dieser Stelle sinnvoll sein, eine explizite Beziehungsbotschaft anzuschließen: „Ich möchte Sie gerne unterstützen, dass es Ihnen besser geht".

Eine dritte Appellvariante zeigt sich in solchen Appellen, denen der Therapeut teilweise folgen kann („Übernehmen Sie Verantwortung für mich"). Diesem Appell kann der Therapeut nicht vollständig folgen oder ihn bestätigen, da die Klientin, wenn der Therapeut ihr alle Verantwortung abnimmt, in der Therapie nicht mehr arbeiten muss. Außerdem wird sie vom Therapeuten abhängig. Gleichzeitig hat und übernimmt ein Therapeut für den Therapieprozess einen Teil der Verantwortung und das kann er der Klientin auch sagen: „Ich übernehme meinen Teil der Verantwortung".

Insgesamt ist es unumgänglich, dass der Therapeut die Images und Appelle hört und analysiert und jeweils entscheidet, wie er mit den einzelnen Komponenten umgehen kann und will.

Hinter den Spielen, Images und Appellen liegen jeweils bestimmte Beziehungsmotive, die das Verhalten energetisieren. Zu einem bestimmten Modus der Klientin können also neben dem Motiv bestimmte Komponenten der Spielebene gehören. Da das dominante Motiv im Therapieprozess wechselt, ist der Therapeut auch mit wechselnden Strategien konfrontiert. Hierfür gilt die gleiche Empfehlung wie für die Aktivierung verschiedener Motive im Prozess: aufmerksam sein und flexibel reagieren. Hilfreich ist also, sich nicht auf die Verbalisierung bestimmter Images festzulegen und dies eine ganze Sitzung über zu realisieren, sondern darauf zu achten, welches Image und welcher Appell zu einem bestimmten Zeitpunkt gesendet werden und gezielt darauf einzugehen.

Die Empfehlungen zum Umgang mit Images und Appellen lauten:

- Signalisiere, dass die Botschaft der Klientin und ihre Vorstellungen über das Verhalten des Gegenübers angekommen sind und verstanden wurden.
- Gehe dabei flexibel auf den jeweils im Prozess aktualisierten Modus der Klientin ein.
- Bestätige nichts, was dem Therapieprozess schaden würde.

Im folgenden Beispiel werden Aspekte der allgemeinen und komplementären Beziehungsgestaltung, die Nicht-Komplementarität zur Spielebene sowie der Umgang mit Images und Appellen verdeutlicht. Es handelt sich um eine Klientin, bei der alle sechs Beziehungsmotive frustriert sind.

Beispiel: Beziehungsgestaltung (Sitzung 3)		Kommentar:
T:	Frau A., haben Sie schon eine Idee, woran Sie denn heute arbeiten wollen?	Da die Therapeutin weiß, dass die Klientin autonomieeinschränkungsempfindlich ist, lässt sie diese entscheiden, worum es in der Sitzung gehen soll.
K:	Ich würde gerne über meine Arbeit in der Werkstatt sprechen. Das ist mal wieder richtig übel da.	

T:	Ok. Es läuft gerade nicht gut?	Eine Paraphrase gestaltet im Rahmen der Basisvariablen die Beziehung, ohne die Klientin zu triggern.
K:	Nee. Gar nicht! Ich kann schon seit Tagen nicht mehr schlafen. Immer muss ich daran denken. Das geht überhaupt nicht. Appetit hab ich auch keinen mehr. Und dann hab ich auch noch wieder Schneidedruck.	Hier stellt sich die Klientin und ihr Befinden dar: Ihr geht es schlecht. Dies geht auf das frustrierte Wichtigkeitsmotiv zurück.
T:	Ich höre, dass es Ihnen im Moment total schlecht geht. Und Sie sagen, auf ganz vielen Ebenen. Es scheint gerade richtig schlimm zu sein.	Die Therapeutin greift das Image auf. Damit ist sie gleichzeitig komplementär zum Wichtigkeitsmotiv.
K:	Ja total schlimm. Ich meine, ich bin ja niemand der sich hängen lässt, der jammert.	Die Klientin fühlt sich verstanden. Dadurch wird das Wichtigkeitsmotiv kurzfristig befriedigt und das Anerkennungsmotiv macht sich bemerkbar.
T:	Dass Sie sagen, Sie sind jemand der kämpft, auch wenn es gerade nicht gut läuft. Es geht Ihnen zwar schlecht, aber Sie versuchen, es hinzubekommen.	Die Therapeutin greift das Anerkennungs-Image auf, kombiniert die Komplementarität von Anerkennung und Wichtigkeit.
K:	Ja. Und das ist nicht leicht. Denn die in der Werkstatt … ich weiß gar nicht, wie ich das beschreiben soll …	
T:	Ja.	
K:	Mein Chef da, der will immer mehr. Der fordert und fordert. Der sollte ja Profi sein und wissen, wie man mit psychisch Kranken umgeht. Aber nichts da. Selbst auf dem ersten Arbeitsmarkt wäre das, was der verlangt, unerreichbar.	Die Klientin wertet ihren Chef ab, was beinhaltet, dass sie sich in einer Position sieht, diesen zu bewerten (Anerkennung) und macht gleichzeitig deutlich, dass auf der Arbeit der Chef das Problem ist und nicht sie (Anerkennung). Der verbundene Appell ist: Bestätige mich.
T:	Es scheint als gäbe es auf der Arbeit einige Aspekte, die Sie stören. Und einer davon ist Ihr Chef. Bei dem haben Sie den Eindruck, der verlangt Dinge, die überhaupt nicht zu schaffen sind?	Da eine Bestätigung ungünstig wäre, greift die Therapeutin den Aspekt im Rahmen einer Verbalisierung auf. Dies vermittelt der Klientin, dass ihre Sicht bei der Therapeutin angekommen ist und dass sie verstanden wird.
K:	Genau. Der meckert immer.	
T:	Ok. D. h. Sie fühlen sich von ihm kritisiert und es hört sich so an als würden Sie sagen: Die Kritik ist unangemessen.	Verbalisierung des Gefühls der Klientin. Da die Therapeutin auch an dieser Stelle die Sichtweise der Klientin nicht bestätigen möchte, wählt sie die Formulierungen „Sie fühlen sich …" und „Sie sagen".
K:	Ja. Total. Ich reiße mir echt den Arsch auf.	

T:	Dass Sie sagen, Sie geben sich echt Mühe und geben alles und Sie haben den Eindruck, der Chef sieht das gar nicht und würdigt das auch nicht hinreichend.	
K:	Würdigt nicht hinreichend?! Von dem hab ich noch nie ein Lob bekommen.	
T:	Ok. Dass Sie sich ärgern, weil Ihr Chef Sie nicht so häufig lobt wie Ihr Engagement das in Ihren Augen rechtfertigen würde?	Hier verbalisiert die Therapeutin, dass die Klientin Lob erwartet (Regelschema).
K:	Ja. Aber es ist ja nicht nur der Chef. Diese Zickerei von den anderen. Ich sag Ihnen mal, was da läuft.	Die Klientin bestätigt das, möchte dieser Spur inhaltlich aber noch nicht folgen. Da die Therapeutin in dieser frühen Therapiephase den Schwerpunkt auf die Beziehungsgestaltung legt, folgt sie dem Themenwechsel und signalisiert Interesse (Wichtigkeitskomplementarität).
T:	Gern. Erzählen Sie.	
K:	Also vorgestern. Da hab ich mir abends schon meine Arbeit für den nächsten Tag zurecht gelegt. Und da komme ich am nächsten Morgen und da hat die Katrin sich meine Sachen geschnappt. Und als ich die wieder haben wollte, hat die sich geweigert.	
T:	Dass Sie sich geärgert haben, dass die Ihre Arbeit macht?	Verbalisierung (Basisvariablen)
K:	Ja. Ohne zu fragen!	
T:	Dass Sie den Eindruck hatten, die mischt sich ungefragt in Ihre Angelegenheiten und übergeht Sie?	Verbalisierung der erlebten Autonomieeinschränkung bzw. Grenzüberschreitung
K:	Ja. Und dass beste kommt ja noch. Die ist dann in der Mittagspause zu den anderen gelaufen und hat allen erzählt, ich wäre nicht normal. Sie hätte nur helfen wollen und ich wäre wie eine Furie.	Die Klientin bestätigt dies, bleibt aber nicht bei dem Thema. Ihr ist wichtig, deutlich zu machen, dass sich die Kollegin falsch verhält und sie schlecht behandelt (Anerkennung und Solidarität).
T:	Ok. Da haben Sie sich noch mieser behandelt gefühlt.	Die Therapeutin verbalisiert das Image.
K:	Genau.	
T:	Möchten Sie erzählen, wie das zwischen Katrin und Ihnen gelaufen ist?	Da sich in der vorherigen Aussage der Klientin andeutet, dass sie möglicherweise heftig reagiert hat („Furie") und damit zu den Schwierigkeiten auf der Arbeit beiträgt, versucht die Therapeutin das Thema inhaltlich zu verfolgen.

K:	Scheiße ist es gelaufen! Die hat mich dann auch noch voll lange beschäftigt.	Die Klientin folgt dem impliziten Arbeitsangebot der Therapeutin nicht und betont wieder ihre Belastung (Wichtigkeit).
T:	Sie ärgern sich auch, dass Sie dann die ganze Woche über Katrin nachdenken mussten?	Die Verbalisierung signalisiert Verstehen (Wichtigkeitskomplementarität).
K:	Ja. Die ist das eigentlich gar nicht wert. Erst verhält die sich scheiße und ich schlafe deswegen schlecht.	Die Klientin fühlt sich verstanden.
T:	D. h. Sie haben sich wegen der Auseinandersetzung den Rest der Woche schlecht gefühlt.	Die Therapeutin interveniert weiter Richtung Wichtigkeit.
K:	Mh. Schlecht gefühlt? Nee. Wie kommen Sie denn da drauf?	Bei der Klientin hat ein Moduswechsel stattgefunden. Durch die vorhergehende Befriedigung des Wichtigkeitsmotivs scheint nun ein anderes Motiv handlungsleitend zu sein. Die Wichtigkeitskomplementarität tiggert deshalb die Klientin.
T:	Ich glaub, ich hatte das so verstanden. Aber ich kann ja auch falsch liegen. Wie würden Sie es sagen?	Die Therapeutin nimmt ihre Aussage zurück, um die Klientin zu beruhigen. Da die Therapeutin noch nicht weiß, welches Motiv gerade im Vordergrund steht, realisiert sie keine spezifische Komplementarität.
K:	Ich würde dazu gar nichts sagen. Erscheint mir nicht so relevant.	Hier wird deutlich, dass das Autonomiemotiv der Klientin im Vordergrund steht.
T:	Sie entscheiden, wozu Sie wie viel sagen wollen. Und Sie sagen auch, wie Sie die Dinge sehen. Ich möchte Sie da gar nicht festlegen oder definieren.	Entsprechend realisiert die Therapeutin Autonomiekomplementarität.
K:	Mh. Ok. …	Dies beruhigt die Klientin.
T:	Möchten Sie noch ein bisschen was erzählen?	Die Therapeutin versucht erneut eine Autonomiekomplementarität.
K:	Na, wenn ich nichts erzähle, können Sie mir auch nicht helfen.	Hier zeigt sich dann jedoch das frustrierte Solidaritätsmotiv der Klientin.
T:	Das stimmt. Und mir sind dabei verschiedene Aspekte wichtig: Zum einen interessiert mich, was bei Ihnen los ist und ich möchte Sie gern unterstützen. Zum anderen haben Sie hier das Steuer in der Hand und entscheiden, worum es gehen soll und wie viel Sie mir sagen möchten.	Die Therapeutin kombiniert Wichtigkeits-, Solidaritäts- und Autonomiekomplementarität.
K:	Ok.	
T:	Ja. Das heißt auch, dass Sie entscheiden können, an welchen Punkten Sie meine Hilfe möchten. Ich mache Ihnen gerne Angebote und Sie gucken und wählen, was Ihnen davon gefällt und was nicht.	Die Therapeutin kombiniert Solidaritäts- und Autonomiekomplementarität.

K:	Mh. Die Nicole aus der Werkstatt, das ist die beste Freundin von der Katrin. Die beiden haben sich gesucht und gefunden. Beide etwas einfacher im Kopf.	In der Abwertung zeigt sich wieder das Anerkennungsthema der Klientin. Dass sie den Intellekt der Kollegen bewertet, zeigt, dass sie sich für intelligenter hält.
T:	Dass Sie die beiden ein bisschen dumm finden?	Verbalisierung
K:	Ein bisschen ist gut.	
T:	Und mit der Nicole war auch was?	
K:	Die beiden sind dann den ganzen Tag durch die Werkstatt gelaufen und haben mit allen Kollegen gequatscht statt zu arbeiten.	
T:	D.h. Sie schuften, um Ihre Arbeit gut zu machen und haben das Gefühl, Sie sind die einzige, die das macht.	Hier greift die Therapeutin das Bild der Klientin als gute, engagierte Arbeiterin auf (Anerkennungskomplementarität). Durch die Verbalisierung (ohne Bestätigung) geht die Therapeutin auch auf den Solidaritätsappell ein.
K:	Ja. Und dann reden die noch über mich.	
T:	Ah. Ok. Sie haben dann den Eindruck gehabt, die quatschen nicht nur irgendwas, sondern reden über Sie?	Paraphrase
K:	Ja. Aber mir ist das egal.	Obwohl die Klientin u.a. starke Nähewünsche an Interaktionspartner hat und abwertungsempfindlich ist, betont sie, dass sie die „Lästerei" und das Ausgeschlossenwerden nicht stört. Dies dient innerpsychisch dazu, nicht so stark verletzt zu sein. In der Interaktion vermittelt die Klientin damit das Bild, dass sie über den Dingen und den Kollegen steht. Dies schützt u.a. vor Abwertung.
T:	Dass Sie sagen: Das interessiert mich gar nicht. Da stehe ich drüber.	Die Therapeutin verbalisiert das Image.
K:	Ja.	
T:	Und es ist Ihnen auch irgendwie wichtig, dass Sie das Verhalten der anderen nicht trifft.	Sie versucht einen Schritt in Richtung Transparentmachen des Images.
K:	Mir ist das egal. Wenn die sich scheiße Verhalten, ist das deren Problem.	Aufgrund des fehlenden Beziehungskredits geht die Klientin den Schritt nicht mit.
T:	Ok. Ihr Gefühl sagt da ganz klar: Die sind blöd. Da hab ich nichts mit zu tun.	Dementsprechend geht die Therapeutin mit der nächsten Verbalisierung auch wieder einen Schritt zurück.
K:	Ja.	
T:	Und irgendwie ist es dann doppelt blöd, wenn Sie dann wegen der anderen schlecht schlafen.	

K:	Klar ist das blöd!	
T:	Mmhm. Wollen wir noch mal gucken, was Sie dann beschäftigt, wenn Sie wach liegen?	Die Therapeutin macht ein Bearbeitungsangebot.
K:	Dann denke ich zum Beispiel darüber nach, dass mein Chef da auch nichts drauf hat.	Die Klientin wertet ihren Chef ab.
T:	Dass Sie denken, der macht seinen Job nicht gut.	Verbalisierung
K:	Ja.	
T:	Mein Eindruck ist, aber korrigieren Sie mich, wenn ich falsch liege, dass Sie häufig mit Ihrem Chef unzufrieden sind.	Die Therapeutin geht einen ersten vorsichtigen Schritt, das Thema inhaltlich zu vertiefen.
K:	Ja. Und zu Recht!	
T:	Dass Sie einige Ideen hätten, wie der seinen Job besser machen könnte.	Sie verbalisiert, dass die Klientin sich für besser hält als ihr Vorgesetzter.
K:	Der müsste solche Mobbing-Verhaltensweisen unterbinden!	Die Klientin macht deutlich, dass sie sich als Opfer sieht.
T:	Ok. An der Stelle stört Sie, dass der Chef Sie nicht unterstützt und für Sie Partei ergreift und den Kolleginnen eine Ansage macht.	Die Therapeutin verbalisiert die Erwartung der Klientin, dass ihr Chef sich auf ihre Seite schlägt.
K:	Auf jeden Fall. Der Schlappschwanz.	
	…	

8.5 Umgang mit Beziehungstests

8.5.1 Allgemeines zum Umgang mit Beziehungstests

Wie vorgestellt finden sich bei Klientinnen mit Borderline-Persönlichkeitsstörung aufgrund der großen Anzahl von möglichen Motivfrustrationen auch Tests zu den unterschiedlichen Motiven und damit auch viele verschiedene Testformen. Aufgrund der teilweise massiven Frustrationen kann dann auch eine sehr große Diskrepanz zwischen den stark frustrierten Motiven und den sehr negativen Schemata auftreten, was dazu führen kann, dass Beziehungstests häufig und teilweise hart sein können.

Im ersten Schritt ist es günstig, wenn der Therapeut möglichst früh erkennt, dass es sich um einen Beziehungstest handelt, sich darauf einstellt und versucht, zu intervenieren und Kontrolle über den Prozess zu bekommen (ohne in einen Machtkampf mit der Klientin zu geraten).

Der grundlegende Weg unabhängig vom Stand der therapeutischen Beziehung, einen Beziehungstest zu bestehen, ist dann, nicht das in der Testsituation aktivierte Schema zu bestätigen, sondern das dahinterliegende Motiv zu befriedigen. Hierbei können dem Therapeuten drei Faktoren helfen:

1. In der Testsituation trägt eine komplementäre Beziehungsgestaltung zu den beteiligten Motiven zum Bestehen des Tests bei.
2. Explizite Beziehungsbotschaften an die beteiligten Beziehungsmotive beruhigen das System der Klientin (z. B. bei Solidarität „Ich möchte Sie unterstützen.").
3. Gegebenenfalls muss vor der expliziten Botschaft das Motiv oder das Gefühl der Klientin, das durch die Aktivierung der Schemata entsteht, expliziert werden. („Sie wünschen sich von mir Unterstützung./Sie haben Zweifel, ob ich solidarisch bin.")

Es kann sein, dass diese drei Aspekte über eine gewisse Zeit realisiert werden müssen, bis die Klientin auch gefühlt überzeugt ist, dass der Therapeut vertrauenswürdig ist und sich nicht, wie durch ihre Schemata befürchtet verhalten wird. Mit der (kurzfristigen) Deaktivierung des Schemas und der (vorläufigen) Befriedung des Beziehungsmotivs kann der Test als bestanden angesehen werden.

Eine Testsituation bedeutet aber auch, dass in der Therapie das Problem der Klientin aktualisiert gewesen ist. Klientin und Therapeut haben gerade gemeinsam eine typische Problemsituation der Klientin erlebt, die je nach Stand der Beziehung nun zur weiteren therapeutischen Bearbeitung auf zwei unterschiedlichen Wegen inhaltlich genutzt werden kann. In der Situation waren nämlich ein oder mehrere Schemata der Klientin aktiviert und aus Angst, dass diese bestätigt werden, zeigte sich eine bestimmte Art von Spielverhalten (ein Beziehungstest). Für die inhaltliche Arbeit an Problemsituationen und speziell an Situationen in der Therapie ist eine gewisses Maß an Beziehungskredit erforderlich. Ob der Therapeut die Testsituation also weiter inhaltlich therapeutisch nutzen kann, hängt davon ab, wie der Stand der Beziehung nach dem Bestehen des Tests ist.

Zum einen kann der Therapeut versuchen, die Spielebene anhand der eben stattgefundenen Situation transparent zu machen, indem er mit der Klientin klärt, was zwischen beiden passiert ist und sie auf bestimmte Aspekte hinweist. So könnte der Therapeut z. B. erst transparent machen, was das Testverhalten ausgelöst hat, um dann den Testcharakter zu verdeutlichen: „Sie haben sich in der letzten Sitzung weit geöffnet und haben das Gefühl, ich bin Ihnen zu nah gekommen. Und jetzt beschimpfen Sie mich, um zu testen, ob ich trotzdem bei Ihnen bleibe/ob ich Sie immer noch mag."

Häufig ist es in diesem Zusammenhang wichtig, dass der Therapeut signalisiert, dass er das Verhalten und die Motivation dafür verstehen kann, dass er es nicht bewertet und dass es keinen negativen Einfluss auf seine Haltung zu der Klientin hat. Diese Beruhigung kann notwendig sein, damit die Klientin den Fokus aus Angst nicht auf die therapeutische Beziehung lenkt und sich dann wirklich inhaltlich mit dem Thema auseinander setzten kann. Grundsätzlich, aber gerade wenn das Verhalten im Kontakt mit dem Therapeuten auch im Therapieprozess ein Problem darstellt, weil es z. B. stark abwertend, beleidigend oder grenzüberschreitend ist, kann der Therapeut zusätzlich deutlich machen, dass er zwar nicht sauer o. ä. ist und dass die therapeutische Beziehung keinen Schaden genommen hat, dass er sich aber langfristig einen anderen, einen respektvolleren, einen direkteren Umgang damit wünschen würde. In diesem Zusammenhang kann der Therapeut auch noch ein Transparentmachen der Kosten anfügen, indem er der Klientin verdeutlicht, dass dieses Verhalten bei anderen Menschen Ärger auslösen und zu Streit, Gegenvorwürfen und Abwertungen und zum Abbruch von Beziehungen führen kann: „Wissen

Sie, für mich ist das völlig ok. Ich könnte mir aber vorstellen, dass sich andere Leute, wenn sie XY machen, ärgern und es Streit gibt oder Beziehungen beendet werden. Und mein Eindruck ist, dass Sie eigentlich genau das Gegenteil möchten."

Zum anderen besteht im Anschluss an die Testsituation die Möglichkeit, das aktivierte Schema zu klären. Die Idee dahinter ist, dass die therapeutische Situation oder das Verhalten des Therapeuten ein Schema bei der Klientin aktiviert hat, welches die Klientin durch den Test wiederum beruhigt hat. Gerade wenn die Klientin ärgerlich ist, ist ihr das innere Erleben, der innere Zweifel nicht bewusst. Sie fokussiert mehr auf den Therapeuten. Der Therapeut kann nun versuchen, schrittweise den Fokus der Klientin von sich weg auf das Schema zu lenken und einen Klärungsprozess zu initiieren.

Diesen zweiten inhaltlichen Aspekt (Schemaklärung) kann der Therapeut auch an das Transparentmachen des Beziehungstests anschließen, indem er – nachdem die Klientin nachvollziehen kann, dass sie getestet hat – anbietet zu klären, warum die Klientin sich so verhält.

Wichtig bei jedem Beziehungstest ist, dass sich der Therapeut nicht ärgert. Auf die möglichen Probleme mit Ärger beim Therapeuten wurde bereits eingegangen. Hinzu kommt, dass inhaltliche Arbeit und v. a. die Besprechung dessen, was zwischen Klientin und Therapeut passiert ist, bzw. die mit einer Schemaklärung verbundene Selbstöffnung nur dann möglich ist, wenn die Klientin keine Sorge um die Beziehung oder Angst vor der Reaktion des Therapeuten haben muss.

Zusammenfassend können folgende Empfehlungen gegeben und Möglichkeiten beim Umgang mit Beziehungstests gesehen werden:

1. Wichtig ist, sich nicht zu ärgern.
2. Durch komplementäre Beziehungsgestaltung, Explizieren des Motivs oder des Zweifels und eine explizite Botschaft an das Beziehungsmotiv der Klientin kann der Test bestanden werden.
3. Bei entsprechendem Beziehungskredit kann der Test inhaltlich dazu genutzt werden, mit der Klientin herauszuarbeiten, was sie tut und warum und welche Kosten dieses Verhalten für sie hat.
4. Daran anschließend (im Rahmen der Herausarbeitung der Gründe für das Verhalten) oder alternativ kann das aktivierte Schema geklärt werden.

8.5.2 Spezifischer Umgang mit den verschiedenen Testarten

Im Folgenden wird der entsprechende Umgang mit den einzelnen Testarten vorgestellt:

8.5.2.1 Kritik am Therapeuten in der professionellen Rolle

Bei der Testart „Kritik am Therapeuten" steht der Behandler – bevor er eine der beschriebenen Umgangsmöglichkeiten wählt – vor einem zusätzlichen Problem. Während sich der Therapeut bei der persönlichen Kritik am Therapeuten und bei Provokation relativ sicher sein kann, dass es sich um einen Beziehungstest handelt, besteht bei der Kritik am Therapeuten in seiner professionellen Rolle grundsätzlich die Möglichkeit, dass es sich auch um eine authentische Kritik durch die Klientin handeln kann. Wenn ein Therapeut also für sein therapeutisches Verhalten kritisiert wird, muss er erst einmal entscheiden, ob es sich um eine ernst gemeinte/authentische Kritik oder um einen Beziehungstest handelt. Da es etwas Zeit braucht, eine entsprechende Einschätzung vorzunehmen, schlagen wir für beide Fälle zu Beginn dasselbe Vorgehen vor.

Der erste Schritt wäre dann, die Klientin in einen kooperativen Modus zu bringen. Der Therapeut lobt die Klientin und macht damit deutlich, dass er es völlig in Ordnung findet, dass die Klientin kritisiert und dass er der Situation nicht ausweichen will. Der Therapeut macht deutlich, dass eine besondere Situation entstanden ist und dass dieser Situation besondere Aufmerksamkeit geschenkt werden muss: „Ich finde es gut, dass Sie das ansprechen. Denn dadurch können wir die bei Ihnen entstandene Unzufriedenheit jetzt klären."

Im zweiten Schritt ist es wichtig, dass der Therapeut die Intensität und das Ziel erkennt und benennt. Damit ist gemeint, dass der Therapeut deutlich macht, dass er sieht, dass er persönlich gemeint ist und dass die Klientin unzufrieden ist oder leicht ärgerlich bis hin zu total sauer: „Ich merke, dass Sie mit *mir* und dem, was ich in der letzten Stunde getan habe, *sehr unzufrieden* sind."

Im dritten Schritt übernimmt der Therapeut weiter Kontrolle über den Prozess: „Ich finde es wichtig, dass wir uns jeden Ihrer Kritikpunkte ganz gründlich und nacheinander ansehen, damit wir keinen Aspekt vergessen."

An dieser Stelle muss der Therapeut nun entscheiden, ob es sich um eine authentische Kritik oder einen Beziehungstest handelt. Einige Kriterien zur Unterscheidung finden sich in Tabelle 13.

Tabelle 13: Unterscheidungsmerkmale authentische Kritik vs. Beziehungstest

Authentische Kritik	Beziehungstest
Klientin will auf Metaebene.	Klientin will nicht auf Metaebene.
Klientin will diskutieren und ist diskussionsbereit.	Klientin will nicht diskutieren, ist nicht diskussionsbereit.
Es wird dem Therapeuten inhaltlich klar, was die Klientin stört.	Die Kritikpunkte und Fehler bleiben unklar und unkonkret, Seife-in-der-Dusche-Phänomen.
Negative Effekte für die Klientin und andere werden nur am Rande erwähnt.	Negative Effekte für die Klientin und andere werden überbetont.

Bei einer authentischen Kritik würde die Kritik der Klientin nun inhaltlich geklärt werden, und der Therapeut würde hierzu Stellung beziehen. Entweder er teilt die Auffassung, dass er einen Fehler begangen hat, dann kann er sich für diesen entschuldigen. Oder er kommt zu dem Schluss, dass er keinen Fehler gemacht hat, dann erklärt er der

Klientin die Gründe für seine Haltung. Im Anschluss daran klären Therapeut und Klientin, ob und ggf. wie zusammen weiter gearbeitet werden soll (s. Abbildung 6).

Bei einem Beziehungstest geht es der Klientin jedoch nicht um Inhalte. Sie hat frustrierte Motive und getriggerte Schemata. Hier hat der Therapeut die oben beschriebenen Möglichkeiten. Zum Bestehen des Tests verhält er sich komplementär zu den frustrierten Motiven, expliziert den Zweifel bzw. das Motiv der Klientin („Sie hatten den Eindruck, dass Sie mir völlig gleichgültig sind“, „Sie haben sich von mir mehr Unterstützung gewünscht“) und sendet dann eine explizite Beziehungsbotschaft („Es ist mir wichtig, wie es Ihnen geht“, „Ich möchte Sie gerne unterstützen“).

Im Folgenden besteht dann noch die Möglichkeit, die Testsituation mit der Klientin zu besprechen und sie auf mögliche Kosten ihres Verhaltens hinzuweisen und/oder das aktivierte Schema zu klären (s. Abbildung 6).

Eine besondere Schwierigkeit stellt der Fall dar, dass es sich bei der Kritik um eine Mischung aus authentischer Kritik und Beziehungstest handelt. Dies bedeutet, dass die Klientin bestimmte inhaltliche Kritikpunkte geklärt haben möchte, dass sie aber auch Zweifel an der Beziehung zum Therapeuten hat. An dieser Stelle kann es hilfreich sein, zuerst den Beziehungszweifel wie dargestellt auszuräumen und sich dann inhaltlich mit den Kritikpunkten auseinander zu setzen.

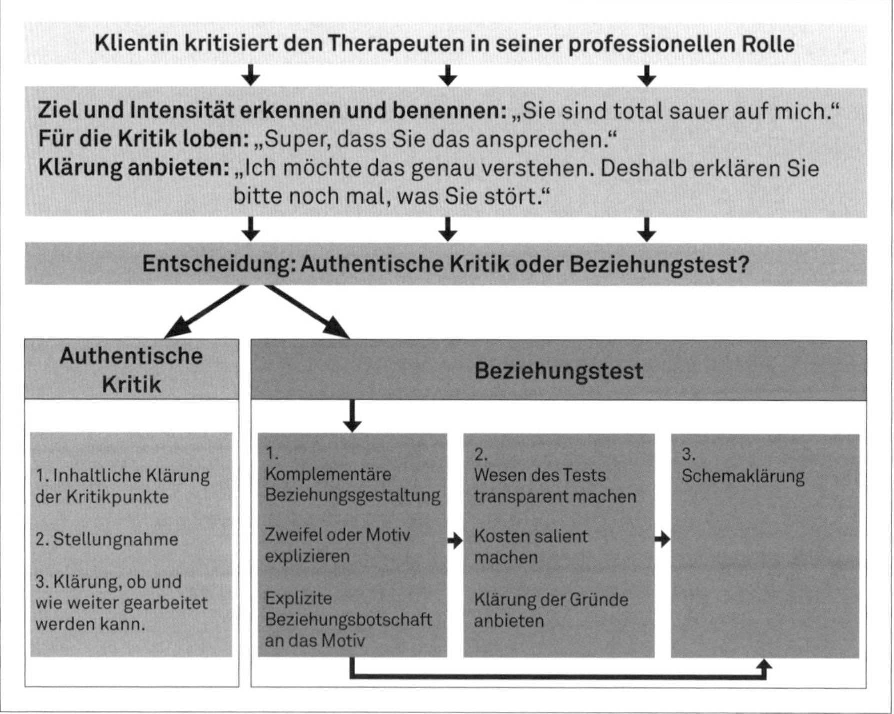

Abbildung 6: Therapeutisches Vorgehen bei Kritik am Therapeuten in seiner professionellen Rolle

Beispiel: Kritik am Therapeuten in der professionellen Rolle		**Kommentar:**
T:	Frau X., schön, dass Sie da sind. Was haben Sie mitgebracht?	
K:	Ich habe lange überlegt, was ich heute besprechen soll. Bin aber jetzt entschieden, dass ich mit Ihnen gar nichts wichtiges mehr besprechen werde *(Die Klientin verschränkt trotzig die Arme vor der Brust.)*.	Die Klientin kommt leicht ärgerlich in die Sitzung und macht deutlich, dass sie mit der Therapeutin nicht mehr arbeiten will.
T:	Oh. Ok. Was ist denn passiert?	Da die Therapeutin noch nicht genug Informationen hat, um spezifisch zu reagieren, fragt sie vorsichtig nach.
K:	*(aufgebracht)* Das ist ja wieder typisch für Sie! Was ist passiert? Was ist passiert? Dass Sie das nicht selber wissen! Zzz.	Die Klientin reagiert ärgerlich. Und macht deutlich, dass die Therapeutin häufiger Dinge übersieht.
T:	Ok. Ich merke, dass Sie ganz schön ärgerlich auf mich sind. Und dass ich bislang nicht selber gemerkt habe, was ich falsch gemacht habe, macht es noch schlimmer. Ich finde das echt gut, dass Sie das deutlich machen, dass Sie sauer auf mich sind. Denn ich möchte Sie nicht verärgern. Würden Sie mir noch mal erklären, was Sie nicht gut fanden oder finden?	Die Therapeutin verbalisiert den Ärger und lobt die Klientin. Dies dient dazu, die Klientin wieder kooperativer zu machen. Zudem hat die Klientin bereits einen Aspekt dessen, was sie stört benannt. Diesen greift die Therapeutin auf und signalisiert damit, dass sie zuhört, sich auseinandersetzt, versteht. Sie schließt mit einem Klärungsangebot.
K:	Fangen wir doch erst mal damit an, dass Sie offensichtlich gar nichts merken!	Die Klientin ist weiterhin aufgebracht und wiederholt den ersten Vorwurf.
T:	Ok. Es gibt also mehrere Punkte, die Sie stören. Und einer ist, dass ich nichts merke.	Die Therapeutin reagiert schnell, strukturiert und macht eine Verbalisierung.
K:	Ja. Genau. Sie merken ja noch nicht einmal, wenn Sie was falsch machen. Wie soll ich da mit Ihnen über irgendwas sprechen können. Und – mal ehrlich – ein bisschen was mitkriegen sollte man in Ihrem Job schon, oder?	
T:	Sie sagen, dass ich gar nichts mitkriege. Dass ich auch die wichtigen Dinge nicht bemerke?	Die Therapeutin begleitet die Klientin und versucht zu verstehen, worum es bei dem Ärger der Klientin geht.
K:	Ja. Nicht mal die!	
T:	Ok. Ich würde gerne genau verstehen, was da für Sie mit drin steckt. Das würde ja auch heißen, dass Ihr Gefühl sagt: Die bekommt auch gar nicht mit, wie es mir geht?	An dieser Stelle hat die Therapeutin die Hypothese, dass es sich um ein getriggertes Wichtigkeitsschema handelt. Sie versucht, eine entsprechende Explizierung zu machen.
K:	Ja! Das ist doch scheiße!	Die Klientin bestätigt die Hypothese.

T:	Ich verstehe, dass Sie das scheiße finden, wenn Sie den Eindruck bekommen, dass ich gar nicht merke, wie es Ihnen geht. Heißt das auch, dass Sie das Gefühl haben, dass mich das nicht interessiert, wie es Ihnen geht?	Die Therapeutin vermittelt Verständnis für die emotionale Reaktion der Klientin ohne den inhaltlichen Vorwurf zu bestätigen. Dann führt sie die Explizierung des Gefühls aus dem Schema fort.
K:	Ja schon.	Die Klientin fühlt sich zunehmend verstanden.
T:	So als wäre es mir auch völlig egal, was bei Ihnen los ist?	Explizierung
K:	Genau. Und das geht für eine Therapeutin nicht!	
T:	Ehrlich gesagt, ich verstehe, dass Sie das stört, wenn Sie das Gefühl haben, dass Sie mich nicht interessieren und dass es mir egal ist, wie es Ihnen geht. Aber ich kann Ihnen ganz ehrlich versichern: Das ist nicht so. Sie sind mir wichtig und mich interessiert sehr, wie es Ihnen geht.	Auch hier äußert die Therapeutin Verständnis für das emotionale Erleben ohne die Realitätssicht der Klientin zu bestätigen. Dann folgt eine explizite Beziehungsbotschaft an das Wichtigkeitsmotiv.
K:	Ach ja?	Die Klientin ist jedoch (noch) nicht überzeugt.
T:	Ja. Und ich finde es unter anderem auch deshalb wichtig, damit ich Sie möglichst gut unterstützen kann. Ich hab mich auch gerade gefragt, ob dass auch ein Aspekt ist, der Sie geärgert hat. Dass Sie dachten: Wenn die Frau X. nicht merkt, wie es mir geht, dann kann die mir auch nicht helfen und mich unterstützen. Dann sag ich doch lieber gar nichts mehr.	Die Therapeutin steht zu ihrer Haltung und schließt eine explizite Beziehungsbotschaft an das Solidaritätsmotiv an. Dann greift sie das getriggerte Solidaritätsmotiv als Hypothese auf und bietet es der Klientin an.
K:	Ja. Das stimmt.	Diese bestätigt die Hypothese.
T:	Um so wichtiger, dass wir das besprechen. Ich finde das wirklich gut, dass Sie das angesprochen haben. Es ist ja wichtig, dass Sie sicher sein können, dass ich an Ihrer Seite bin, und für Sie da bin, und dass ich Sie gerne unterstützen möchte.	Die Therapeutin wiederholt darauf die explizite Beziehungsbotschaft an das Solidaritätsmotiv.
K:	Ja. Ja gut. Weil es ist ja wichtig, dass ich Hilfe bekomme.	Die Klientin wird hierdurch beruhigt.
T:	Ich weiß, dass Sie Hilfe brauchen. Und gerade weil es Ihnen oft schlecht geht, bin ich sehr froh, dass Sie sich damit an mich gewandt haben. Ich hoffe, es ist deutlich, dass ich sehr gerne mit Ihnen arbeite und gerne mit Ihnen zusammen gucken möchte, dass es Ihnen langfristig besser geht.	Die Therapeutin bleibt zugewandt und verständnisvoll. Sie realisiert hier Wichtigkeits- und Solidaritätskomplementarität.

K:	Das will ich auch. Und ich komme ja auch gerne … aber …	Die Klientin ist weitgehend beruhigt. Doch es meldet sich ein verbliebener Zweifel.
T:	Ja?	Die Therapeutin stellt sich diesem offen und signalisiert, dass die Klientin einfach sagen kann, was los ist.
K:	Sie speisen mich häufig so ab. Jetzt gerade haben Sie auch wieder gesagt, dass Sie gerne mit mir arbeiten. Aber das sagen Sie doch jedem. Und immer diese Frage: Was haben Sie mitgebracht? Oder: Woran möchten Sie arbeiten? Da könnte man auch einen Automaten hinsetzen.	Die Klientin drückt ihren Zweifel aus.
T:	Ok. Das sind auch noch wichtige Punkte. Sie sagen, dass Sie den Eindruck haben, dass ich Sie abspeise und das jedem sage?	Die Therapeutin versucht zu verstehen, worum es der Klientin im Kern geht.
K:	Ja!	
T:	Und das würde auch heißen, dass es nur eine Phrase ist und gar nicht ernst gemeint?	Sie verbalisiert, dass die Klientin an der Authentizität der Therapeutin zweifelt.
K:	Das heißt es!	
T:	Ok. Wenn Sie den Eindruck bekommen, ich meine gar nicht, was ich sage, ist das wirklich blöd. Vor allem, weil das gar nicht so ist. Für mich ist völlig klar, dass ich nur Dinge sage, die ich so empfinde und meine. Und es tut mir leid, wenn das nicht bei Ihnen ankommt.	Die Therapeutin bleibt bei der vorher dargestellten Haltung der Klientin gegenüber und betont, dass sie ehrlich ist.
K:	Ja. … Dann verstehe ich aber auch nicht, warum Sie immer so Standardsätze verwenden.	Die Klientin wird ruhiger, ist aber noch nicht überzeugt.
T:	Ja. Das ist ein weiterer wichtiger Punkt. Sie haben offensichtlich das Gefühl, ich spule Ihnen gegenüber ein automatisiertes Standardprogramm ab.	Die Therapeutin vermutet, dass es noch einen weiteren Aspekt gibt, der die Klientin triggert und versucht, diesen zu verstehen.
K:	Ja. Das tun Sie doch auch. Die Sätze sind immer gleich!	
T:	Wissen Sie, das kann sogar sein. Ich benutze Sätze, die ich passend finde, bestimmt häufiger. Aber das mache ich nicht, um Sie mit einem Standardprogramm abzuspeisen. Ich finde, Sie haben das Recht auf eine individuelle Behandlung. Und die möchte ich Ihnen auch geben.	Die Therapeutin hat die Hypothese, dass die Klientin sich (auf der Beziehungsebene) nicht hinreichend individuell behandelt fühlt und verbalisiert dies. Daran schließt sie eine positive Beziehungsbotschaft an. Gleichzeitig macht sie deutlich, dass es auf Inhaltsebene sein kann, dass sich passende Formulierungen wiederholen.

K:	Das hab ich auch! Bei den ganzen Therapien, die ich schon gemacht habe, kenne ich den Standardscheiß schon.	Hier wird dann auch deutlich, dass es der Klientin um die Beziehungsebene geht.
T:	Ja, dadurch haben Sie natürlich schon viel Therapieerfahrung. Und ich verstehe, dass Sie keine Therapie von der Stange möchten. Mir ist es auch wichtig, dass die Therapie zu Ihnen passt. Und dafür möchte ich auch sorgen.	Die Therapeutin erkennt die Erfahrungen der Klientin an und wiederholt die positiven Beziehungsbotschaften.
K:	Na gut.	Die Klientin scheint beruhigt zu sein.
T:	Na gut heißt: Das ist ok so? Oder was sagt Ihr Gefühl? Gibt es noch Punkte, die Sie stören?	Die Therapeutin möchte wissen, ob der Beziehungszweifel ausgeräumt werden konnte oder ob es noch ein ungutes Gefühl gibt, das auf weitere Zweifel zurückgeht.
K:	Das ist ERST mal ok für mich. Wenn mir wieder auffällt, dass Sie Ihren Job nicht richtig machen, sage ich es Ihnen. Das hilft Ihnen ja auch weiter.	Daraufhin zeigt sich kurz noch mal das frustrierte Anerkennungsmotiv der Klientin. Diese möchte nicht, dass es ein Ungleichgewicht in der Therapie gibt und die Therapeutin über ihr steht.
T:	Ich finde gut, dass Sie das sagen. Mir ist auch wichtig, dass Sie gucken und sagen, wenn Sie was stört. In meinen Augen sind wir hier ein Team, dass gemeinsam und auf Augenhöhe dafür sorgt, dass Sie hier profitieren können. Und dazu gehört auch, dass ich mich Ihrer Kritik jederzeit stelle.	Die Therapeutin reagiert mit einer positiven Beziehungsbotschaft.
K:	Ok. Dann würde ich vielleicht doch gerne ansprechen, dass ...	Die Klientin beginnt mit einem inhaltlichen Thema, was zeigt, dass der Test bestanden ist.

8.5.2.2 Persönliche Kritik

Eine große Herausforderung bei dieser Testart ist es, die Kritik – obwohl sie persönlich formuliert ist – nicht persönlich zu nehmen, sondern sich bewusst zu sein, dass es sich um einen Beziehungstest handelt, was beinhaltet, dass sich hinter dem aggressiven Verhalten der Klientin eine Verunsicherung an der Vertrauenswürdigkeit des Therapeuten verbirgt. Vertrauen schafft man jedoch nicht durch Aggression oder Defensivität, sondern mit zugewandter Auseinandersetzung.

Bei einer persönlichen Kritik finden sich Unterschiede in Bezug auf das Ausmaß, zu dem der Therapeut anhand der Kritik erkennen kann, welches Beziehungsmotiv bei der Klientin frustriert und welche Schemata getriggert sind. Bei dem Satz „Sie sehen unsympathisch aus“ erscheint es relativ schwierig. Hingegen kann bei der Aussage „Sie klingen wie ein energieloser Sack, der niemanden mitziehen kann“ vermutet werden, dass es sich um das Solidaritätsmotiv handelt: Es scheint der Klientin wichtig zu sein, dass sie jemanden hat, der sie mitziehen kann; sie benötigt jemanden, der sie mitzieht; sie benötigt einen Therapeuten, der sie unterstützt; und sie scheint Zweifel zu haben, ob der Therapeut ihr diese Unterstützung geben kann. Während ein Therapeut an seiner Stimme nichts ändern kann, kann er der Klientin aber trotzdem versichern, dass er sie unterstützen möchte.

Für den Fall, dass in der Kritik Aspekte vorhanden sind, die zu einem Motiv passen, die der Therapeut versteht und die damit auch veränderbar und damit funktional für die therapeutische Beziehung sind, kann er diese wie unter Punkt 1. dargestellt im ersten Schritt aufgreifen bzw. explizieren. Wenn dies gelingt, kann er eine explizite Beziehungsbotschaft an das Beziehungsmotiv senden. Die dysfunktionalen weil unveränderlichen Aspekte ignoriert der Therapeut an dieser Stelle so weit wie möglich.

Wenn in einer persönlichen Kritik zu Beginn keine für das Bestehen des Tests verwertbaren Aspekte vorkommen, kann der Therapeut im ersten Schritt versuchen, solche Aspekte herauszuarbeiten. Bei dem Satz „Sie sehen unsympathisch aus" wäre z.B. eine Möglichkeit zu sagen: „Wenn Sie den Eindruck haben, dass ich unsympathisch bin, heißt das, dass ich irgendetwas mache, was sie nicht gut finden. Oder dass ich etwas für sie bei anderen Menschen Wichtiges nicht richtig mache. Möchten sie mir erklären, was genau das ist?" Aus dem, was die Klientin daraufhin sagt, kann der Therapeut dann heraushören und explizieren, was die Klientin auf Beziehungsebene stört oder was ihr fehlt. Ist dieser Aspekt geklärt, kann der Therapeut explizite Beziehungsbotschaften senden.

Gerade bei dieser Testform kann die Klientin sehr ärgerlich und wütend, sogar aggressiv sein. An dieser Stelle empfiehlt es sich, damit zu beginnen, den Ärger zu verbalisieren, darauf hinzuweisen, dass man die Klientin nicht ärgern möchte und dass man deshalb daran interessiert ist zu klären und zu verstehen, was man getan oder unterlassen hat zu tun, das die Klientin so aufbringt. Auch dies kann dazu führen, dass der Zweifel explizierbar wird und der Therapeut durch explizite Beziehungsbotschaften das Motiv der Klientin befriedigt, das Schema deaktiviert und damit Vertrauen schafft.

Die grundlegenden Empfehlungen für diese Testart sind dementsprechend:

- Zugewandt reagieren,
- Funktionale Aspekte aufgreifen,
- Unveränderliche Aspekte ignorieren,
- Versuchen, funktionale Aspekte hervorzulocken,
- Ärger der Klientin verbalisieren,

um dann wieder zu der Basisidee zum Bestehen von Beziehungstests zurück zu kommen: Explizieren des Motivs/des Zweifels und explizite Beziehungsbotschaft senden. Auch hier besteht die Möglichkeit, die Situation zum Inhalt der weiteren Bearbeitung zu machen.

Darüber hinaus kann der Therapeut auch deutlich machen, dass er sich einen anderen Umgang der Klientin mit ihm, auch in dem Fall, dass sie etwas stört, wünschen würde: „Ich würde gerne noch eine Sache anmerken. Ich hoffe, es ist deutlich geworden, dass Sie hier jeder Zeit sagen und zeigen dürfen, wenn Sie etwas stört. Ich finde das sogar super, wenn Sie das machen. Denn das gibt uns die Möglichkeit, das zu klären und dafür zu sorgen, dass es hier für Sie optimal läuft. Ich würde mir allerdings wünschen, wenn wir es hinkriegen, dass Sie mir das einfach direkt sagen können, ohne dass Sie mich persönlich abwerten müssen. So versuche ich auch mit ihnen umzugehen: offen und ehrlich und respektvoll. Es kann sein, dass Ihnen das manchmal, gerade wenn Sie sich sehr über mich ärgern, schwerfällt und dass es auch nicht immer gelingt. Das ist auch nicht schlimm. Und ich weiß nicht, wie Sie das sehen. Aber ich fände es ein gutes Ziel, das langfristig anders hinzubekommen."

Beispiel: Persönliche Kritik		Kommentar:
T:	Hallo Frau X., wie ...	
K:	Sie haben verdammtes Scheiß-Glück, dass Sie mich heute noch mal sehen! Die ganze Woche habe ich über Sie nachgedacht. Und das als hätte ich nicht schon genug im Kopf. Ich hab auch mit meinen Freunden über Sie gesprochen und die finden genau wie ich: Sie sind echt das Letzte!	Die Klientin kommt bereits ärgerlich in die Sitzung.
T:	Ok. Ich höre, dass Sie total sauer auf mich sind und mich unmöglich finden. Darf ich fragen, was ich gemacht oder gesagt habe, das Sie so gegen mich aufgebracht hat?	Da die Therapeutin noch nicht weiß, worum es der Klientin geht, verbalisiert sie den Ärger und stellt sich diesem. Sie signalisiert der Klientin, dass sie sich gerne damit auseinandersetzen möchte. Dann bietet die Therapeutin Klärung an. Sie kombiniert dies mit einer Autonomie- und Grenzkomplementarität.
K:	Sie sind das absolut Letzte. So dürfte ein Mensch mit Ihrem Beruf nicht sein. Sie sollten den Leuten helfen und nicht mit Ihrer herzlosen Art noch den letzten Dolchstoß versetzen.	Der Vorwurf der Klientin ist massiv und persönlich.
T:	Frau X., ich höre, dass sie mich und meine Art gerade echt scheiße finden. Und dass Sie das Gefühl haben, dass ich herzlos bin und dass ich Ihnen statt Sie zu unterstützen, eher noch geschadet habe. Und ich würde gerne dazu etwas sagen, was Sie mir vorwerfen. Ich glaube, ich verstehe aber noch nicht so ganz, was genau ich Schlimmes gemacht habe. Wollen Sie sagen, was genau Sie mir vorwerfen?	Die Therapeutin bleibt gelassen und greift Aspekte der Aussage der Klientin durch Verbalisierung auf. Sie versucht, der Klientin deutlich zu machen, dass sie sie ernst nimmt und sich mit den störenden Aspekten auseinandersetzen möchte. Wiederum versucht die Therapeutin, die Kränkung der Klientin genauer zu verstehen.
K:	Das kann ich Ihnen ganz genau sagen: Letzte Woche ging es mir total schlecht!	
T:	Ja. Das habe ich gemerkt. Es ging Ihnen schlecht und ich war froh, dass Sie in die Sitzung gekommen sind, damit ich für Sie da sein konnte.	Die Therapeutin verbalisiert, dass es der Klientin schlecht ging (Wichtigkeitskomplementarität) und kombiniert dies mit einer Solidaritätsbotschaft.

K:	Zzz. Da sein. Da sein. Wenn Sie das mal gewesen wären!	
T:	Ok. Das heißt, Sie hatten das Gefühl, dass ich Sie gar nicht wirklich unterstütze und Ihnen gar nicht helfe.	Verbalisierung des Erlebens des aktivierten Solidaritätsschemas.
K:	Sie haben mir nicht nur nicht geholfen. Sie haben mich fertig gemacht. Mir ging es schon voll schlecht und dann kommen Sie und machen auf Therapeutin und wollen Ihre Schnüffelnase in meine Angelegenheiten stecken: Frau X., sagen Sie mal dies und erklären Sie mir mal das. Bah! Nichts mit Feingefühl.	
T:	Sie sind wirklich richtig sauer auf mich. Und ich finde das super, dass Sie das so deutlich machen. Es scheint so, als hätten Sie letzte Woche das Gefühl gehabt, dass ich mit meinen Fragen richtiggehend bohre?	Erneute Verbalisierung des Ärger-Gefühls der Klientin und ein Sich-der-Kritik-stellen. Dann lobt die Therapeutin die Klientin und expliziert eine erlebte Grenzüberschreitung.
K:	Aber hallo!	Die Klientin bestätigt dies.
T:	Ok. Das bedeutet dann ja auch, dass ich damit Ihre Grenzen überschritten habe.	Die Therapeutin expliziert wiederum das Erleben der Klientin.
K:	Wenigstens begreifen Sie es jetzt, dass Sie wie ein Elefant im Porzellanladen sind.	Die Klientin bleibt in ihrer vorwürfigen Haltung.
T:	Mh. Elefant im Porzellanladen heißt ja auch, dass Ihr Gefühl sagt: Die Frau X. trampelt meine Grenzen richtig nieder.	Die Therapeutin bleibt gelassen und versucht, das Erleben von Grenzüberschreitung der Klientin durch weitere Explizierungen zu verstehen.
K:	Ja.	Jetzt bestätigt die Klientin die Explizierung und macht vorerst keinen weiteren Vorwurf.
T:	Das tut mir sehr leid, wenn ich Ihre Grenzen überschritten habe. Und ich möchte mich dafür entschuldigen. Mir ist es nämlich sehr wichtig, Ihre Grenzen nicht zu überschreiten.	Die Therapeutin entschuldigt sich für eine mögliche Grenzüberschreitung und formuliert eine explizite Beziehungsbotschaft an das Grenzmotiv.
K:	Das hat man letztes Mal aber nicht gemerkt! Wenn Sie so sind, wenn Ihnen etwas wichtig ist, möchte ich Sie nicht erleben, wenn Ihnen etwas nicht wichtig ist!	
T:	Ja. Das verstehe ich. Denn Sie hatten ja das Gefühl, ich überschreite Ihre Grenzen massiv. Aber da es mir wirklich wichtig ist, tut es mir aufrichtig leid, dass es trotzdem passiert ist.	Da die Klientin weiterhin aufgebracht ist, wiederholt die Therapeutin die eben gemachte Intervention mit anderen Worten noch einmal.
K:	Na, immerhin.	Die Klientin ist etwas beruhigt.

T:	Und auch wenn das jetzt vielleicht schwer zu glauben ist, ich versuche, sehr darauf zu achten, dass ich Ihre Grenzen nicht überschreite. Das Problem ist, dass ich beim letzten Mal nicht gesehen habe, dass da eine Grenze gewesen ist. Sonst hätte ich das nicht gemacht.	Die Therapeutin wiederholt noch einmal die entsprechenden Beziehungsbotschaften.
K:	Dann sind Sie wohl blind.	Die Klientin greift hier einen wichtigen Aspekt bei Grenzüberschreitungen auf: Ein Interaktionspartner kann eine Grenze nur wahren, wenn er sie wahrgenommen hat. Ist dies nicht der Fall, stellt sich die Frage, ob es ein Wahrnehmungsdefizit gibt, ob die Grenze nicht deutlich war oder beides.
T:	Naja. Offensichtlich habe ich da eine Grenze nicht bemerkt. Und das – und das kann ich aus vollem Herzen sagen – obwohl ich genau hingucke. Ich versuche diesbezüglich wirklich, sehr vorsichtig zu sein.	Die Therapeutin greift zuerst den Aspekt auf, dass die Grenze nicht wahrgenommen wurde.
K:	Hö.	
T:	Ich weiß nicht, ob Sie das wollen. Aber ich kann Ihnen anbieten, dass ich weiter gut darauf achte, keine Grenze von Ihnen zu überschreiten. Da es aber – wie wir jetzt gesehen haben – vorkommen kann, dass ich trotzdem eine Grenze übersehe, könnten wir sagen, Sie achten auch sehr darauf und wenn Sie den Eindruck bekommen, ich komme dieser Grenze zu nahe, dann sagen Sie mir Bescheid. Und ich verspreche, dass ich aufhöre, sobald Sie sagen STOP.	Die Therapeutin verspricht der Klientin bezüglich ihrer Grenzen vorsichtig zu sein, gibt der Klientin aber auch einen Teil der Verantwortung, indem diese deutlich macht, wenn sie eine Grenze wahrnimmt. Die Therapeutin versucht hier bewusst nicht, die Schuldfrage zu klären (dies kann bei der Klientin Reaktanz auslösen). Sie will aber auch nicht Verantwortung für etwas übernehmen, das außerhalb ihres Kontrollbereiches liegt.
K:	Naja. Wir könnten es ja mal versuchen.	Die Klientin kann sich auf eine geteilte Verantwortung für ihre Grenzen einlassen.
T:	Von mir aus sehr gerne. Darf ich zu dem Thema noch eine Frage stellen?	Sich die Erlaubnis für eine Frage zu holen, ist Teil der Grenzkomplementarität.
K:	Ja.	
T:	Denken Sie, dass Sie es jeder Zeit merken, wenn ich einer Grenze zu nahe komme? Oder fällt es Ihnen manchmal erst hinterher auf?	Die Therapeutin versucht zu klären, ob es bei der Klientin vorkommen kann, dass sie selber in dem Moment ihre Grenze gar nicht bemerkt.
K:	Mh ... *(Pause)* ... Oft merke ich es schon. Manchmal ist es schwer dann etwas zu sagen.	Die Klientin setzt sich mit der Frage auseinander und benennt einen anderen, aber ebenfalls wichtigen Fall: Sie nimmt eine Grenze wahr, kann diese aber nicht verteidigen.

T:	Ok. Gibt es denn etwas, was wir tun können, dass es Ihnen leichter macht, mir STOP zu sagen?	Die Therapeutin versucht, mit der Klientin gemeinsam etwas zu finden, was hilft diesen Fall zu verhindern. Dies ist zum einen soldarisch, unterstreicht zum anderen aber implizit noch mal die Aussage der Therapeutin, dass sie möchte, dass die Grenzen der Klientin in der Therapie sicher sind.
K:	Ich glaube, dass wir jetzt drüber sprechen, hilft schon.	
T:	Ok. Wenn Ihnen noch was einfällt, können wir, wenn Sie wollen auch gerne noch mal drüber reden.	
K:	Ok.	
T:	Jetzt haben Sie gerade gesagt, dass Sie es OFT bemerken.	Die Therapeutin versucht, den Punkt, ob es der Klientin manchmal schwerfällt, ihre Grenzen wahrzunehmen, noch mal zu klären.
K:	Ja.	
T:	Das heißt aber, es gibt auch Fälle, bei denen Sie es erst nach der Situation das Gefühl bekommen?	Dies ist ein wichtiger Aspekt, weil es bedeutet, dass in manchen Therapiesituationen Grenzüberschreitungen stattfinden, die weder Klientin noch Therapeutin in der Situation bemerken.
K:	Ja.	
T:	Wie wollen wir denn mit so einer Situation umgehen? Ich frage deshalb, weil das ja bedeutet, dass es unter Umständen vorkommen kann. Selbst wenn ich sehr vorsichtig bin und Sie Bescheid sagen, wenn Sie etwas bemerken. Heute hatten wir ja das Glück, dass Sie wieder in die Sitzung gekommen sind. Denken Sie, das würde in einem möglichen Folgefall auch funktionieren?	
K:	Ich denke schon. Allerdings kenne ich es auch von mir, dass ich dann manchmal Beziehungen einfach abbreche.	
T:	Ah ja. Das fände ich wirklich schade. Denn Sie wissen, ich arbeite sehr gern mit Ihnen und möchte Ihnen wirklich helfen.	
K:	Ja.	
T:	Können wir oder Sie denn etwas machen, was Ihnen helfen würde, wieder zu kommen?	Auch hier versucht die Therapeutin, die Klientin aktiv zu unterstützen.
K:	Mh ... Ich könnte mich vielleicht an heute erinnern.	

T:	Ok. Was genau meinen Sie?	
K:	Naja. Heute bin ich wieder gekommen. Und jetzt ist mein Gefühl schon viel besser als am Anfang der Sitzung.	
T:	Ah, und das heißt, dass wir das grundsätzlich zusammen hinbekommen können und dass Sie schon einmal die Erfahrung mit mir gemacht haben, dass ich es ernst meine, wenn ich sage, dass mir Ihre Grenzen wichtig sind.	
K:	Ja genau.	
T:	Gibt es noch was, was helfen könnte, sich zu erinnern?	
K:	Ich glaube, das ist erst mal gut so.	An dieser Stelle könnte aus dem Testkonzept ausgestiegen werden.
T:	Ok. Dann lassen wir das erst mal so stehen. Darf ich noch eine Sache ansprechen?	Die Therapeutin entscheidet sich hier, behutsam und schrittweise, die Testsituation inhaltlich zu nutzen und mit der Klientin zu besprechen, was in der Beziehung zwischen beiden passiert ist.
K:	Ja.	
T:	Als Sie heute in die Sitzung gekommen sind, waren Sie ärgerlich, weil ich Ihre Grenze überschritten hatte.	Explizierung der Kränkung
K:	Ja.	
T:	Ok. Und da ich verstehe, dass das eine schlimme Sache für Sie ist, verstehe ich auch, dass Sie so sauer waren, wie Sie waren.	Vermittlung von Verstehen
K:	Ja. Ich war echt stinksauer.	
T:	Das hab ich gemerkt. Und dann ist es auch erst mal logisch, dass Sie mich als „Das Letzte" beschimpfen. Denn das entspricht ja Ihrem Gefühl.	Benennen des konkreten Verhaltens der Klientin und validieren ihres Gefühls
K:	Aber total.	
T:	Ich weiß nicht, ob das gerade geht und ob Sie dazu überhaupt was sagen wollen, aber in meinem Empfinden – und wirklich, das ist zwischen uns überhaupt kein Problem – aber in meinem Empfinden ist das schon eine harte Beleidigung und Abwertung.	Herausarbeiten der Implikation des Verhaltens, eingebettet in Beziehungsbotschaften
K:	Mh. *(verlegen)* Ich schätze, in meinem auch.	Die Klientin bestätigt die Implikation. Die verlegene Reaktion der Klientin zeigt, dass sie durch das Herausarbeiten ihres Verhaltens getriggert ist und es als Fehler bewertet.

T: Wirklich. Das ist hier kein Problem. Ich hoffe, Sie merken, dass ich Sie deswegen nicht ablehne oder dergleichen.

Da das Getriggertsein, den Fokus der Klientin weg von den Inhalten (Wie verhalte ich mich in Beziehungen?) hin zur therapeutischen Beziehung (Bewertet die Therapeutin mich negativ?) lenkt und das für die weitere inhaltliche Arbeit hinderlich ist, reagiert die Therapeutin mit einer Beziehungsbotschaft, um die Klientin zu beruhigen.

K: Ja.

T: Es gibt aber zwei Punkte, die ich gerne mit Ihnen diskutieren würde. Ist das ok?

K: Ja.

T: Zum einen fände ich es schön, wenn wir hier einen anderen Umgang damit finden würden. Denn mir ist es wichtig, Sie nicht abzuwerten. Und vielleicht kriegen wir das hin, dass gegenseitig so zu machen.

K: Das wäre bestimmt besser.

T: Ok. Ich mach mal einen Vorschlag und Sie gucken, was Sie davon halten.

K: Ok.

T: Sie könnten, wenn Sie wollen, folgendes versuchen: Wenn Sie sich wieder über mich ärgern und merken Sie kochen richtig, versuchen Sie in die Sitzung zu kommen und zu sagen: Frau X., ich hab mich über Sie geärgert. Und wenn Sie schon wissen worüber, sagen Sie mir das. Und wenn nicht, versuchen wir gemeinsam herauszufinden, was gewesen ist.

Die Therapeutin erarbeitet mit der Klientin funktionales Alternativverhalten in der Sitzung.

K: Ok. Das klingt vernünftig. Ich kann das versuchen.

T: Ok. Aber kann schwer werden?

K: Ich glaub schon. Ich flippe oft aus.

T: Wissen Sie, hier ist es zwischen uns auch gar kein Problem, wenn das wieder vorkommt. Ich hoffe, Sie wissen, dass ich Ihnen überhaupt nicht böse bin.

K: Ja. Sie nicht.

T: Ja. Ich nicht. Und das ist auch der zweite Punkt, warum ich das angesprochen habe.

K: Was?

T:	Dass es außerhalb der Therapie anders sein kann. Dass Sie, wenn Sie andere so – ich sag es mal überspitzt – aggressiv angehen, dass diese zurück aggressiv werden und Sie abwerten oder beleidigt sind und irgendwann nichts mehr mit Ihnen zu tun haben wollen.	Herausarbeiten der Kosten des interaktionellen Verhaltens der Klientin
K:	Das passiert auch oft. Die anderen sind halt oft gemein!	Für die Klientin ist es schwierig, sich mit ihren dysfunktionalen Strategien auseinanderzusetzen. Die Ursache für die Kosten zu externalisieren, schützt sie vor der Erkenntnis: Ich mache Dinge, die für mich ungünstig sind.
T:	Ok. Sie sagen, das passiert und es liegt daran, dass die anderen gemein sind. Und es stimmt, dass Menschen sehr unterschiedlich sind. Ich könnte mir aber vorstellen, dass viele auch nette Menschen unfreundlich werden, wenn man Sie beschimpft.	Die Therapeutin verbalisiert die Aussage der Klientin, wiederholt dann aber die Konfrontation, dass die Klientin auch wegen ihres Verhaltens negative Erfahrungen mit anderen macht.
K:	Mh.	Der Klientin fällt es schwer, diesen Aspekt anzunehmen.
T:	Verstehen Sie mich bitte nicht falsch: Es geht mir nicht um die anderen. Es geht mir um Sie. Und weil ich weiß, wie schlecht es Ihnen nach Abwertungen und Auseinandersetzungen und Beziehungsabbrüchen geht, spreche ich das an.	Die Therapeutin sendet Wichtigkeits- und Soldiaritätsbotschaften, um die Bereitschaft der Klientin zu erhöhen, sich mit dem Problemverhalten und seinen Kosten auseinanderzusetzen.
K:	Ok.	
T:	Und ich finde, wenn mein Eindruck stimmt, dass andere negativ reagieren, wenn Sie wie Sie sagen „ausflippen“, dann würde uns und Ihnen das ganz neue Möglichkeiten eröffnen	Auch das Eröffnung von neuen Lösungsmöglichkeiten wirkt motivierend.
K:	Inwiefern?	
T:	Nun ja, wenn die anderen sauer werden und Sie schlecht behandeln und Sie sich dann schlecht fühlen, weil Sie vorher ausgeflippt sind, dann könnten Sie die Situation verbessern. Wenn Sie nämlich weniger heftig abwertend reagieren, werden die anderen Ihnen gegenüber auch positiv reagieren.	
K:	Mh.	
T:	Heißt?	
K:	Da könnte etwas dran sein.	Der Klientin fällte es trotzdem schwer, der Problemdefinition zu folgen.

T:	Es geht mir nicht darum, Sie festzunageln, aber weil das so ein wichtiger Punkt ist: Könnte was dran sein oder ist was dran?	Da dies eine wichtige Erkenntnis wäre und die Klientin nicht völlig widersprochen hat, versucht die Therapeutin diesen Aspekt festzuklopfen. Sie kombiniert dies mit einer Autonomiebotschaft.
K:	Ja. Ist schon so.	
T:	Ok. Und würden Sie sagen, dass es dann ein doppelt guter Versuch wäre, das hier mal anders auszuprobieren, wo Sie wissen, dass es nicht schlimm ist, wenn es nicht klappt? Und wir dann auch gucken können, wie wollen Sie es außerhalb der Therapie machen?	Die Therapeutin versucht, Einigkeit über den Arbeitsauftrag herzustellen: Eine Veränderung des Interaktionsverhaltens der Klientin (zuerst innerhalb, dann außerhalb der Therapie).
K:	Es ist wahrscheinlich eine gute Idee. Aber ich weiß nicht, ob ich das hinkriegen kann.	Der Klientin fehlt die Zuversicht, die Verhaltensänderung umsetzen zu können.
T:	Wissen Sie, es ist bestimmt nicht leicht. Sie machen das schon lange so und haben ja auch gute Gründe dafür, dass Sie das so gemacht haben. Aber – wenn ich das sagen darf – ich traue Ihnen zu, dass Sie das hinbekommen. Und ich verspreche Ihnen, dass ich – wenn Sie das wollen – dabei an Ihrer Seite bin und Sie unterstütze und wir das gemeinsam machen.	Die Therapeutin vermittelt Verständnis für die Zweifel der Klientin, vermittelt aber gleichzeitig Zutrauen in die Klientin. Sie fungiert quasi als ausgelagertes Selbstbewusstsein und stärkt die Selbstwirksamkeits- und Kompetenzerwartung der Klientin. Am Ende schließt sie noch eine Soldiaritätsbotschaft – kombiniert mit einer Autonomieintervention – an.
K:	Dann sollten wir das versuchen.	
T:	Gern. Soll das denn auch das Thema für die heutige Sitzung sein?	
K:	…	

8.5.2.3 Akzeptanztest

Bei einem Akzeptanztest prüft die Klientin, ob sie, wenn sie bestimmte, gegen Werte oder Normen verstoßende Dinge tut oder sagt, vom Therapeuten negativ bewertet wird und ob er trotzdem bei ihr bleibt. Für das Bestehen dieses Testes ist es wichtig, dass es dem Therapeuten gelingt, eigene Wertmaßstäbe tatsächlich zurückzustellen und damit akzeptierend zu bleiben. Technisch reicht es neutral (also nicht bewertend) zu bleiben, das Thema zu verbalisieren und der Klientin anzubieten, dass das Angesprochene gern Thema der Therapie sein kann, wenn *die Klientin* das möchte, wenn es also etwas ist, was sie stört, was sie anschauen oder ändern möchte.

Berichtet die Klientin, dass sie ihren Hund schlägt, kann der Therapeut sagen: „Ok. Sie sagen, dass Sie Ihren Hund schlagen. Sie wissen, Sie können hier alles ansprechen. Soll das das erste Thema unserer Sitzung sein?"

Häufig nehmen Klientinnen das Thema dann zurück: „Ach, eigentlich ist das kein Thema für die Therapie." Dies kann bedeuten, dass der Therapeut den Test bereits bestanden hat und gerade, wenn das von der Klientin eingebrachte Thema erfunden ist,

ist es auch kein Thema. Es kann jedoch auch sein, dass die Klientin das Thema zurücknimmt, um zu prüfen, ob der Therapeut in seiner akzeptierenden und verlässlichen Haltung konsistent bleibt und auch akzeptiert, dass es sich für die Klientin (zum jetzigen Zeitpunkt) um kein relevantes Thema handelt. Bewertet der Therapeut das Verhalten der Klientin negativ, könnte er etwas sagen wie: „Ich persönlich finde schon, dass Sie das in der Therapie bearbeiten sollten." Implizit sagt er damit, dass der Wertmaßstab der Klientin (es ist kein problematisches Verhalten) nicht dem seinen entspricht. Im Falle eines Beziehungstests wäre es motivbefriedigend, wenn der Therapeut deutlich macht, dass lediglich der (Wert-)Maßstab der Klientin für die Therapie relevant ist: „Sie definieren hier, was Sie hier als Problem bearbeiten wollen."

Damit ist nicht gemeint, dass der Therapeut in keinem Fall ein von der Klientin als unproblematisch definiertes Verhalten ansprechen darf. Im Gegenteil. Wichtig dabei ist, dass der Klientin deutlich wird, dass der Grund für eine Thematisierung durch den Therapeuten darin liegt, dass er für die Klientin Kosten sieht. Und da er die Klientin unterstützen möchte, weißt er sie auf diese Kosten hin, damit daran etwas zu ändern ist. Es entscheidet jedoch immer die letztendliche Beurteilung der Klientin, ob etwas in der Therapie bearbeitet werden soll.

8.5.2.4 Provokation von Ärger

Das Bestehen dieses Tests ist weniger eine technische als eine emotionale Schwierigkeit. Denn Provokation als Test kann der Therapeut alleine dadurch bestehen, dass er sich nicht ärgert.

Hierfür sind die generellen Überlegungen (s.o.) zum Thema Ärger relevant. Erfahrungsgemäß gelingt ein gelassener Umgang in solchen Situationen besser, wenn ein Therapeut im Rahmen der Selbsterfahrung seine persönlichen Themen und „wunden Punkte" gut kennt und darin geübt ist, diese schnell zu erkennen und sich selbst zu beruhigen, wenn diese Punkte angesprochen werden.

8.5.2.5 Therapiebeendigung

Da es sich bei der Beendigung der Therapie häufig um eine Mischung aus Verlässlichkeits-/Solidaritäts- und Autonomietest handelt, besteht ein Therapeut diese Testart dadurch, dass er sich zu beiden Motiven komplementär verhält. In dieser Situation hieße das, der Klientin akzeptierend gegenüberzutreten und zu vermitteln: „Wenn Sie die Therapie beenden wollen und diese Entscheidung so für sich treffen, respektiere ich das selbstverständlich. Ich hoffe, es ist ok, wenn ich Ihnen sage, dass ich trotzdem jeder Zeit gerne wieder für Sie da bin. Ich unterstütze Sie nämlich sehr gerne, wenn Sie das wollen. Also melden Sie sich einfach wieder, wenn Sie meine Unterstützung möchten." Handelt es sich um einen Beziehungstest, nimmt die Klientin dieses Angebot nach einiger Zeit an und fragt erneut nach einer Therapie. Erfahrungsgemäß ist diese Situation für Therapeuten deshalb schwierig, da sie eine doppelte Unsicherheit aushalten müssen. Zum einen ist häufig für den Therapeuten nicht ersichtlich, warum die Klientin plötzlich die Therapie beenden möchte. Zum anderen kann es mehrere Wochen dauern, bis der Therapeut sehen kann, ob es sich möglicherweise um einen Test handelt und er diesen bestanden hat (die Klientin kommt in diesem Fall wieder) oder ob sich die Klientin aus anderen Gründen, die dann wahrscheinlich für den Therapeuten nie geklärt werden, gegen die Therapie entschieden hat.

Hinzu kommt natürlich, dass der Therapeut auch in dem Fall, in dem die Klientin die Therapie wiederaufnimmt, nicht weiß, ob es sich um einen Test gehandelt hat oder ob die Therapiebeendigung andere Gründe hatte. Dies erfährt er nur, wenn es möglich ist, die Therapiebeendigung rückblickend noch einmal zu thematisieren.

Es kann für einen Therapeuten eine organisatorische Schwierigkeit bedeuten, wenn er den durch den Beziehungstest frei gewordenen Therapieplatz neu vergeben hat und die Klientin meldet sich dann wieder. Für die Klientin ist es jedoch hilfreich, wenn sie wiederaufgenommen werden kann. Ein Kompromiss könnte an dieser Stelle sein, der Klientin den nächsten freien Therapieplatz zur Verfügung zu stellen.

Beispiel: Therapiebeendigung (Sitzung 20, Minute 23)		**Kommentar:**
T:	Ok. D.h. dass Sie sich entschieden haben, zu versuchen, schrittweise Arbeit zu finden. Verstehe ich das richtig?	In der Therapie wird inhaltlich das Thema Arbeit besprochen.
K:	Ja. Genau. Ich glaube, dass es mir gut tut, eine Aufgabe zu haben.	
T:	Das macht das Gefühl, etwas Sinnvolles zu tun?	
K:	Genau. Außerdem ist mir dann hoffentlich weniger langweilig.	
T:	Dann gibt es etwas, dass die Zeit des Tages wenigstens zum Teil ausfüllt. Und Sie sind in dieser Zeit beschäftigt.	
K:	Mmhm.	
T:	Und es würde Ihrem Tag mehr Struktur geben.	
K:	Ja. Und wir haben ja schon mal besprochen, dass ich insgesamt aktiver bin, wenn ich mehr Struktur habe.	
T:	Scheint eine sinnvolle Sache zu sein.	
K:	Auf jeden Fall.	
T:	Gibt es eigentlich auch Punkte, über die Sie sich in Bezug auf Arbeit Sorgen machen?	
K:	Ja. Ich mache mir schon Gedanken, dass ich mich überfordern könnte.	
T:	Sie haben Bedenken, ob Ihr Teil, der sich schnell übernimmt, zu aktiv werden könnte und dann immer mehr verlangt. Bis es wieder zu viel wird und gar nichts mehr geht.	

K:	So ungefähr. Ich müsste etwas finden, dass wirklich erst einmal langsam anfängt und dann gucken, wie viel geht.	
T:	Sollen wir gemeinsam überlegen, wie das aussehen könnte und welche Aspekte zu berücksichtigen sind?	
K:	Ach wissen Sie, eigentlich überlege ich, ob ich überhaupt noch kommen soll.	Ohne, dass es sich aus den besprochenen Inhalten ergibt, äußert die Klientin, dass sie die Therapie beenden könnte.
T:	Sie überlegen gerade, ob Sie die Therapie beenden wollen?	Verbalisierung
K:	Ja. Ich glaube, es ist an der Zeit.	
T:	Möchten Sie mir sagen, was Sie dazu bewegt?	Die Therapeutin bietet der Klientin an, die Gründe dafür zu klären.
K:	Ach eigentlich nichts. Es reicht einfach.	Worauf die Klientin nicht eingeht.
T:	Ok. Mich überrascht diese Entscheidung gerade etwas. Ist etwas vorgefallen? Sind Sie mit der Therapie unzufrieden?	Da die Therapeutin keine Hinweise darauf hat, was in der Klientin vorgeht, wiederholt sie ihr Klärungsangebot.
K:	Nein. Nein. Es ist alles ok. Aber ich denke, ich komme von jetzt ab alleine zurecht.	
T:	Ok. Sie wissen, dass Sie hier jeder Zeit entscheiden. Und dass ich Ihre Entscheidung respektiere. Und wenn Sie sagen, dass Sie die Therapie beenden möchten, dann machen wir das so. Aber ich möchte, dass Sie auch wissen, dass ich gerne mit Ihnen arbeite und Sie auch gerne unterstütze, wenn Sie das wollen. Auch wenn Sie sagen, es gibt keine großen Sachen und Sie kommen alleine zurecht.	Kombinierte Komplementarität zu Autonomie, Wichtigkeit, Soldarität und Anerkennung
K:	Genau das will ich. Ich will nicht mehr kommen.	
T:	Und möchten Sie diese Entscheidung noch mit mir besprechen?	
K:	Auf keinen Fall!	Die Klientin verweigert trotz der Beziehungsbotschaften und Angebote den Kontakt.
T:	Ok. Welcher Teil von Ihnen sagt denn gerade: Mit der Frau X. bespreche ich das nicht!?	Die Therapeutin versucht, mit der Klientin über den Teil von ihr zu sprechen (getriggertes Schema). Dies würde für die Klientin bereits Distanz schaffen. Zudem könnte die Therapeutin eine Idee entwickeln, mit welchem Beziehungsangebot, sie wieder Kontakt mit der Klientin aufnehmen könnte.
K:	Das ist kein Teil von mir. *Ich* möchte das nicht mit Ihnen besprechen.	

T:	Ok. Da scheinen Sie klar entschieden zu sein. Und ich respektiere Ihre Entscheidung. Wie sieht es denn aus? Wollen Sie diese Sitzung noch zu Ende machen? Oder sagen Sie: Nein, es reicht mir jetzt in dieser Minute?	Die Therapeutin entscheidet hier, dass die Klientin eigenständig entscheiden möchte (Autonomiemotiv) und dass sie sich dazu komplementär verhält.
K:	Also mir reicht es ganz. Wenn es für Ihre Abrechnung besser ist, dann bleibe ich auch noch 20 Minuten hier sitzen. Aber zu besprechen habe ich nichts mehr.	
T:	Mir geht es da gar nicht um meine Abrechnung, sondern um Sie. Und Sie sagen, dass Sie am liebsten jetzt sofort gehen möchten und keinen neuen Termin vereinbaren.	Wichtigkeitskomplementarität Verbalisierung
K:	Genau.	
T:	Dann machen wir das so. Ich würde gerne noch sagen, dass ich immer sehr gerne mit Ihnen gearbeitet habe und dass Sie sich jeder Zeit, wenn Sie das wollen, wieder bei mir melden können. Innerhalb eines halben Jahres könnte die Therapie eh fortgeführt werden. Aber auch danach bin ich für Sie da und unterstütze Sie gerne wieder.	Autonomiekomplementarität Wichtigkeitsbotschaft Solidaritätsbotschaft
K:	Ok. Dann vielen Dank für Ihr Angebot.	
(Die Klientin hat sich nach zwei Monaten bei der Therapeutin wieder gemeldet und die Therapie fortgeführt.)		

8.5.2.6 Aufforderung zur Autonomieeinschränkung

Diese Testart kann ein Therapeut dadurch bestehen, dass er der Aufforderung zur Autonomieeinschränkung nicht nachkommt, dies explizit macht und im Rahmen der Erklärung, warum er das nicht tut, eine explizite Beziehungsbotschaft sendet:

„Mir ist es wichtig, Sie zu unterstützen. Mir ist es aber auch wichtig, dass Sie hier und auch sonst immer entscheiden können, was Sie tun und was nicht."

- „Deshalb möchte ich Ihnen keine Hausaufgaben geben. Wenn Sie Ideen haben, was Sie ausprobieren möchten, und diese mit mir besprechen möchten, mache ich das gern. Aber Hausaufgaben klingt wie eine Vorschrift von mir an Sie. Wie ein Lehrer dem Schüler gegenüber. Das möchte ich nicht."
- „Deshalb möchte ich Ihnen keine Ratschläge geben. Das klingt, als wüsste ich besser, was für Sie gut ist, und könnte Ihnen vorschreiben, was Sie tun sollten. So sehe ich das aber nicht."
- „Deshalb möchte ich Ihnen nicht sagen, was Sie tun sollen. Wenn Sie das wollen, können wir gerne die Aspekte, die Ihnen wichtig sind, besprechen. Aber ich würde Ihnen nicht vorschreiben, was Sie tun sollen."

	Beispiel: Aufforderung zur Autonomieeinschränkung und Grenzüberschreitung	**Kommentar:**
K:	Mir ging es die ganze Woche über ziemlich dreckig.	Image: Mir geht es schlecht.
T:	Ok. Es ging Ihnen richtig schlecht?	Verbalisierung des Images
K:	Ja.	
T:	Möchten Sie erzählen, was war?	Inhaltliche Nachfrage mit Autonomiekomplementarität
K:	Ich hab mich einfach die ganze Zeit über mies gefühlt.	Wiederholen des Images
T:	Sie haben sich mies gefühlt.	Erneute Verbalisierung des Images
K:	Genau. Und ich habe versucht darüber nachzudenken, was da so in mir ist.	
T:	Ok. Und haben Sie eine Idee, was los war?	
K:	Ich bin nicht draufgekommen. Immer wenn ich versuche, es zu fassen, flutscht es weg. So als wollte es nicht angeguckt werden.	Image: Ich habe versucht, mir zu helfen. Es hat nicht funktioniert.
T:	So als würde sich ein Teil dagegen wehren, gesehen und verstanden zu werden.	Verbalisierung des Widerstands
K:	Ja! Und es geht mir so schlecht damit.	Image: Es ist aber schlimm.
T:	Ja, es fühlt sich schlimm an.	Verbalisierung des Images
K:	Haben Sie nicht irgendeine Ihrer Therapeuten-Supertechniken, die dazu führt, dass ich den Teil verstehe?	Aufforderung den Widerstand zu brechen
T:	Ich verstehe total gut, gerade weil Sie sich so schlecht fühlen, dass Sie sich an dieser Stelle Hilfe wünschen. Und ich nehme das sehr ernst und möchte Ihnen auch helfen.	Wichtigkeits- und Solidaritätsbotschaft
K:	*(nickt)*	
T:	Allerdings ist es mir auch wichtig, dass Sie hier jeder Zeit entscheiden können, was Sie wann von sich zeigen und wie weit Sie gehen wollen.	Autonomie- und Grenzbotschaft
K:	Mh.	
T:	Verstehen Sie, ich möchte keinen Teil von Ihnen hier zu irgendetwas zwingen, was der nicht will.	Autonomiebotschaft
K:	Das will ich auch nicht.	
T:	Gut. Und ich möchte auch nicht, dass Sie hier rausgehen und denken müssen: Die Frau X. macht mit mir Dinge, die ich nicht kontrollieren kann, und bringt mich dazu, mehr preis zu geben, als sich gerade richtig anfühlt. Mir ist total wichtig,	Autonomie- und Grenzbotschaft

	dass wir immer im Auge haben, wo Ihre Grenzen sind.	
K:	Mh. Aber dann muss ich das Scheiß-Gefühl behalten.	Image: Es geht mir aber schlecht und dann wird mir nicht geholfen. (Wichtigkeit und Solidaritätsmotiv)
T:	Das muss es nicht heißen. Denn dass wir darauf achten, dass keine Grenze überschritten wird und dass Sie jederzeit bestimmen, was und wie weit das besprochen wird, heißt ja nicht, dass wir gar nichts machen. Wenn Sie wollen, können wir ja in Ruhe gemeinsam schauen, ob wir behutsam herausfinden können, was bei Ihnen los ist.	Solidaritätsbotschaft
K:	Das wäre super.	
T:	Möchten Sie noch mal erzählen, wie es Ihnen genau ging?	Angebot, in die inhaltliche Arbeit einzusteigen, mit Autonomiekomplementarität
K:	... *(den Rest der Sitzung wird über die Gründe für das schlechte Befinden der Klientin gesprochen)* ...	
T:	Ok. Wir müssen jetzt langsam zum Ende kommen. Was war denn heute das Wichtigste für Sie?	5 Minuten vor Ablauf der Zeit, leitet die Therapeutin den Abschluss der Sitzung ein.
K:	Mh ... Das ich weiß, dass ich mich wegen Jens so schlecht fühle.	
T:	Ja.	
K:	Und dass der bei unseren bisherigen Treffen immer sehr nett war, dass eine Seite in mir aber Angst hat, dass der auch ganz schlimm sein kann.	
T:	Ja.	
K:	Und was mach ich jetzt? Soll ich die Einladung zum Kaffee trinken annehmen oder nicht?	Unterstützungsappell und Aufforderung zur Autonomieeinschränkung
T:	Da sind Sie jetzt noch unentschieden?	Verbalisierung
K:	Ja. Voll. Sagen Sie mir doch, was ich machen soll.	Wiederholung der Aufforderung zur Autonomieeinschränkung
T:	Ich verstehe, dass nicht zu wissen, was das Beste ist, unangenehm ist. Mir ist es trotzdem wichtig, Ihnen nicht einfach zu sagen, was Sie machen sollen. Das fänd ich sogar ziemlich blöd von mir. Zum einen wäre das in meinen Augen ziemlich anmaßend zu denken, ich weiß besser als Sie selbst, ob Sie noch Kontakt zu Jens möchten. Zum anderen will ich nicht für oder über Sie bestimmen.	Autonomiebotschaft

K:	Aber dann sitze ich mit der Entscheidung alleine.	Die Klientin fühlt sich im Stich gelassen (Solidaritätsmotiv).
T:	Ok. So als würde ich Sie hängen lassen.	Verbalisierung der Kränkung
K:	Ja.	
T:	Das will ich nicht. Ich möchte beides. Dass Sie selbst entscheiden können und meine Hilfe haben.	Doppelbotschaft: Autonomie und Solidarität
K:	Und was heißt das für Sie jetzt?	Klientin ist noch nicht beruhigt.
T:	Das heißt, dass wir die letzten drei Minuten nutzen können und gucken können, ob Sie zu einer Entscheidung kommen. Oder auch, dass wir uns in der nächsten Sitzung das Thema wieder vornehmen. Wie Sie wollen.	Erneute Doppelbotschaft: Solidarität und Autonomie
K:	Vielleicht beides.	
T:	Gern. Dann könnten Sie noch mal kurz sagen, was Ihr Gefühl zum Treffen mit Jens sagt.	Die inhaltliche Unterstützung ist gleichzeitig komplementäres Verhalten zum Soldiaritätsmotiv. Hier kombiniert mit Autonomiekomplementarität (könnten = Angebot).
K:	Dass es immer sehr schön mit ihm ist und ich ihn treffen möchte.	
T:	Ok.	
K:	Und dass ich auch Angst habe, dass er sich nur verstellt und eigentlich doch übel ist.	
T:	Ok. D.h. eine Seite möchte sich treffen, weil er Ihnen was gibt, was sich gut anfühlt, und eine will lieber weg, weil sie Angst hat, dass Jens es nicht ernst meint.	Die Therapeutin fasst für die Klientin die Ambivalenz zusammen.
K:	Genau.	
T:	Gibt es einen Kompromiss, der für beide Seiten akzeptabel wäre?	
K:	Ich weiß nicht.	
T:	Soll ich einen Vorschlag machen und Sie gucken, was davon für Sie passt?	Die Therapeutin holt sich die Erlaubnis (Autonomie- und Grenzkomplementarität), einen Lösungsvorschlag zu machen (Solidaritätskomplementarität).
K:	Ja bitte.	
T:	Sie könnten Jens zum Kaffee treffen. Vielleicht in irgendeinem Café.	
K:	Klingt ok. Aber wenn der auch gemein ist?	
T:	Vielleicht könnte es der ängstlichen Seite helfen, wenn Sie vorher entscheiden, es langsam angehen zu lassen und einfach einen netten Nachmittag zu	

	verbringen. Und dabei darauf zu achten, ob es Hinweise gibt, dass Jens auch brutal sein kann. So dass die Seite, die Angst hat, weiß, sie wird nicht ignoriert. Was ja Schutz bedeuten kann.	
K:	Ja. Das könnte gehen. Dann muss ich mich aber wirklich in der Öffentlichkeit treffen. Sonst gehe ich womöglich doch weiter als gut ist.	
T:	Ok. Denken Sie, das wäre für Sie vorerst ein Weg? Und beim nächsten Mal können wir noch genauer gucken.	
K:	Ja. Das ist soweit ok.	

8.5.2.7 Aufforderung zur Grenzüberschreitung

Bei der Testform Aufforderung zur Grenzüberschreitung ist es (ähnlich wie bei der Aufforderung zur Autonomieeinschränkung) wichtig, der Aufforderung nicht nachzukommen, diese explizit abzulehnen und der Klientin die Gründe hierfür zu erklären. Diese Begründung stellt dann auch die explizite Beziehungsbotschaft dar:

„Mir ist es wichtig, Ihre Grenzen nicht zu überschreiten."

- „Deshalb möchte ich keine Psychospielchen machen, bei denen Sie nicht wissen, was genau passiert."
- „Deshalb möchte ich ihr Tagebuch nicht lesen. Mir ist wichtig, dass Sie jeder Zeit entscheiden können, wenn es Ihnen zu weit geht."
- „Deshalb möchte ich nicht bohren, sondern darauf achten, wie weit Sie gehen wollen."

Beispiel: Aufforderung zur Grenzüberschreitung		**Kommentar:**
T:	Frau X., was möchten Sie heute denn gerne in der Sitzung machen?	Inhaltlicher Einstieg in die Sitzung
K:	Ja. Da hab ich mir auch schon Gedanken drüber gemacht. Es liegt ja immer so viel an. Und es gibt ja auch so viel, was Sie noch nicht von mir wissen ... *(Pause)*	
T:	Verstehe. Es gibt viele Themen. Und irgendwie weiß ich Vieles auch noch nicht. Was für die fünfte Sitzung auch normal ist, oder?	
K:	Stimmt wohl. Aber deshalb habe ich gedacht ... *(Klientin sucht in ihrem Rucksack, zieht ein Buch heraus)* dass Sie am besten mein Tagebuch lesen, dann wissen Sie Bescheid.	Aufforderung zur Grenzüberschreitung

T:	Ok. Sie haben mir Ihr Tagebuch mitgebracht und möchten, dass ich es lese?	Verbalisierung der Aufforderung der Klientin
K:	Ja. Da stehen alle wichtigen Sachen über mich drin.	In dieser Äußerung kann die Therapeutin die Botschaft hören: Wenn du dich für mich interessierst, dann liest du das Tagebuch.
T:	Ok. Wissen Sie, es freut mich, wenn Sie das Gefühl haben, dass Sie mir die wichtigen Dinge über sich anvertrauen können. Und wenn Sie das wollen, möchte ich diese Dinge gerne wissen. Denn ich interessiere mich für Sie und möchte Ihnen gerne helfen.	Autonomiebotschaft Wichtigkeits- und Soldaritätsbotschaft
K:	Gut. *(Schiebt das Tagebuch auf dem Tisch ein bisschen näher an die Therapeutin)*	
T:	Es gibt allerdings noch einen weiteren wichtigen Punkt. Mir ist es total wichtig, dass Ihre Grenzen hier total sicher sind. Ich fänd es schlimm, wenn Sie hier die Erfahrung machen würden, dass es anderen – in dem Fall mir – egal ist, wo Ihre Grenzen sind. Und wenn ich jetzt in Ihrem Tagebuch lese, was ja – wie Sie auch gesagt haben – alle persönlichen, wichtigen Dinge über Sie enthält, hätte ich das Gefühl, ich überschreite Ihre Grenzen.	Grenzbotschaften
K:	Mh. Das finde ich ja auch gut, dass Sie das sagen. Aber ich erlaube Ihnen das ja jetzt.	Wiederholung der Aufforderung zur Grenzüberschreitung
T:	Ja. Das stimmt. Und das heißt ja auch, dass Ihr Gefühl im Moment sagt: Die Frau X. darf das lesen. Das ist ok für mich. Das geht nicht zu weit. Aber mir ist es auch wichtig, dass Sie jeder Zeit entscheiden können, wie weit ok ist. Und das kann sich ja auch ändern. Wenn ich Ihr Tagebuch jetzt mitnehme, haben Sie keine Kontrolle mehr darüber und auch keine Möglichkeit mir zu sagen, dass es eine Grenze gibt. Verstehen Sie, was ich meine?	Entsprechend wiederholt auch die Therapeutin die Botschaften an das Motiv nach Unverletzlichkeit der eigenen Grenzen der Klientin.
K:	Ja. Verstehe schon.	
T:	Und deshalb würde ich vorschlagen, Sie behalten Ihr Tagebuch und wenn Sie das möchten, erzählen Sie mir, was ich wissen soll.	Die Therapeutin schlägt vor, die Grenzen der Klientin zu sichern, macht aber gleichzeitig deutlich, dass sie für die Klientin da ist und sich für sie interessiert.

K:	Ja. Ok. Aber zu erzählen fällt mir viel schwerer. Dann traue ich mich vielleicht nicht bestimmte Dinge zu sagen.	Dadurch, dass es der Klientin schwer fällt, bestimmte Dinge zu erzählen, kann bei der Therapeutin der Appell ankommen: Du musst mir dabei helfen. Dies erhöht den Druck, das Tagebuch (aus Solidaritätsgründen) doch zu nehmen und dadurch möglicherweise die Grenzen der Klientin zu überschreiten.
T:	Ok. Aber das heißt ja, dass es Teile in Ihnen gibt, die sich schlecht dabei fühlen, mir bestimmte Dinge zu sagen.	Die Therapeutin verbalisiert die Grenze.
K:	Ja.	
T:	Das würde für mich noch mal heißen, dass wir da behutsam sein müssen. Wenn wir das im Gespräch machen, haben wir immer die Möglichkeit zu gucken, ob es wirklich für Ihre verschiedenen Anteile ok ist, etwas Bestimmtes zu sagen. Und wenn nicht, können wir, wenn Sie wollen, auch darüber sprechen, warum es nicht ok ist. Und so können wir dafür sorgen, dass hier nichts passiert, was nicht gut für Sie ist.	Und sie wiederholt die Botschaft an das Grenzmotiv.
K:	Mh …	
T:	Was meinen Sie?	
K:	Das klingt schon vernünftig. Aber dann dauert es bestimmt länger.	Die Grenzbotschaften haben das getriggerte Grenzschema beruhigt. Es bleibt ein Zweifel, der auf die Nähemotive zurückgeht.
T:	Ja. Das kann sein. Aber ich würde mir die Zeit gerne mit Ihnen nehmen. Und mir ist es lieber, wir nehmen uns die Zeit und es fühlt sich für Sie passend an. Als wir ignorieren Ihr Störgefühl und bestimmte Teile von Ihnen bekommen den Eindruck, dass sie mir nicht vertrauen können.	Die Botschaft: Ich arbeite gerne mit Ihnen (Wichtigkeit) und ich bleibe bei ihnen und unterstütze sie (Verlässlichkeit und Solidarität).
K:	Ja. Ok.	
T:	Möchten Sie mal gucken, was Sie heute gerne besprechen würden?	Einstieg in die inhaltliche Arbeit
K:	…	

Bei den verschiedenen Testformen gilt es, verschiedene Aspekte zu berücksichtigen. Das Grundprinzip zum Bestehen eines Test heißt:

Gib der Klientin, was sie sich in der Beziehung wünscht (= Befriedige das Beziehungsmotiv) und verhalte dich auf keinen Fall entsprechend der Befürchtung der Klientin (= Bestätige nicht das Schema).

8.6 Explizierung der Beziehungsmotive

Ein weiterer Aspekt der Beziehungsgestaltung kann das Explizieren der Beziehungsmotive sein. Wenn der Therapeut aus dem, was die Klientin bislang über sich erzählt hat, erschließt, was ihr wichtig ist, d. h. was ihre Motive sind und er dies reflektiert, dann vermittelt er der Klientin damit, dass er sie gut und weitgehend versteht. Für viele Klientinnen, insbesondere wenn es ein stark frustriertes Wichtigkeitsmotiv gibt, ist dies eine positive Erfahrung und bucht Beziehungskredit auf.

Dieser Aspekt wird allerdings aus gutem Grund am Ende des Kapitels zur Beziehungsgestaltung behandelt. Zum einen ist es ein Aspekt, der neben der Bildung von Vertrauen schon Teil der inhaltlichen Arbeit ist. Ein Effekt der Explizierung der Beziehungsmotive ist nämlich, dass die Klientin hierdurch eine Repräsentation ihrer Motive aufbauen kann. Dies ist vor allem bei Klientinnen mit Alienation (= Entfremdung vom eigenen Motivsystem) wichtig, um diese aufzuheben. Außerdem ist es für eine Klientin ein wichtiger Zwischenschritt, ihre Motive zu kennen, um im nächsten Schritt erkennen zu können, dass diese durch ihr Strategien nicht befriedigt werden, um dann neues Verhalten aufzubauen, das ihren Bedürfnissen entspricht.

Zum anderen führt die Explizierung der Beziehungsmotive nicht immer zum Aufbau von Beziehungskredit. Gerade Klientinnen mit einem starken Distanzanteil können eine solch tiefgehend verstehende Äußerung zu nahe gehen. V.a. wenn das Motiv nach Schutz der eigenen Grenzen bei einer Klientin relevant ist, kann Vorsicht geboten sein, da Klientinnen eine Explizierung ihrer Motive als Grenzüberschreitung empfinden können. Oder das Erkennen und Spüren eigener Bedürfnisse macht Klientinnen mit einem Toxizitäts- und/oder Verlässlichkeitsschema Angst, da durch das Erkennen der Druck größer wird, sich seinen Motiven entsprechend zu verhalten. Dies aktiviert dann die Befürchtung, damit anderen zu schaden und/oder verlassen zu werden. Deshalb benötigt ein Therapeut bereits ein Modell darüber, wie eine Klientin auf die Explizierung ihrer Motive reagiert, bevor er dies in der Therapie realisieren kann. Hinzu kommt natürlich, dass er selber auch zunächst herausfinden muss, welche Motive bei der Klientin relevant sind.

Hat der Therapeut nun erkannt, welche Motive und Wünsche bei der Klientin im Vordergrund stehen und schätzt er dies als förderlich für die therapeutische Beziehung ein (z. B. weil eine Klientin ein starkes Wichtigkeitsmotiv hat und es sich für sie gut anfühlt, genau verstanden zu werden), kann er die Motive dann im Gespräch mit der Klientin benennen.

In Tabelle 14 finden sich Beispiele für Explizierungen der sechs Beziehungsmotive.

Tabelle 14: Beziehungsmotive und passende Explizierungen

Beziehungsmotiv	Explizierung des Motivs
Anerkennung	Sie wünschen sich, von anderen gemocht zu werden. Sie möchten ok gefunden werden, ohne etwas dafür tun zu müssen. Ihnen ist es wichtig, nicht abgewertet zu werden. Sie möchten sich nicht rechtfertigen müssen, dafür, wie Sie sind.
Wichtigkeit	Sie wollen für andere wichtig sein. Sie wünschen sich, im Leben von anderen eine Bedeutung zu haben. Ihnen ist es wichtig, für andere eine Bereicherung zu sein. Sie möchten ernst genommen werden. Sie wünschen sich, dass andere sich für Sie interessieren. Ihnen ist es wichtig, verstanden zu werden.
Solidarität	Sie wünschen sich Unterstützung. Sie möchten, dass jemand an Ihrer Seite steht. Sie wollen, dass andere Ihnen helfen (gerade wenn es Ihnen schlecht geht).
Verlässlichkeit	Sie wünschen sich, dass jemand bei Ihnen bleibt. Es wäre schön, wenn ein Streit/eine andere Meinung die Beziehung nicht gefährden würde. Sie wünschen sich, keine Angst haben zu müssen, dass eine Beziehung plötzlich auseinandergeht.
Autonomie	Es ist Ihnen wichtig, selber zu entscheiden. Sie möchten selber bestimmen, was Sie tun. Sie möchten nicht, dass Ihnen jemand reinquatscht.
Grenzen	Sie wollen, dass Ihre Grenzen respektiert werden. Sie möchten, dass Ihr Bereich sicher ist. Sie wünschen sich, dass andere stoppen, wenn Sie sagen: Bis hier hin und nicht weiter.

Die Explizierung der Beziehungsmotive hat verschiedene Funktionen:

- Sie kann dem Aufbau von Beziehungskredit zuträglich sein.
- Sie dient der Bearbeitung der Alienation.
- Sie schafft die Voraussetzung dafür, dass die Klientin erkennt, dass ihr aktuelles Verhalten sie nicht zufrieden macht, und dass sie neues Verhalten erlernen kann, das ihren Motiven stärker entspricht.

8.7 Die Beziehung zum Inhalt der Therapie machen

Wie dargestellt stehen dem Therapeuten verschiedene Wege zur Verfügung, die Beziehung zur Klientin funktional zu gestalten und so Beziehungskredit aufzubauen. Diesen auch zu nutzen, ist eine der Hauptaufgaben des Therapeuten. Da dies bei den Klientinnen mit starkem Misstrauen und massiven (schemabedingten) Ängsten eine lange Zeit in Anspruch nehmen kann, sind vom Therapeuten Geduld, Ausdauer und Konsequenz in der Beziehungsgestaltung gefordert. So werden sich in kleinen Schritten Vertrauen und Beziehungskredit entwickeln.

Der Therapeut kann darüber hinaus versuchen, die therapeutische Beziehung zum Inhalt der Therapie zu machen. Die Klientin wird eingeladen, mit dem Therapeuten auf eine Metaebene zu gehen und über die Beziehung zwischen beiden zu sprechen. Ziel dieser Metakommunikation ist eine weitere Vertiefung der Beziehung zu erreichen (Keil & Stölzl, 2001) sowie Missverständnisse und Prozessblockaden aufzulösen (Keil & Stumm, 2014).

Um ein solches Gespräch einzuleiten, kann der Therapeut der Klientin seinen Eindruck mitteilen, dass es auf ihrer Seite Vertrauensschwierigkeiten, Ängste, Vorbehalte oder Skepsis gibt (z. B. „Ich habe den Eindruck, dass es einer Seite von Ihnen schwerfällt, mir zu vertrauen“, „Mein Gefühl ist, dass ein Teil von Ihnen Angst hat, mir bestimmte Dinge mitzuteilen“, „Ich bin nicht sicher, aber kann es sein, dass es immer wieder Momente in der Therapie gibt, in denen Sie Vorbehalte spüren, bestimmte Sachen zu erzählen/bestimmte Seiten von sich zu zeigen“). Der Therapeut tut dies aus einer nicht wertenden Haltung heraus und versucht, mit der Klientin über den Teil, der noch nicht hinreichend Vertrauen zu ihm hat, zu sprechen. Oder der Therapeut lädt diesen Teil direkt ein, mit ihm in Kontakt zu treten und zu verstehen, was diesen Teil ausmacht.

Kann die Klientin den Eindruck des Therapeuten teilen, dass es einen skeptischen Teil gibt, oder besteht direkt Kontakt zu diesem Teil, kann geklärt werden, was genau das Problem zwischen den beiden Interaktionspartnern ist (z. B. kann dann folgenden Fragen nachgegangen werden: „Was macht es schwer, mir *(dem Therapeuten)* zu vertrauen?“, „Was befürchten Sie *(die Klientin)*, was wäre, wenn Sie bestimmte Dinge erzählen?“, „Was genau sind die Vorbehalte, die dazu führen, dass Sie *(die Klientin)* bestimmte Sachen nicht erzählen/Seiten von sich nicht zeigen können?“).

Teilweise reicht eine solche Klärung aus, um die Beziehungsproblemen zu beheben und weiterarbeiten zu können (Keil & Stumm, 2014). Haben Therapeut und Klientin das Problem ausführlich analysiert und verstanden, und das Beziehungsproblem ist dadurch noch nicht beseitigt, kann gemeinsam nach Lösungen für dieses Problem gesucht werden (z. B. „Was könnte es Ihnen *(der Klientin)* leichter machen?“, „Was könnte helfen, die Ängste zu reduzieren?“). Die möglichen Ansatzpunkte dazu sind vielfältig: Änderungen im Ablauf der Sitzung, erneute Beziehungsbotschaften des Therapeuten, Versorgung verletzter Anteile, damit diese nicht direkt mit bestimmten Themen konfrontiert werden, ... Es kann natürlich auch sein, dass sich keine Lösung finden lässt und mehr Zeit für die Vertrauensbildung notwendig ist. Auch mit der andauernden Skepsis geht der Therapeut akzeptierend und erlaubend um und versucht nicht, die Klientin zu überzeugen oder zu überreden.

Als Vorstufe um die Beziehung zu thematisieren, besteht auch die Möglichkeit, die Klientin im Therapieprozess zu bitten, ihr momentanes Denken, Fühlen und Verhalten innerhalb der Therapie zu reflektieren (Keil & Stölzl, 2001). Zum Beispiel könnte der Klientin dabei auffallen, dass sie sich verteidigt oder dass sie sich nicht traut, ein bestimmtes Thema anzusprechen o. ä. Daran kann sich dann wieder eine Klärung der Gründe anschließen.

Alternativ kann der Therapeut auch eine Beziehungsanspielung der Klientin („Männer können das wahrscheinlich nicht verstehen", „Ich fürchte, total nervig zu sein") nutzen, um in das Thema einzusteigen (Finke, 2008; Keil & Stumm, 2014).

In der Regel muss sich der Therapeut bereits einen kleinen Beziehungskredit erarbeitet haben, bevor er erwarten kann, dass die Klientin auf seine Interventionen in Richtung Beziehungsklärung eingehen kann (Finke, 2010). Aus den wenigen empirischen Ergebnissen zum Beziehungsklären schlussfolgert Finke (2008), dass die Indikation für die damit verbundenen Interventionen sorgfältig gestellt und die Reaktion der Klientin genau beobachtet werden sollte, dass eine umsichtige Anwendung erfahrungsgemäß aber durchaus weiterführt. Es erscheint also sinnvoll, dass der Therapeut, wenn er ein Thematisieren der therapeutischen Beziehung möglicherweise für sinnvoll erachtet, dies vorsichtig versucht und dabei achtsam dafür ist, ob die Klientin damit umgehen kann und ob es funktioniert. Wichtig ist, keinen Druck auf die Klientin auszuüben, sich nicht festzubeißen und zu akzeptieren, dass es gerade nicht zielführend ist. Ein Machtkampf sollte auf jeden Fall vermieden werden.

Nach dieser Darstellung der Komponenten der Beziehungsgestaltung werden in den folgenden Kapiteln nun relevante Aspekte auf Inhaltsebene diskutiert. Auf die Behandlung der Emotionsregulationsstörung und von komorbiden Erkrankungen wird nur in Bezug auf die Therapieplanung eingegangen. Ansonsten wird der Schwerpunkt auf die Behandlung der Beziehungsstörung gelegt. Begonnen wird mit Fragen der Diagnostik und Therapieplanung (Kapitel 9). Daran anschließend wird auf die Konfrontation mit der Spielebene (Kapitel 10) und die Klärung und Bearbeitung der Schemata (Kapitel 11) eingegangen. In Kapitel 12 wird die Idee eines integrativen Vorgehens vorgestellt, das Interventionen aus verschiedenen Therapieansätzen kombiniert. Da es bei der Behandlung der Borderline-Persönlichkeitsstörung ein häufig diskutiertes Thema ist, wird dem Umgang mit manipulativen Aspekten von Selbstverletzungen und Suizidalität je ein eigenes Kapitel (13 und 14) gewidmet. Als letztes wird bei der Beschreibung der inhaltlichen Interventionen das Thema Reviktimisierung angesprochen (Kapitel 15).

9 Diagnostik und Therapieplanung

Bevor entschieden werden kann, welche Aspekte in welcher Reihenfolge behandelt werden sollen, muss sich ein Therapeut im Rahmen von Diagnostik und Modellbildung einen Überblick über die vorliegenden Problembereiche der Klientin und ihrer Zusammenhänge verschaffen.

Inhaltlich kann die erste Therapiephase, in welcher der Beziehungsaufbau im Vordergrund steht, so weit wie möglich diagnostisch genutzt werden. Vor der eigentlichen therapeutischen Arbeit muss in Phase 2 dann aber die Diagnostik abgeschlossen werden. Den Begriff „abgeschlossen" wählen wir in Ermangelung einer treffenden Alternative. Insgesamt ist davon auszugehen, dass ein Therapeut während des gesamten therapeutischen Prozesses weitere, neue diagnostische Informationen bekommt, aufgrund derer er die Behandlung immer wieder anpassen muss. Trotzdem ist es gerade bei einem so komplexen und heterogenen Störungsbild wie der Borderline-Persönlichkeitsstörung wichtig, nicht „blind drauf los zu therapieren", sondern aufgrund der aktuellen, möglichst umfangreichen Datenlage fundierte Indikationsentscheidungen zu treffen.

Dementsprechend wird im nächsten Kapitel ein Überblick über die relevanten Aspekte der Fallkonzeption, die diagnostisch erfasst werden müssen, gegeben (Kapitel 9.1). Daran anschließend werden einige Überlegungen zur Vermittlung der Diagnose dargestellt (Kapitel 9.2) und dann wird im Rahmen der Therapieplanung auf die Reihenfolge der Behandlung der verschiedenen Problembereiche eingegangen (Kapitel 9.3).

9.1 Mögliche Problembereiche und Modellbildung durch den Therapeuten

Aufgrund der Heterogenität des Störungsbildes gibt es eine Vielzahl an relevanten diagnostischen Aspekten, welche auftreten können und ggf. im Rahmen des Klientenmodells Berücksichtigung finden müssen.

Als erster relevanter Faktor sei die kategoriale Diagnostik nach DSM-5 genannt. Es ist für die Therapieplanung wichtig, einen Überblick über die bei der Klientin vorliegenden *psychischen Störungen* zu bekommen. Hierbei ist die Frage relevant, welche Kriterien der Borderline-Persönlichkeitsstörung die Klientin erfüllt. Aber auch komorbide Störungen sollten erfasst werden. Da verschiedene Störungen bei einer Klientin nicht jeweils unabhängig voneinander existieren, ist es Teil des Klientinnen-Modells, inwieweit die verschiedenen psychischen Störungen miteinander zusammenhängen. Die *Wechselwirkungen* können vielfältig sein. Hierbei kann eine Störung die Entstehung und Aufrechterhaltung einer anderen Störung fördern. Eine soziale Phobie mit entsprechendem Vermeidungsverhalten kann beispielsweise aufgrund des damit verbundenen Verstärkerverlusts eine depressive Störung mit bedingen. Störungen können aber auch für die Ziele, welche eine andere Störung mit sich bringt, funktionalisiert werden. Eine Angst- oder depressive Störung kann z. B. im Rahmen einer histrionischen Störung dazu genutzt werden, Aufmerksamkeit und Zuwendung zu bekommen. Darüber hinaus ist es eine wichtige Information, wie groß die *Belastung* der Klientin durch eine komorbide Störung ist. Dies bedingt dann auch die Dringlichkeit der Behandlung dieser Störung mit.

Eine Suchtproblematik würde theoretisch bereits bei der kategorialen Diagnostik aufgeführt. Da eine ausgeprägte *komorbide Suchterkrankung* die Psychotherapie aller anderen Störungen behindern kann, muss hierauf besonderes Augenmerk gelegt werden. Hierbei besteht die Schwierigkeit, dass Substanzkonsum bereits Teil der Borderline-Diagnose (Kriterium 4) ist. V. a. wenn sich bereits eine Abhängigkeit entwickelt hat, ist es wichtig, diese zusätzlich zu behandeln. Bei Vorliegen der Missbrauchskriterien besteht das Risiko eine Abhängigkeit zu entwickeln. Bei einer frühzeitigen Berücksichtigung im Fallkonzept (und in der Therapieplanung) kann u. U. die Ausbildung einer Abhängigkeitserkrankung verhindert werden.

Es wurden zwei Dimensionen vorgestellt, welche für die Symptomatik der Borderline-Persönlichkeitsstörung relevant sind. Dies soll auch in der Fallkonzeption berücksichtigt werden. Für den Therapeuten ist es notwendig, für jede Klientin auf jeder Dimension eine Einschätzung vorzunehmen.

Zum einen muss entschieden werden, ob und in welcher Ausprägung eine *Störung der Emotionsregulation* vorliegt. Zum anderen muss diagnostiziert werden, ob und in welchem Ausmaß die Klientin eine *Beziehungsstörung* hat. Hierzu kann sich der Therapeut am Modell der doppelten Handlungsregulation orientieren. Gerade auch zur Validierung kann es wichtig sein zu wissen, welche frustrierenden *biographischen Erlebnisse* zur Entwicklung der Störung beigetragen haben. Darüber hinaus wären folgende Aspekte relevant: (Beziehungs-)*Motive, Selbst- und Beziehungsschemata* und die Komponenten der *Spielebene* (Kompensatorische Schemata/Interaktionelle Ziele, Strategien, Images, Appelle und Spiele, Kosten).

Bei der Betrachtung der Motive der Klientin ergibt sich die Frage, inwieweit die Klientin Zugang zu ihren Bedürfnissen hat und sie diese spüren kann. Dies betrifft den Problembereich *Alienation*, welche unterschiedlich stark ausgeprägt sein kann. Da Alienation Teil der umfassenderen *Identitätsstörung* sein kann, kann an dieser Stelle ebenfalls eine Einschätzung des Ausmaßes dieses Problemfeldes sinnvoll sein.

Die Schlussfolgerungen der Betrachtung von Motiv-, Schema- und Spielebene der Klientin, im Sinne davon, welche *Persönlichkeitsstile* eine Klientin realisiert, kann der Therapeut ebenfalls in das Modell eintragen.

Neben den beiden postulierten Dimensionen kann es noch *weitere Problembereiche* geben, die für die Problematik der Klientin eine bedeutende Rolle spielen können und in das Klientinnen-Modell mit aufgenommen werden sollen (z. B. das Vorliegen aktueller Traumatisierung oder komplizierte bzw. unverarbeitete Trauer).

Für einem umfassenden Überblick über den Stand der Klientin ist es darüber hinaus wichtig, ein Bild der vorhandenen (und ggf. auch der fehlenden) *Kompetenzen und Ressourcen* zu haben.

Und gerade weil Krisen und auch suizidale Krisen in der Behandlung der Borderline-Persönlichkeitsstörung häufig eine Rolle spielen, gehört zu der Fallkonzeption eine Einschätzung der *Krisenhaftigkeit* der Klientin.

Am Ende benötigt der Therapeut zur Therapieplanung einen Überblick über die zu behandelnden Problembereiche der Klientin und zusätzlich darüber, wie diese zusammenhängen. Zudem stellt sich die Frage, inwieweit die Klientin für den jeweiligen Aspekt ein *Problembewusstsein* hat und ob sie *motiviert* ist, diesen Bereich aktiv in der Therapie anzugehen.

Relevante Inhalte eines Klientinnenmodells sind:

- Kategoriale Diagnostik und ihre Zusammenhänge (komorbiden Suchterkrankungen kommt eine wichtige Bedeutung zu)
- Emotionsregulationsstörung
- Beziehungsstörung (Biographische Ereignisse, Motive, Selbst- und Beziehungsschemata, Spielebene)
- Alienation und Identitätsstörung
- weitere Problembereiche (z.B. aktuelle Traumatisierung)
- Kompetenzen und Ressourcen
- Krisenhaftigkeit
- Problembewusstsein und Motivation

Leser, die diese Art der Fallkonzeption in ihrer therapeutischen Praxis berücksichtigen wollen, finden im Anhang ein entsprechendes Arbeitsblatt, das zur Entwicklung eines Klientenmodells verwendet und dann auch zur Therapieplanung genutzt werden kann.

Das *Arbeitsblatt Fallkonzeption* im Anhang beinhaltet die genannten Inhalte des Klientenmodells.

Die DSM-5-Diagnosen können nach Persönlichkeitsstörungen und (anderen) psychischen Störungen unterschieden eingetragen werden. Es folgen Überlegungen zu Zusammenhängen zwischen den Störungen und der Funktionalität der anderen psychischen Störungen im Rahmen der Persönlichkeitsstörung(en). Auf einer 7-stufigen Skala kann dann die Belastung durch die bzw. die Dringlichkeit der Behandlung der komorbiden psychischen Störungen eingeschätzt werden.

Da Suchtmittelkonsum besondere Berücksichtigung in der Behandlung finden sollte, ist diesem Thema ein extra Punkt im Arbeitsblatt gewidmet.

Nach der Einschätzung der Kriterien für die Emotionsregulationsschwierigkeiten folgen Aspekte der Beziehungsstörung. In diesem Rahmen können im Arbeitsblatt relevante biographische Erlebnisse vermerkt werden und der Therapeut kann ankreuzen, welche Beziehungsmotive bei der Klientin frustriert sind. Auf einer 7-stufigen Skala kann dann auch – falls vorhanden – eine Beurteilung des Ausmaßes der Alienation und der Identitätsstörung vorgenommen werden.

Im Folgenden werden die Schemata der Klientin unterteilt in Selbst- und Beziehungsschemata vermerkt.

Im Rahmen der Beurteilung des Vorliegens einer Spielebene können kompensatorische Schemata bzw. interaktionelle Ziele, die zu deren Erreichung eingesetzten interaktionellen Strategien, Images und Appelle sowie Spiele und schließlich die damit verbundenen Kosten eingetragen werden.

Aus der Kombination aus Motiven, Schemata und Spielebene können die entsprechenden Persönlichkeitsstile (Modi) abgeleitet werden. Es folgt ein Abschnitt, in dem die Nähe der Anteile zueinander aufgeschrieben werden kann.

Um keinen relevanten Aspekt zu übersehen, ist im Arbeitsblatt ein Punkt vorgesehen, der auffordert, sich mit weiteren Problembereichen (z. B. aktuelle Traumatisierung, unverarbeitete Trauer, Vermeidungsverhalten, Konfliktscheue, ...) auseinander zu setzen.

Darüber hinaus werden Kompetenzen und Ressourcen der Klientin vermerkt und beurteilt, ob und in welchen Bereichen Kompetenzdefizite vorliegen und Ressourcen fehlen.

Da Suizidalität ein häufiges und hoch relevantes Thema bei Klientinnen mit Borderline-Persönlichkeitsstörung ist, können im Folgenden verschiedene Kriterien für die Krisenhaftigkeit angekreuzt und anhand dieser eine Einschätzung der Suizidalität auf einer 7-stufigen Skala vorgenommen werden.

Am Ende des Arbeitsblattes kann der Therapeut auf einer Seite die relevanten, zu behandelnden Aspekte eintragen und jeweils das Ausmaß an Problembewusstsein und an Veränderungsmotivation für diesen Problembereich auf einer 7-stufigen Skala beurteilen. Wichtige Zusammenhänge zwischen den einzelnen Aspekten können ggf. mit Pfeilen eingezeichnet werden.

9.2 Probleme bei der Diagnostik und Besprechung der Diagnose

Für einen größtmöglichen Erfolg einer Therapie wäre sinnvoll, wenn die Diagnostik möglichst früh im Prozess stattfindet. Dies gilt sowohl für das Stellen der Borderline-Diagnose im Rahmen kategorialer Diagnostik als auch für die anderen Teile des Klientenmodells. Allerdings können verschiedene Faktoren dazu beitragen, dass es in der ersten Phase der Therapie nicht möglich ist, hinreichend valide Informationen zu erhalten, um eine Therapie frühzeitig unter Berücksichtigung der relevanten Störungsbereiche planen zu können.

Zum einen kann es sein, dass die Klientin dem Therapeuten nicht hinreichend vertraut, um ihm die relevanten Informationen zu geben. Dies kann auf jedes der sechs frustrierten Beziehungsmotive sowie auf die korrespondierenden negativen Schemata und die damit verbundenen Empfindlichkeiten zurückgehen.

- Anerkennung: die Klientin hat Angst, dass sie für bestimmte Probleme abgewertet wird.
- Wichtigkeit: die Klientin befürchtet, dass der Therapeut ihre Schwierigkeiten nicht ernst nimmt oder dass sie ihn damit zu sehr belastet.
- Solidarität: die Klientin zweifelt an der Unterstützung des Therapeuten und ist deswegen gehemmt, Themen zu offenbaren, denen sie sich ohne Hilfe nicht stellen kann.
- Verlässlichkeit: die Klientin hat Sorge, dass der Therapeut, wenn er erfährt, was die Klientin noch für Schwierigkeiten hat, die Beziehung beendet.
- Autonomie: die Klientin befürchtet, wenn sie dem Therapeuten alle wichtigen Informationen gibt, dass er sie darüber definiert, dass er sie einschränkt, über sie und das, was behandelt werden soll, bestimmt und dass sie, wenn sie ein Thema einmal angesprochen hat, nicht mehr entscheiden darf, ob darüber weiter gesprochen wird und ob es bearbeitet wird.
- Grenzen: die Klientin hat Angst, dass der Therapeut ihre Grenzen nicht respektiert und dass sie sich nicht wehren kann, wenn sie sich (und damit ihr Territorium) öffnet und behält deshalb bestimmte Bereiche für sich.

Häufig gibt es bei einer Klientin mit Borderline-Persönlichkeitsstörung eine Kombination von Zweifeln in unterschiedlichen Themenbereichen.

Es kann aber auch sein, dass die Validität der diagnostischen Daten eingeschränkt ist, weil die Klientin noch gar nicht auf der Inhaltsebene ist und viel Spielverhalten realisiert. Wenn die Intention der Klientin z. B. ist, sich leidend darzustellen, können alle Informationen höchst dramatisch und schlimm klingen. Dies erschwert dem Therapeuten eine Einschätzung der relevanten Problembereiche und des Ausmaßes der Schwierigkeiten. Bei einer anderen Variante möchte sich eine Klientin möglicherweise als besonders problemfrei präsentieren, so dass die Suche nach Problemen im Rahmen der Diagnostik eher dazu führt, dass die Klientin bestimmte Themen gar nicht anspricht und einmal benannte Schwierigkeiten wieder zurücknimmt. Oder die Informationen werden dadurch verzerrt, dass sich die Klientin als Opfer der Umstände und anderer Personen sieht und darauf fokussiert ist, dass der Therapeut das Problem außerhalb ihrer Person lokalisiert. Auch hier kann eine Klientin mehrere Aspekte realisieren.

Diese Hindernisse bei der Diagnostik kann der Therapeut durch gezielte und langfristige Beziehungsgestaltung bearbeiten. In manchen Fällen ist eine zusätzliche Thematisierung des Spielverhaltens hilfreich.

Im folgenden Beispiel geht es um eine Therapiesituation aus der ersten Therapiephase. Der Therapeut verfolgt dementsprechend zum einen das Ziel, die Beziehung zur Klientin zu verbessern, zum anderen diagnostische Informationen zu erheben. Bislang ist unklar, in welcher Intensität und in welcher Häufigkeit depressive Symptome auftreten. Gleichzeitig nutzt der Therapeut Gelegenheiten, um erste gemeinsame Problemdefinitionen festzuhalten. Die Klientin zeigt in der beschriebenen Interaktion ein Beziehungsverhalten, dass durch Wichtigkeit und Solidarität motiviert ist. Es ist ihr wichtig, dass der Therapeut wahr- und ernst nimmt, dass es ihr schlecht geht. Zudem soll der Therapeut bestätigen, dass andere (ihr Freund) an ihren Schwierigkeiten Schuld seien.

Beispiel: Schwierigkeiten bei der Diagnostik der depressiven Stimmung		**Kommentar:** ***Therapeutische Ebene***
K:	Und dann hat mein Partner wieder ganz schlimme Sachen gemacht. Es ist mit dem ja immer übel. Und danach ging es mir total schlecht und ich hab wieder die ganze Woche nur depressiv im Bett gelegen.	
T:	Ok. Ich höre, es ging Ihnen total schlecht. Es scheint wirklich schlimm gewesen zu sein.	*Beziehung* Explizitmachen der Botschaft „Es ging mir total schlecht."
K:	Ja, das war es. Mein Freund verhält sich oft wie der letzte Mensch auf dieser Erde.	
T:	Ich verstehe. Es ging Ihnen wirklich nicht gut. Und den Grund dafür sehen Sie im Verhalten Ihres Freundes. Sie fühlen sich ja oft von ihm schlecht behandelt.	*Beziehung* Zusätzlich Verbalisierung (ohne Bestätigung), dass sich die Klientin als Opfer sieht.
K:	Auf jeden Fall.	
T:	Ok. Die Beziehungsschwierigkeiten scheinen ein wichtiges Thema zu sein. Das sollten wir auf jeden Fall auf unsere Liste setzten und uns ausführlicher angucken.	*Inhalt* Problembereich markiert und Einigkeit darüber hergestellt
K:	Das ist bestimmt wichtig.	
T:	Jetzt haben Sie ja gerade gesagt, es ging Ihnen die Woche über sehr schlecht.	*Beziehung* Aufgreifen des Schlechtgehens *Inhalt* Überleitung zur Diagnostik der depressiven Symptomatik
K:	Ja ...	
T:	Und Sie haben viel Zeit im Bett verbracht.	
K:	Ich konnte gar nichts mehr machen!	
T:	Ja, ich verstehe, es hört sich schlimm an. Vielleicht können Sie noch mal erzählen. Wie schlecht war Ihre Stimmung?	
K:	Echt übel!!!	
T:	Ok. Waren Sie denn traurig oder ärgerlich?	*Inhalt* Klären der vorherrschenden Emotion
K:	Beides. Er hat mich sooooo tief getroffen. Gar nichts ging mehr.	
T:	Sie waren wirklich verletzt. Das verstehe ich.	*Beziehung* Verbalisierungen der Gefühlsäußerung der Klientin

	Aber es ist wichtig, dass ich mir ein genaues Bild davon mache, wie es dann gewesen ist. Haben Sie die ganze Woche nur im Bett gelegen? Oder haben Sie die Aktivitäten, die Sie sich vorgenommen haben, trotzdem machen können?	*Inhalt* Informationserhebung
K:	Es war einfach voll schlimm.	
T:	Frau X., ich nehme das wirklich sehr ernst, dass es Ihnen die Woche über nicht gut ging.	*Beziehung* Weiterhin komplementäres Verhalten zum Motiv Wichtigkeit
K:	Mir ging es überhaupt nicht gut.	
T:	Das sehe ich auch. Ich frage mich aber, ob Sie gerade das Gefühl haben, dass ich Ihr Befinden nicht hinreichend ernst nehme.	*Beziehung* Komplementäre Botschaft *Inhalt* Explizierung des Beziehungszweifels
K:	Ich glaube schon, dass Sie das ernst nehmen.	
T:	Das ist gut. Das ist nämlich auch so. Und mir ist es wichtig, dass das auch bei Ihnen ankommt.	*Beziehung* Komplementäre Botschaft
K:	Mmhm ...	
T:	Mein Eindruck ist aber, dass ein Teil von Ihnen das Gefühl hat, er müsste noch mal sehr betonen, dass es schlimm gewesen ist.	*Inhalt* Erneute Explizierung des Beziehungszweifels Konfrontation mit der Strategie „Dramatisierung“
K:	Meinen Sie?	
T:	Ich glaube schon. Mein Eindruck ist, dass das der Teil ist, der sich oft nicht ernst genommen fühlt und durch das Betonen sicherstellen will, dass das hier nicht passiert.	
K:	Das kann schon sein.	
T:	Kann sein? Oder ist so? *(schmunzelnd)*	
K:	Ja. Ist schon so.	
T:	Wissen Sie, das ist ja auch ok. Das gibt mir nämlich noch mal die Möglichkeit zu sagen, wie ernst ich das nehme. Und ich möchte auch, dass der Teil weiß, dass es ihm nicht TOTAL schlecht gehen muss, um hier gesehen zu werden.	*Beziehung* Komplementäre Botschaft
K:	Ok ...	
T:	Wissen Sie, es gibt da nur ein Problem. Für mich ist es wichtig, damit ich Ihnen gut helfen kann, ein genaues Bild zu bekommen, was bei Ihnen so los ist.	*Inhalt* Konfrontation mit den Kosten der Strategie
K:	Ja ...	

Dialog	Kommentar
T: Und wenn dieser Teil, der sich nicht ernst genommen fühlt, ... ich sag jetzt mal so lapidar ... übertreiben muss, dann verhindert das, das ich eine genaue Einschätzung vornehmen kann. Verstehen Sie, was ich meine?	*Inhalt* Erneute Konfrontation mit der Strategie und ihren Kosten
K: Ja schon. Vielleicht stelle ich Dinge manchmal auch schlimmer dar, als sie sind.	
T: Sieht so aus. Wäre ja auch eine gute Möglichkeit, das Scheiß-Gefühl, nicht ernst genommen und nicht gesehen zu werden, nicht spüren zu müssen.	*Inhalt* Thematisierung der Motivation für die Strategie (= Schemadeaktivierung)
K: Stimmt.	
T: Ich fände es aber schön, wenn Sie das hier nicht bräuchten. Ich hätte gern, dass Sie hier die Erfahrung machen, dass ich Sie ohne Übertreibung ernst nehme... Dafür müssten Sie aber aufhören zu übertreiben.	*Beziehung* Komplementäre Botschaft an das Wichtigkeitsmotiv
K: Das wird nicht leicht.	
T: Kann ich mir vorstellen. Hätte aber auch den Vorteil, dass wir uns ein genaues und auch realistischeres Bild Ihrer Probleme machen können. Das würde dann auch bedeuten, dass ich Ihnen besser helfen kann. Und ehrlich gesagt, darum geht es mir.	*Inhalt* Motivierung das Spielverhalten in der Therapie zu reduzieren *Beziehung* Komplementäre Botschaft an das Solidaritätsmotiv
K: Ich versuch's ...	
T: Top! Das wird uns bestimmt helfen. Und wissen Sie was ... wenn es nicht immer klappt, ist das ja nicht schlimm. Das sagt uns nur, dass sich eine Seite von Ihnen gerade unverstanden fühlt. Und das ist ja auch wichtig.	*Inhalt* Explizierung der verletzten Seite der Klientin hinter ihrem Verhalten
K: Das stimmt. Das finde ich auch wichtig. Das Gefühl hasse ich nämlich.	
T: Das kann ich verstehen. Vielleicht wäre es auch ein wichtiges Thema für unsere Liste, zu gucken, was das für ein Gefühl ist, und herauszufinden, wie Sie mit dem Gefühl so umgehen können, dass es Ihnen besser geht.	*Inhalt* Definition eines Problembereichs (= Schema) und Arbeitsauftrag zu Klärung und Bearbeitung
K: Ich hab zwar keine Idee, wie das gehen soll, aber klingt gut.	
T: Ich bin da optimistisch, dass wir das hinkriegen können. Ich helfe Ihnen.	
K: Ok.	

Dialog	Kommentar
T: Darf ich jetzt noch mal fragen, wie die letzte Woche genau ausgesehen hat?	*Inhalt* Exploration der depressiven Symptomatik
K: Ja ... Mir ging es schon sehr schlecht ...	
T: Mh.	
K: Ich hab dann so zwei, drei Stunden im Bett gelegen ... Aber dann hab ich mir gesagt, dass ich mir davon nicht alles versauen lassen will. Und dann bin ich zu meiner Verabredung gegangen.	
T: Ok. Das ist doch gut. D. h. Sie haben sich nicht total runterziehen lassen und sind nicht depressiv und antriebslos versackt.	
K: Das stimmt. Aber gut ging es mir trotzdem nicht.	
T: Keine Frage! Wir sollten das Problem sehr ernst nehmen. Aber es scheint mir, dass es Ihnen an dieser Stelle mehr helfen würde, wenn wir über die Beziehungsschwierigkeiten sprechen als darüber, wie Sie mit depressiver Stimmung und Antriebslosigkeit umgehen können.	*Beziehung* Komplementäre Botschaft an das Wichtigkeitsmotiv *Inhalt* Weiter Diagnostik der depressiven Symptomatik und Definition von Problembereichen
K: Eigentlich schon.	
T: Ok. Was meinen Sie denn eigentlich selbst: Gibt es Phasen, in denen Sie wirklich mehrere Tage im Bett liegen und sich zu gar nichts aufraffen können?	
K: Mmhm, die gab es schon. Ist aber schon einige Zeit her. Und ehrlich gesagt, möchte ich das auch nicht mehr erleben.	
T: Das verstehe ich. Schildern Sie mir doch noch mal genau, wann das war und wie es genau ausgesehen hat. ...	

Eine gute Beziehungsgestaltung vermittelt der Klientin zusätzlich das Gefühl, dass der Therapeut Vertrauen in die Klientin hat, dass er sie als wertvollen Menschen ansieht, egal, was sie für Schwierigkeiten hat, dass sie nicht nur aus ihren Problemen besteht. Dies kann auch dabei helfen, ein weiteres Hindernis im therapeutischen Prozess zu reduzieren: Die Klientin kann bestimmte Probleme vor sich selber noch nicht zugeben. Über die Beziehungsarbeit hinaus kann es nach einiger Zeit hilfreich sein, mit der Klientin zu thematisieren, dass es ihr möglicherweise schwerfällt, sich mit bestimmten Themen auseinanderzusetzen, und die Gründe dafür zu klären. Teilweise erleichtert das der Klientin bereits die Auseinandersetzung. Manchmal muss an den Gründen dann noch gearbeitet werden.

Gerade wenn die Klientin eine ausgeprägte Beziehungsstörung hat, dauert die Phase des Beziehungsaufbaus und damit die Zeit bis der Therapeut ein hinreichend valides

Klientinnenmodell hat, lange. An dieser Stelle ist die Geduld des Therapeuten gefordert. Er sollte sich nämlich die Zeit nehmen, bis die Hindernisse bei der Diagnostik überwunden sind. In dem Ausmaß, zu dem in dieser Phase bereits therapeutisch gearbeitet werden kann, unterscheiden sich verschiedene Therapieprozesse. In manchen Fällen ist in dieser Phase kaum inhaltliche Arbeit möglich, in anderen kann die Bearbeitung der bekannten Problembereiche bereits vorsichtig begonnen werden.

Allerdings zeigen Erfahrungen aus Supervisionen, dass bei einer Bearbeitung der bekannten Themen das Risiko besteht, dass der Therapeut das Erheben der fehlenden Informationen aus den Augen verliert. Dies scheint damit zusammenzuhängen, dass der Therapeut zu Recht den Eindruck hat, es wird an relevanten Stellen gearbeitet. Trotzdem besteht die Gefahr, dass der Therapeut gegen Ende der Therapie feststellt, dass es noch andere (vielleicht sogar relevantere) Problembereiche gegeben hätte oder dass sich kein hinreichender Therapieerfolg einstellt, da die „antherapierten" Schwierigkeiten im Gesamtsystem des Klienten eingebettet und hier mit weiteren Problemen verbunden sind, so dass eine unabhängige Bearbeitung, ohne die bislang nicht diagnostizierten Störungen und Themen, nicht gut möglich gewesen ist.

Kommt der Therapeut nach einiger Zeit zu einer validen Diagnose der Borderline-Persönlichkeitsstörung, kann er diese mit der Klientin besprechen. Gerade für Klientinnen, die aufgrund ihrer Schemata abwertungsempfindlich sind oder sich leicht vorschnell abgestempelt fühlen, aber auch insgesamt hat es sich als hilfreich erwiesen, der Klientin zuerst den deskriptiven Charakter der kategorialen Diagnose zu erklären und mit ihr die einzelnen Diagnosekriterien durchzusprechen. Die Reaktionen hierauf sind sehr unterschiedlich: Während einige Klientinnen die Benennung ihrer Schwierigkeiten als hilfreich und entlastend empfinden, reagieren andere traurig oder ärgerlich. Dann benötigt die Klientin Unterstützung, ihren emotionalen Zustand zu verstehen, um zu klären, was sie daran bewegt. Sind die Gründe deutlicher, kann der Therapeut Missverständnisse ausräumen oder auch dabei helfen, mit den Implikationen zurechtzukommen.

Aufgrund der vielfältigen, widersprüchlichen und teilweise sehr negativen Informationen im Internet kann eine Klientin von Informationsmaterial durch den Therapeuten profitieren. Auch der Hinweis, dass sie im Internet auf teilweise extreme und auch falsche Informationen trifft, kann Missverständnissen vorbeugen.

Für die Diagnostik kann empfohlen werden, die Validität und Vollständigkeit der Information zu beachten und sich ausreichend Zeit dafür zu nehmen. Eine nicht hinreichend vertrauensvolle Beziehung und das Auftreten von Spielverhalten erschweren die Bildung eines Klientinnen-Modells. Diesem Prozessproblem kann der Therapeut mit Interventionen zur Beziehungsgestaltung und ggf. mit der Thematisierung dieses Problems begegnen.

Kann eine Borderline-Diagnose valide gestellt werden, ist es sinnvoll, diese mit der Klientin zu besprechen.

9.3 Ablauf der Behandlung

In diesem Kapitel werden Überlegungen zur Indikationsstellung und Therapieplanung vorgestellt. Im ersten Abschnitt wird auf die verschiedenen Problembereiche eingegangen, die der Borderline-Persönlichkeitsstörung zugeordnet werden können (s. Kapitel 9.3.1). Daran anschließend wird auf die Bedeutung komorbider Störungen für die Behandlungsplanung eingegangen (s. Kapitel 9.3.2).

9.3.1 Problembereiche im Rahmen der Borderline-Persönlichkeitsstörung

Die Probleme der Borderline-Persönlichkeitsstörung können wie dargestellt zwei Dimensionen zugeordnet werden: der Emotionsregualtions- und der Beziehungsstörung. Die Frage nach der Indikation lässt sich anhand der beiden Dimensionen beantworten.

Wie die Darstellung in Kapitel 3 bereits nahelegt, wäre für Klientinnen, die eine Emotionsregulationsstörung (und keine Interaktions- bzw. Schemastörung) aufweisen, die Dialektisch-behaviorale Therapie die Interventionsform der Wahl.

Für Klientinnen mit einer reinen Interaktions- bzw. Schemastörung (ohne Emotionsregulationsschwierigkeiten) kann auf ein klärungsorientiertes Vorgehen zurückgegriffen werden.

Wenn bei einer Klientin auf beiden Dimensionen Schwierigkeiten bestehen, müssen Techniken aus beiden Ansätzen kombiniert werden. Zu einem ähnlichen Schluss kommen Sieswerda et al. (2007). Die Autoren betonen die Bedeutung dysfunktionaler Schemata für die Borderline-Persönlichkeitsstörung und schlussfolgern, dass ein Fokus der Therapie auf der Veränderung der Schemata liegen sollte, obwohl die Klientinnen weiterhin von einem allgemeinen Training der Emotionsregulation profitieren würden. Entsprechend sollte der Behandlungsplan flexibel und den Bedürfnissen des einzelnen Patienten angepasst sein (American Psychiatric Association, 2005).

Dieser Fall, in dem beide Problembereiche vorliegen (Emotionsregulationsstörung und Interaktions- bzw. Schemastörung), stellt den Behandler vor die Herausforderung, dass er die Interventionen der Dialektisch-behavioralen und der klärungsorientierten Therapie kombinieren und Entscheidungen bezüglich der Reihenfolge der therapeutischen Strategien treffen muss. Um diese Entscheidungen zu erleichtern, wird im Folgenden eine Möglichkeit der Integration beider Therapieansätze vorgeschlagen (vgl. Abbildung 7). Dieser Vorschlag untergliedert die Behandlung in drei Phasen, die dann im Folgenden näher beschrieben werden:

Phase 1: Beziehungsaufbau und Diagnostik
Phase 2: Inhaltliche Arbeit an Problembereichen
Phase 2a: Behandlung der Emotionsregulationsstörung
Phase 2b: Behandlung der Beziehungsstörung
Phase 3: Probleme der Lebensführung und Loslösung aus der Therapie

Für die Therapie mit Klientinnen mit Borderline-Persönlichkeitsstörung ist aufgrund der bisherigen negativen Beziehungserfahrungen, den frustrierten Motiven und den dysfunktionalen Schemata zu erwarten, dass die therapeutische *Beziehung* über den gesamten Therapiezeitraum hinweg zu berücksichtigen ist. Beziehungsgestaltung ist am Anfang der Therapie deutlich wichtiger als die inhaltliche Arbeit, da der Erfolg bei der Etablierung einer guten therapeutischen Allianz die Voraussetzung darstellt, um inhaltlich arbeiten zu können. Hier können die Vorschläge, die aus dem Modell der doppelten Handlungsregulation folgen, und die Strategien der Validierung zum Einsatz kommen. Auch wenn die inhaltliche Arbeit im Laufe der Therapie immer weiter in den Fokus rückt, wird eine gezielte Gestaltung der Beziehung durch den Therapeuten während des gesamten Prozesse erforderlich sein. Dementsprechend realisiert der Therapeut im Therapieverlauf immer wieder beziehungsorientierte Interventionen.

Inhaltlich kann der Therapeut diese *erste Therapiephase* zur *Diagnostik und Modellbildung* nutzen (s. Kapitel 9.1). Zusätzlich zu den beschriebenen Informationen können an dieser Stelle die diagnostischen Inhalte aus der Vorbereitungsphase der Dialektisch-behavioralen Therapie eingebracht werden. Dazu gehören z.B. die Verhaltensanalysen des letzten Suizidversuchs und des letzten Therapieabbruchs.

Soweit die Klientin bereits ein Problembewusstsein für einen Problembereich hat, kann der Therapeut diese Cluster mit der Klientin festhalten und ggf. *Einigkeit* darüber herstellen. Dies hilft auch der Klientin, sich zu strukturieren. Gerade das Strukturieren

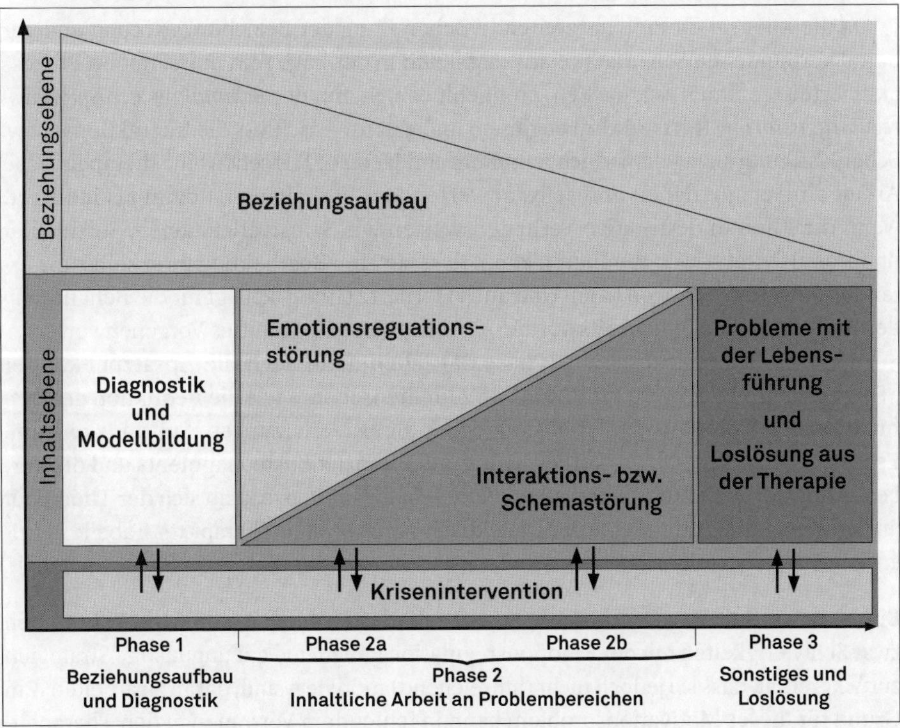

Abbildung 7: Behandlungsschwerpunkte in den einzelnen Therapiephasen

durch den Therapeuten kann während der gesamten Therapie mit Klientinnen mit Borderline-Persönlichkeitsstörung relevant sein. Dies liegt an der Vielzahl an möglichen Problembereichen, die es der Klientin selber schwer machen zu entscheiden, was günstigerweise gerade bearbeitet werden soll. Ein valides Klientinnen-Modell erleichtert es dem Therapeuten, den Überblick zu behalten, begründete Empfehlungen über die Reihenfolge der Behandlung auszusprechen und die Klientin immer wieder zu dem zu bearbeitenden Punkt zurückzuführen.

Bei der Klärung und Festlegung relevanter Problembereiche gibt es Ähnlichkeiten zur Klärung der gemeinsamen Behandlungsziele in der Dialektisch-behavioralen Therapie. Es wird jedoch explizit davon ausgegangen, dass die Klientin für einige Schwierigkeiten (noch) kein Problembewusstsein oder keine Änderungsmotivation hat und das beides erst im Prozess erarbeitet werden muss. Es kann dementsprechend vorkommen, dass der Therapeut einige Themen für relevant erachtet, im Prozess jedoch feststellt, dass dies mit der Klientin gegenwärtig noch nicht zu thematisieren ist, oder dass die Klientin das Problem zwar erkennt, eine Bearbeitung jedoch explizit ablehnt. Bei der Planung und Durchführung der Therapie muss der Therapeut sich also erst einen Überblick über die Probleme der Klientin verschaffen, um dann entscheiden zu können, mit welchen Themen zu beginnen ist. Gleichzeitig muss er aber die Prioritäten der Klientin klären und immer wieder die Zustimmung der Klientin zum Behandlungsplan einholen (American Psychiatric Association, 2005).

Die *zweite Phase der Therapie* befasst sich dann mit der inhaltlichen Bearbeitung der verschiedenen Problemfelder.

Da die Klientin für eine tiefgreifende Behandlung der Beziehungsstörung und der damit verbundenen Schemata relativ stabil und in der Lage sein muss, mit im Prozess aktivierten Gefühlen umzugehen, empfiehlt es sich, mit der *Behandlung der Emotionsregulationsstörung* (Phase 2a) zu beginnen und erst im Anschluss die Interaktions- bzw. Schemastörung anzugehen. Auch Lammers und Jacob (2011) sehen eine therapeutische Arbeit am Schamerleben und selbstabwertendem Verhalten erst dann als indiziert, wenn die Klientin destruktive Verhaltensweisen wie Selbstverletzungen, Suizidalität und Impulsivität soweit regulieren kann, dass sie eine Bearbeitung ihrer selbstabwertenden Schemata ertragen kann. Und auch Herpertz (1999) schlägt für die Behandlung der Borderline-Persönlichkeitsstörung ein entsprechend gestuftes Vorgehen vor.

In diesen Therapieabschnitt (Phase 2a) fallen dann auch die Ansatzpunkte der „Therapiestufe 1: Schwere Probleme auf Verhaltensebene" wie die Reduktion der dysfunktionalen Emotionsregulationsstrategien (Selbstverletzungen, Substanzkonsum, Ess-Brech-Attacken, ...), die Verbesserung des Dissoziationsmanagments und die Verbesserung der Verhaltensfertigkeiten (Skills). In dieser Phase kann sich der Therapeut an der Behandlungshierarchie der Dialektisch-behavioralen Therapie (s. Tabelle 4) orientieren.

Ein in der ambulanten Praxis häufiger auftretendes Problem ist, dass die Klientinnen zwar Schwierigkeiten mit der Emotionsregulation haben und auf ungünstige Strategien zurückgreifen, dass sie jedoch nicht (hinreichend) motiviert sind, daran zu arbeiten. Ein Grund für dieses Motivationsproblem kann in fehlendem Vertrauen in den Therapeuten liegen, das dazu führt, dass die Klientin insgesamt noch nicht bereit ist, inhaltlich zu arbeiten. Dem kann ein Therapeut mit länger andauernder und intensiver Beziehungsarbeit begegnen. In anderen Fällen kann der Einsatz von Motivierungstechniken notwendig sein, um eine Klientin bei der Entscheidung zur aktiven Mitarbeit zu unterstützen. Sachse, Langens und Sachse (2012) schlagen zur Steigerung der Änderungsmotivation vier Wege vor, auf denen die Valenz (= subjektive Bedeutsamkeit) von Kosten und Zielen gesteigert werden kann:

1. Kosten des dysfunktionalen Handelns, die Verantwortung für die Kosten und die Relevanz der Kosten deutlich machen,
2. Gewinne der Veränderung bearbeiten (konkrete, positive Zieldefinitionen erarbeiten, die Relevanz der Gewinne verdeutlichen und die Selbsteffizienzerwartung stärken),
3. Kosten einer Veränderung analysieren, Möglichkeiten einer Kostenreduktion erarbeiten sowie die Relevanz der verbliebenen Kosten prüfen,
4. Gewinne des dysfunktionalen Handelns deutlich machen, alternative Verhaltensweisen zur Erreichung der Gewinne erarbeiten und die Relevanz der verbliebenen Gewinne analysieren.

In diesem Zusammenhang kann der Therapeut auch auf Techniken des *motivational interviewing* zurückgreifen (Arkowitz, Westra, Miller & Rollnick, 2008; Miller & Rollnick, 2002).

In dieser Therapiephase, in welche die Therapie der Emotionsregulationsstörung fällt, sind die primären Ziele *Ressourcenaktivierung und Ressourcenaufbau* sowie *Stabilisierung*. Dementsprechend können hier auch Elemente aus der Traumatherapie, welche der Stabilisierung der Klientin dienen, zum Einsatz kommen. In diesem Zusammenhang wird der Therapeut auch auf Täterkontakte oder Trigger anderer Art eingehen. Zudem können aktuelle Traumatisierungen zur Destabilisierung beitragen und müssen in der Therapie thematisiert werden (s. Kapitel 15).

Auch wenn sich die eigentliche *Bearbeitung der Beziehungsstörung* dann in Phase 2b anbietet, wenn die Klientinnen wichtige Ziele aus der Phase 2a erreicht haben, können bereits in der Phase 2a einige Elemente der Klärungsorientierten Psychotherapie hilfreich sein, um Hindernisse bei der Ressourcenaktivierung und auch dem Ressourcenaufbau aus dem Weg zu schaffen (Baustein zur Schaffung von Stabilität). Dies ist beispielsweise der Fall, wenn ein Schema wie „Ich verdiene es nicht, dass man sich liebevoll um mich kümmert" verhindert, dass die Klientin Selbstfürsorge betreibt, Skills einsetzt oder positiven Aktivitäten nachgeht oder wenn Annahmen wie „Ich bin abstoßend und schade anderen" die Aufnahme oder das Nutzen sozialer Kontakte blockieren.

Der *Behandlungsabschnitt 2b*, in dem der Schwerpunkt der Behandlung auf der Beziehungsstörung liegt, wird in der Dialektisch-behavioralen Therapie „Therapiestufe 2: Probleme des emotionalen Erlebens" genannt. Wie in Kapitel 7.3 beschrieben, umfasst die inhaltliche Arbeit an der Beziehungsstörung verschiedene Punkte. Auf einige spezifische Aspekte wird in Folgekapiteln ausführlicher eingegangen. Das Transparentmachen der Spielebene wird in Kapitel 10 und die Schemaklärung und -bearbeitung in Kapitel 11 dargestellt. In diesem Zusammenhang werden dann auch der Aufbau authentischen Verhaltens und ggf. entsprechender Kompetenzen thematisiert.

In der *dritten Therapiephase* geht es dann um die Integration des Gelernten und um Neuorientierung (vgl. „Inhalte der Therapiestufe 3: Probleme der Lebensführung" der

Dialektisch-behavioralen Therapie). Zudem muss der Loslösung der Klientin aus der therapeutischen Beziehung Zeit und Raum gegeben werden. Es geht zwar bereits in den vorherigen Phasen um die Förderung der emotionalen Unabhängigkeit der Klientin vom Therapeuten, aber spätestens in dieser Phase muss diesem Thema besondere Aufmerksamkeit gewidmet werden. Darüber hinaus kann der Therapeut den Abschieds- und Trauerprozess, der mit dem Ende der Therapie zusammenhängt, begleiten. Hierbei gilt es zu beachten, dass die Klientin das Behandlungsende nicht als neue negative Beziehungserfahrung erlebt.

Auch wenn suizidale Gedanken in der Phase 2a im Rahmen der Behandlung der Emotionsregulationsstörung im Behandlungsfokus sind, kann es bei manchen Klientinnen über die gesamte Therapie hinweg zu akuteren Krisen kommen. Diesen muss sich der Therapeut zuwenden, die psychotherapeutische Behandlung zurückstellen und Krisenintervention realisieren. Ggf. ist auch eine Aufnahme in eine Klinik zu erwägen.

Kommt es in einer Therapie immer wieder zu suizidalen Krisen, so dass eine kontinuierliche therapeutische Arbeit nicht möglich ist, wäre in einer etwas weniger krisenhaften Phase zu thematisieren, dass die Klientin dadurch, dass sie wiederholt in Frage stellt, ob sie weiterleben möchte, sich auch nicht für die Therapie entscheidet, und dass dadurch die Therapiezeit verrinnt, ohne dass es zu Besserungen kommen wird. Dies beinhaltet das Risiko, dass die Klientin die Erfahrung „produziert", dass auch Therapie nicht hilft. Wichtig wäre dann, die Klientin zu einer vorläufigen, längerfristigen Entscheidung, Therapie aktiv auszuprobieren, zu motivieren. Dann kann auch besprochen werden, wie die Klientin suizidale Krisen vermeiden kann.

Die Beziehungsgestaltung spielt über die gesamte Therapie mit einer Klientin mit Borderline-Persönlichkeitsstörung hinweg eine wichtige Rolle, hat aber gerade in der ersten Therapiephase eine herausragende Bedeutung.

Neben dem Aufbau einer tragfähigen Beziehung liegt in der ersten Therapiephase der Schwerpunkt auf der Diagnostik und der Modellbildung.

In der zweiten Phase findet dann die eigentliche inhaltliche Arbeit an den Problembereichen statt, wobei – wenn beide Bereiche vertreten sind – mit der Behandlung der Emotionsregulationsstörung begonnen und die Therapie der Beziehungsstörung angeschlossen wird.

In der letzten Therapiephase gilt es, den Ablösungsprozess aus der Therapie zu begleiten.

9.3.2 Komorbide psychische Störungen

Zu den im vorherigen Abschnitt beschriebenen für die Borderline-Persönlichkeitsstörung typischen Problembereichen können komorbide psychische Störungen als therapierelevante Themen auftreten. In diesen Fällen muss der Therapeut entscheiden, welchen Stellenwert diese Probleme im Behandlungsplan einnehmen und wann sie Inhalt der Therapie werden.

Grundsätzlich ist die Schwere der komorbiden Störung, die damit verbundenen Einschränkungen und Risiken, ein relevanter Faktor für die Therapieplanung: Je größer die Belastung durch eine komorbide Störung, desto früher muss sie im Behandlungsplan berücksichtigt werden.

Beispielsweise kann eine schwere *soziale Phobie* dadurch Priorität in der Therapie erlangen, dass sie zu starken Erregungszuständen und damit zur Destabilisierung führt und zudem den Aufbau von Ressourcen verhindert. Im extremen Bereich kann ein Problem lebensbedrohlich werden (z. B. bei starkem Untergewicht bei einer komorbiden *Anorexia nervosa*) und muss zuerst behandelt werden. Auch Arntz und van Genderen (2010) vertreten die Haltung, dass eine Anorexia nervosa vorrangig behandelt werden muss.

Ein weiterer zu berücksichtigender Aspekt ist, ob ein Problem die therapeutische Arbeit an anderen Problemen behindert. Auf die Bedeutung von *problematischem Substanzkonsum* für jede Art psychotherapeutischer Behandlung wurde bereits hingewiesen. Dementsprechend muss diesem Problembereich eine hohe Priorität im Behandlungsplan eingeräumt werden. Auch die American Psychiatric Association (2005) sieht in diesem Fall Abstinenz als Voraussetzung für die Arbeit mit Patienten mit Borderline-Persönlichkeitsstörung und empfiehlt eine intensive Behandlung jeder Form des Substanzmissbrauchs, ggf. unter zu Hilfenahme einer Suchtberatung, Entgiftung und Entwöhnung. Darüber hinaus gibt es eine Modifikation der Dialektisch-Behavioralen Therapie für Klientinnen mit Borderline-Persönlichkeitsstörung und komorbider Substanzabhängigkeit (DBT-S; Dimeff & Linehan, 2008; Dimeff & Körner, 2008; Linehan & Dimeff, 1997).

Bei komorbiden depressiven Symptomen empfiehlt die American Psychiatric Association (2005) depressive Merkmale, die im Rahmen der Borderline-Persönlichkeitsstörungen auftreten (Gefühl von Leere, Selbstverurteilung, Verlassenheitsängste, Hoffnungslosigkeit, Selbstzerstörung, wiederholte suizidale Gesten) durch Methoden der Dialektisch-behaviorale Methoden mit zu behandeln. Diese würden dann Teil der Behandlung der Emotionsregulationsstörung. Bei Vorliegen einer Major Depression wäre der Einsatz zusätzlicher Standardmethoden aus der Depressionstherapie und eine medikamentöse Mitbehandlung (Bronisch, 2001) in Betracht zu ziehen.

Nach Angaben der American Psychiatric Association (2005) sind bei dem komorbiden Vorliegen einer *Posttraumatischen Belastungsstörung* verschiedene Faktoren abzuwägen, um zu entscheiden, ob und wann ein Fokus auf die Behandlung der Traumatisierung gelegt werden soll. Dies sei abhängig vom Erregungsgrad der Klientin, von ihren Stärken und Schwächen, der Manifestation psychotischer Symptome, dem Potenzial an Selbstschädigungen, der Störbarkeit ihrer aktuellen Rolle in Beruf, Familie und anderen Bereichen. Die Unterscheidung verschiedener traumatherapeutischer Methoden erscheint hier relevant. Methoden, die der Stabilisierung dienen, zu denen Psychoedukation (z. B. zum Traumagedächtnis und zur Entstehung von Flashbacks) sowie die Stabilisierungstechniken der Imaginativen Traumatherapie (Reddemann, 2007; 2014) zählen, können bereits zu Beginn der inhaltlichen Arbeit mit Borderline-Klientinnen eingesetzt werden. Und auch die Dialektisch-behaviorale Therapie beinhaltet therapeutische Strategien wie die Reduktion von Reizen, die traumatische Erfahrungen aktivieren, sowie die Verbesserung der Regulation traumaassoziierter Emotionen, die in der Phase der Behandlung der Emotionsregulationsstörung eingesetzt werden können.

Anregungen zur Behandlung von Patienten mit ausgeprägter Störung der Emotionsregulation und Posttraumatischer Belastungsstörung gibt auch die Dialektisch-behaviorale Therapie der posttraumatischen Belastungsstörung (DBT-PTBS; Bohus, Dyer, Priebe, Krüger & Steil, 2011; Bohus et al., 2013; Priebe, Krüger & Bohus, 2012; Steil, Dyer, Priebe, Kleindienst & Bohus, 2011). Konfrontative traumatherapeutische Techniken würden dann erst in einer späteren Behandlungsphase eingesetzt (American Psychiatric Association, 2005).

Gast (2011) empfiehlt dissoziative Reaktionen bei der Borderline-Persönlichkeitsstörung schon frühzeitig im Gesamtbehandlungsplan zu berücksichtigen. Dass das Lernen in dissoziiertem Zustand eingeschränkt ist (Ebner-Priemer et al., 2009) und Dissoziation dem psychotherapeutischen Fortschritt entgegensteht (Priebe et al., 2013), legt ebenfalls die Schlussfolgerung nahe, dass die Behandlung der dissoziativen Symptomatik bei Klientinnen mit Borderline-Persönlichkeitsstörung Vorrang haben sollte (Priebe et al., 2013). Bei einfachen dissoziativen Störungen (z. B. Amnesie, Depersonalisation, somatoforme Dissoziation) können nach Gast (2011) die Therapiemethoden Identifikation der auslösenden Situationen und Erarbeitung alternativer Bewältigungsmöglichkeiten eingesetzt werden. Bei komorbiden, komplexen dissoziativen Störungen müssen weitere spezifische Interventionen in die Behandlung integriert werden. Zudem ist es für die Behandlungsplanung bei einer komorbiden Erkrankungen wichtig, mögliche *Zusammenhänge zwischen den Störungen* zu berücksichtigen.

Wenn eine Störung als Folge einer anderen anzusehen ist (z. B. Depression wegen Rückzug durch eine soziale Phobie), kann es sinnvoll sein, mit der Behandlung der „ursächlichen" Störungen (der sozialen Phobie) zu beginnen.

Wenn eine Störung im Rahmen einer anderen funktional ist, kann dies die Behandlung behindern. Zum Beispiel kann eine Angststörung im Rahmen eines histrionischen Anteils dazu dienen, Aufmerksamkeit und Zuwendung zu bekommen oder eine Depression kann als Exkulpierung für fehlende Erfolge im Rahmen eines narzisstischen Anteils funktional sein. Hier würde eine Behandlung der Angst- bzw. depressiven Symptomatik erst erfolgreich sein können, wenn die Beziehungsstörungsanteile bearbeitet sind.

Komorbide psychische Störungen müssen in der Therapie berücksichtigt werden. Bei der Auswahl des Zeitpunktes, wann diese Behandlung schwerpunktmäßig erfolgen soll, sind der Grad der Belastung durch die psychische Störung sowie die Zusammenhänge und Funktionalitäten der Störungen im gesamten Klientinnen-Modell zu berücksichtigen. Insbesondere Suchtprobleme müssen frühzeitig betrachtet werden.

10 Konfrontation mit der Spielebene

Für das Besprechen der Spielebene mit der Klientin wird häufig der Begriff „Konfrontation" verwendet. Dieser erscheint passend, weil die Klientinnen dieses Thema als konfrontativ empfinden können, da die kompensatorischen Anteile teilweise nicht mit dem Selbstbild der Klientin kompatibel sind und Aspekte beinhalten, welche die Klientin für sich erst einmal ablehnt.

Um diesen Teil des Systems der Klientin jedoch so herausarbeiten zu können, dass die Klientin ihn auch annehmen kann, scheint folgende Haltung auf Seiten des Therapeuten hilfreich: Das, was die Klientin erwartet und tut, ist nichts Schlimmes oder Verwerfliches, es kann lediglich Kosten für sie bedeuten, unter denen sie leidet. Sie muss sich für diese Aspekte nicht schämen. Deshalb kann darüber in der Therapie offen gesprochen werden. Und damit geht es hier auch eher um ein Transparentmachen der Spielebene als um Konfrontation.

> In diesem Kapitel wird darauf eingegangen, was die Inhalte beim Transparentmachen der Spielebene sind (Kapitel 10.1), wann der Therapeut die Spielebene transparent macht (Kapitel 10.2), was der Grund für die Konfrontation ist (Kapitel 10.3) und dass es bei Klientinnen mit Borderline-Persönlichkeitsstörung wichtig sein kann, konfrontative Interventionen mit Ressourcenaktivierung und Lösungsorientierung zu kombinieren (Kapitel 10.4).

10.1 Inhalt der Konfrontation

Häufig haben die Klientinnen keine bewusste bzw. nur eine eingeschränkte Repräsentation ihrer kompensatorischen Schemata und den daraus resultierenden interaktionellen Zielen, der intransparenten Strategien und der damit verursachten Kosten der Spielebene. Zwar unterscheiden sich verschiedene Klientinnen im Ausmaß an Einsicht in das eigene Beziehungsverhalten und auch bei einer einzelnen Klientin kann es vorkommen, dass ihr einige Strategien bewusst, andere hingegen nicht präsent sind. Es erweist sich in der Therapie der Beziehungsstörung aber häufig als notwendig, die Klientinnen mit ihrem Verhalten zu konfrontieren und ihnen die damit verbundenen Kosten (langfristige, negative Konsequenzen) zu verdeutlichen.

Die Konfrontation hat mehrere Funktionen. Zum einen kann das Erkennen der Kosten die Klientinnen motivieren, in der Therapie mitzuarbeiten. Zum zweiten ist die Erkenntnis, sich dysfunktional zu verhalten, eine notwendige Voraussetzung für eine Verhaltensänderung. Und zum dritten wirft die Tatsache, dass man sich ungünstig verhält, die Frage auf, warum man dies tut. Wenn sich die Klientin diese Frage stellt, hat der Therapeut einen Arbeitsauftrag zur Schemaklärung und -bearbeitung. Insgesamt führt das Transparentmachen der Spielebene zu einem tieferen Verständnis der eigenen Person und der Probleme, die man hat.

Während der Klientin einerseits die verschiedenen Elemente der Spielebene deutlich werden können, erweist es sich als wichtig, gleichzeitig auch die dahinterliegende Motivation herauszuarbeiten: Es handelt sich um eine Kompensation, mit der sich die Klientin vor Verletzungen und negativen Gefühlen schützt. Es bestand im Laufe der Biographie eine Notwendigkeit, diese Strategien zu entwickeln, um sich nicht ständig schlecht zu fühlen und um sich zu schützen.

Dieses Prinzip steht immer hinter der Spielebene. Wenn eine Klientin nun die Kompensation verschiedener anderer Persönlichkeitsstile entwickelt hat, bestand in ihrer Kindheit die Notwendigkeit, für verschiedene frustrierende Situationen passende Lösungen zu entwickeln. Dementsprechend ist der Mechanismus der Kompensation auch bei Klientinnen mit verschiedensten Anteilen immer derselbe. Es gibt jedoch eine Vielzahl von Lösungen. Diese Erkenntnis kann es der Klientin erleichtern, sich trotz der teilweise sehr unterschiedlichen Facetten zu verstehen.

Grundsätzlich gibt es zwei Möglichkeiten, um mit der Klientin ihre kompensatorischen Anteile herauszuarbeiten. Zum einen können diese Aspekte anhand von Situationen, welche die Klientin außerhalb der Therapie erlebt hat und in die Therapie einbringt, thematisiert werden. Zum zweiten kann aber auch die Therapie Situationen liefern, in denen kompensatorisches Verhalten der Klientin deutlich wird. Diese kann der Therapeut dann zum Inhalt der Therapie machen und gemeinsam mit der Klientin analysieren.

10.2 Zeitpunkt für die Konfrontation

Den Zeitpunkt für die Konfrontation muss der Therapeut individuell auf die Klientin anpassen. Wenn die therapeutische Beziehung es trägt, kann dies vorsichtig bereits in der Therapiephase 2a geschehen. Wichtig ist natürlich, dass die Klientin mit einer entsprechenden Rückmeldung umgehen kann, dass ein vertieftes Verständnis ihres Funktionierens sie möglicherweise sogar entlastet und vielleicht durch eine, wenn auch kleine Verhaltensänderung Stabilität gefördert werden kann.

Je stabiler eine Klientin ist, sowohl in Bezug auf die Stimmung als auch in Bezug auf ihre Emotionsregulation, desto leichter wird eine Konfrontation.

Grundsätzlich folgen klärungsorientierte Therapeuten dem Grundsatz, dass für die Konfrontation mit der Spielebene ein hinreichend großer Beziehungskredit notwendig ist. Dementsprechend würde die Konfrontation der Beziehungsgestaltung hintenangestellt. Lediglich in Ausnahmesituationen, in denen das Spielverhalten die Therapie behindert, versucht der Therapeut eine Konfrontation auch schon früher.

10.3 Grund für die Konfrontation

Für die Konfrontation bei Borderline-Klientinnen ist es von besonderer Bedeutung, dass der Therapeut nicht persönlich verärgert ist. Es muss der Klientin deutlich werden, dass der Therapeut sie auf gewisse Verhaltensweisen hinweist, weil er sie unterstützen möchte, und dass dieses Verhalten nicht ungünstig ist, weil der Therapeut es negativ bewertet (für den Therapeuten ist es ok, was die Klientin tut, er bewertet es nicht), sondern weil es für die Klientin Kosten hat.

In diesem Rahmen kann es notwendig sein, darauf zu achten, dass der Therapeut nicht nur einseitig mit den Kosten konfrontiert. Wird lediglich auf die Nachteile des Klientinnenverhaltens fokussiert, kann dies die Selbstabwertung und Verunsicherung der Klientin verstärken („Sich so zu verhalten ist nicht ok wie soll ich mich verhalten; bin ich nicht so? Dann wäre ich nicht ok“). Deshalb ist es wichtig, auch immer die Vorteile des kompensatorischen Verhaltens herauszuarbeiten (es dient der Selbstberuhigung) und dies dann auch mit Ressourcenaktivierung zu kombinieren („Wie kann ich mich anders selbst beruhigen?“).

Bei Verunsicherung bezüglich der eigenen Identität muss der Therapeut insgesamt Vorsicht walten lassen, da diese sich durch die Konfrontation mit problematischen Selbstanteilen u. U. verstärken kann.

10.4 Kombination mit Ressourcenaktivierung und Lösungsorientierung

Gerade für Klientinnen mit Borderline-Persönlichkeitsstörung, deren Selbststeuerungsfertigkeiten noch zu verbessern sind, können die Phasen, in denen die Spielebene transparent gemacht wird, immer wieder mit anderen Techniken abgewechselt werden. So kann es für eine Klientin z. B. hilfreich sein, nachdem sie sich mit einem Problemaspekt beschäftigt hat, sich im nächsten Schritt mit ihren Fertigkeiten auseinanderzusetzen, die als Gegenpol dienen. Oder es können alternative Verhaltensweisen im Repertoire der Klientin thematisiert werden, die ihr in der Situation helfen könnten.

> Ziel der Konfrontation ist, mit der Klientin eine Repräsentation ihrer Spielebene (Interaktionelle Ziele, Strategien, Kosten) und ihrer schemakompensatorischen Funktion zu erarbeiten. Hierzu können Analysen anhand von Situationen außerhalb und innerhalb der Therapie genutzt werden. Der Therapeut benötigt für dieses Vorgehen hinreichend Beziehungskredit. Es kann wichtig sein, ausgewogen Vor- und Nachteile des Klientinnenverhaltens zu fokussieren und dies mit Ressourcenaktivierung zu kombinieren.

Beispiel: Transparentmachen der Spielebene	Kommentar:
…	
K: Und dann ging es mir am Samstagnachmittag ziemlich schlecht.	
T: Es ging ihnen schlecht. Was war denn?	Paraphrase und Aufforderung zu einer genaueren Schilderung.
K: Ich war total depressiv und hab ab drei Uhr bis Sonntagabend im Bett gelegen.	
T: Oh. Sie haben fast das ganze Wochenende im Bett verbracht. Ist denn irgendwas passiert?	Paraphrase und Aufforderung zu einer genaueren Schilderung der Situation.
K: Ja. Ich habe mich mit meiner Freundin gestritten. Und das zieht mich ja immer ziemlich runter.	
T: Das weiß ich. Deshalb würde ich vorschlagen, dass wir uns die Situation mal ganz genau anschauen.	Formulierung eines Arbeitsauftrags für die Sitzung: Streitanalyse.
K: Ja.	
T: Dann erzählen Sie mal. Was ist denn zwischen Ihnen beiden passiert?	
K: Ach, es fing eigentlich Samstag beim Frühstück an. Meine Freundin hatte bei mir übernachtet und wir hatten einen echt schönen Abend im Kino.	
T: Mmhm.	
K: Und beim Frühstück haben wir dann über die Wochenendgestaltung gesprochen.	
T: Was Sie so geplant haben.	Da die Klientin noch die Situation schildert, begleitet die Therapeutin sie lediglich.
K: Genau. Jeder für sich und gemeinsam.	
T: Ok. Und?	
K: Für Sonntag hatten wir einen gemeinsamen Plan: Wir wollten vormittags zum Sport und nachmittags hatten wir uns mit zwei Freundinnen verabredet.	
T: Klingt nach einem Plan, der Ihnen gefallen könnte.	Verbalisierung.
K: Das stimmt auch. Aber für den Samstag war es schwierig.	
T: Was war denn schwierig?	
K: Naja. Ich war davon ausgegangen, dass wir den Tag auch miteinander verbringen.	
T: Das hätten Sie schön gefunden?	
K: Ja. Eigentlich haben wir ja nie ein ganzes Wochenende zusammen. Weil meine Freundin oft samstags arbeiten muss.	

T:	Und diesen Samstag hatte sie frei.	
K:	Genau. Und da dachte ich, dass wir den Tag miteinander verbringen.	
T:	Und?	
K:	Beim Frühstück hat meine Freundin dann gesagt, dass sie nur bis zum frühen Nachmittag für mich Zeit hat, weil sie danach mit ihren Fußballmädels ins Stadion geht.	An dieser Stelle wird zum ersten Mal das Konfliktpotential der Situation deutlich: Unterschiedliche Vorstellung für die Tagesplanung.
T:	Verstehe. Und wie war das für Sie?	Deshalb steigt die Therapeutin jetzt direktiver in den Konfrontationsprozess ein.
K:	Ich war total geschockt.	
T:	Sie waren geschockt.	Paraphrase.
K:	Total.	
T:	Ich könnte mir vorstellen, dass Sie auch enttäuscht waren.	Erste Verbalisierung in Richtung der für die Spielebene relevanten Emotion Ärger.
K:	Ja.	
T:	Sie hatten ja eigentlich eine andere Erwartung.	Erstes Aufgreifen der interaktionellen Ziele auf Spielebene.
K:	Auf jeden Fall.	
T:	Sie hatten sich den Tag ganz anders vorgestellt. Dass Ihre Freundin für Sie Zeit hat.	
K:	Ja.	
T:	Dann müssen Sie das ja eigentlich direkt scheiße gefunden haben, dass Ihre Freundin einfach einen anderen Plan hatte.	Explizitmachen der Bewertung der Klientin.
K:	Mmhm.	
T:	Waren Sie auch wütend.	Explizierung des Ärgers.
K:	Schon. Ich gehe ja immer gleich in die Luft.	
T:	Das passiert schnell.	Paraphrase.
K:	Ja.	
T:	D.h. Sie haben Ihrer Freundin gesagt, dass Sie das nicht gut finden?	Frage nach der verhaltensmäßigen Reaktion auf der Spielebene.
K:	Ja. Ich habe gesagt, dass ich das scheiße von ihr finde. Und dass ich den Tag mit ihr verbringen will. Aber die hatten die Karten schon und deshalb wollte Sie auch unbedingt gehen.	Die Klientin äußert ihren Ärger offen.
T:	Dann lassen Sie uns doch noch mal schauen. Was genau ärgert Sie denn so daran, dass Ihre Freundin am Samstag in Stadion gehen will?	Internalisierende Frage zur Steuerung in Richtung der Erwartungen.

K:	Tja. Jeder muss ja wissen, was er machen will.	Da die Klientin nicht mitgeht,
T:	Mmhm. Aber Sie fanden es blöd, dass Ihre Freundin lieber mit den anderen was machen will als mit Ihnen.	geht die Therapeutin zurück zu der Bewertung der Klientin.
K:	Ja. Wir haben ja eh wenig Zeit für einander. Weil sie so viel arbeitet.	
T:	Ok. Ihre Freundin arbeitet viel. Und hat deshalb wenig Freizeit.	Verbalisierung.
K:	Genau.	
T:	Und wenn ich es richtig verstehe, möchten Sie dann, dass Ihre Freundin diese wenige Freizeit mit Ihnen verbringt.	Explizierung der Erwartung.
K:	Genau.	Da die Klientin mitgeht,
T:	Und zwar ausschließlich mit Ihnen.	expliziert die Therapeutin den Aspekt, dass die Erwartungen auf Spielebene sehr weitreichend sind.
K:	Mh. Das klingt aber radikal.	Die Klientin streitet es nicht ab. Bestätigt aber auch nicht direkt. Hierdurch könnte die Therapeutin von dem relevanten Aspekt abgelenkt werden.
T:	Mmhm. Ich versteh, dass das für Sie radikal klingt. Aber es scheint so zu sein, oder?	Diese lässt sich aber nicht ablenken, sondern fragt die Klientin noch mal nach einer Bestätigung.
K:	Ich weiß nicht.	Der Klientin fällte es schwer an diesem Punkt mitzugehen.
T:	Sie wissen, dass es für mich ok wäre, wenn es so wäre.	Die Therapeutin versucht, es der Klientin durch eine Akzeptanz-vermittelnde Beziehungsbotschaft leichter zu machen.
K:	Ja. Aber für mich nicht.	Die Klientin scheint den explizierten Aspekt ihres Systems aber negativ zu bewerten, was den Erkenntnisprozess behindert.
T:	Ah. Wieso nicht?	
K:	Weil das so klingt als wäre ich eine Diva und wollte, dass sie immer um mich rum ist.	
T:	Wissen Sie, ich weiß nicht, ob es wie eine Diva ist. Aber ich kann mir vorstellen, dass ein Teil von Ihnen genau das schön fände.	Die Therapeutin versucht, die negative Bewertung der Erwartung herauszunehmen. Dadurch, dass sie deutlich macht, dass es sich dabei lediglich um einen Teil der Klientin handeln würde, macht sie es der Klientin leichter, sich mit dem Aspekt auseinanderzusetzen.
K:	Ich glaube, den gibt es auch.	

T:	Ok. Aber dann ist es doch gut, wenn wir über diesen sprechen. Denn der scheint ja dazu beizutragen, dass es Ihnen das ganze Wochenende schlecht ging.	Fokussierung auf die Kosten zur Motivierung.
K:	Das stimmt.	
T:	Und mein Eindruck ist, dass dieser Teil eigentlich die Erwartung hat, dass Ihre Freundin jede freie Minute mit Ihnen verbringt.	Explizierung einer weiteren Erwartung.
K:	Ich glaube nicht jede.	
T:	Nee?	
K:	Nee. Manchmal möchte ich ja auch was anderes machen.	
T:	Ah. Ich verstehe. D. h. dieser Teil möchte, dass Ihre Freundin immer dann ihre Freizeit mit Ihnen verbringt, wenn Sie das gerade möchten.	
K:	Ja.	
T:	D. h. Ihre Freundin müsste sich für Sie bereithalten. Und wenn Sie entscheiden, dass Sie Zeit mit ihr verbringen möchten, dann macht sie das. Und wenn Sie lieber allein oder mit anderen etwas machen möchten, dann ist das auch ok.	Die Therapeutin arbeitet hier die Implikationen der interaktionellen Ziele auf Spielebene heraus.
K:	Mh. Sie darf das dann schon schade finden.	
T:	Verstehe ich. Das wäre sogar schön, wenn sie Ihnen zeigt, dass es für sie das Schönste wäre, mit Ihnen zusammen zu sein.	Explizierung der emotionalen Bewertung, die aus dem frustrierten Wichtigkeitsmotiv kommt.
K:	Ja. Genau.	
T:	Aber dann würde ihre Freundin Sie das machen lassen, was Sie wollen.	
K:	Ja. Auf Vorschriften und Einschränkungen kann ich ja gar nicht.	Hier wird ein autonomieeinschränkungsempfindlicher Teil der Klientin deutlich, der nicht unmittelbar mit der aktuellen Situation assoziiert ist.
T:	Ja. Das haben wir schon herausgefunden. Ein anderer Teil von Ihnen findet Einschränkungen total übel.	Deshalb verbalisiert und validiert die Therapeutin diesen Teil, geht aber im Folgenden nicht weiter darauf ein.
K:	Ja.	
T:	Ok. Aber das heißt ja, dass es eigentlich immer so laufen muss, wie Sie das wollen.	Die Therapeutin lenkt wieder zu den für die aktuelle Situation relevanten Elementen der Spielebene zurück, indem sie hier wieder eine Erwartung expliziert.
K:	Irgendwie schon.	
T:	Und dass Ihre Freundin sich immer an Ihren Bedürfnissen orientierten muss.	Erneute Explizierung der Implikation der übermäßigen Erwartungen.

K:	An meinen?	
T:	Sieht so aus.	
K:	Schön wäre das schon.	
T:	Ja. Das verstehe ich. Und das ist für mich auch völlig ok. Mein Eindruck ist aber auch, dass es Sie richtig sauer macht, wenn es nicht nach Ihrem Willen geht.	Mit dem Aufgreifen der Ärgerreaktion leitet die Therapeutin das Transparentmachen des Berechtigungsgefühls der Klientin ein.
K:	Am Samstag war das so.	
T:	Mmhm. D. h. dass dieser Teil, der möchte, dass sich Ihre Freundin nach Ihren Bedürfnissen richtet, das auch irgendwie erwartet.	Und arbeitet dieses Gefühl, im Recht zu sein und einen Anspruch darauf zu haben, schrittweise heraus.
K:	Erwartet?	
T:	Ja. Dass er das Gefühl hat, das müsste so sein. Dass ihm das zusteht.	
K:	Ein bisschen ist das wohl so.	Die Klientin kann dies ein Stück weit bestätigen.
T:	Ok.	
K:	Aber dann habe ich nichts mehr gesagt und sie gehen lassen.	Lenkt dann aber auf einen anderen Aspekt. In diesem Fall gibt sie Informationen über ihre verhaltensmäßige Reaktion.
T:	Haben Sie gar nichts mehr gesagt?	Da die Verhaltensweisen auf der Spielebene (strategisches Handeln) ebenfalls ein relevanter Punkt sind, folgt die Therapeutin der Klientin an dieser Stelle, um dieses Verhalten im Folgenden deutlicher herauszuarbeiten.
K:	Nee. Kein Wort.	
T:	Ich weiß nicht, ob es zu weit geht. Aber ich könnte mir vorstellen, dass dieser Teil, der das ungerecht findet, dass Ihre Freundin nicht das macht, was Sie wollen, irgendwie trotzig geworden ist.	
K:	Ja. Das passt.	
T:	Und der wollte Ihrer Freundin zeigen: „So nicht, Schätzchen. Jetzt kannst du mal sehen, was du davon hast."	Explizierung des strategischen Verhaltens.
K:	Das klingt aber bösartig.	
T:	Ich meine das gar nicht böse. Aber ich finde es wichtig, dass wir schauen, wie es ist. Weil es Ihnen ja so, wie es im Moment läuft, nicht gut geht.	Zur Motivierung mit der Auseinandersetzung mit diesem Aspekt erneuter Verweis auf die Kosten.
K:	Das stimmt allerdings.	
T:	Würden Sie denn sagen, dass der Teil so was wie: „So nicht, Schätzchen. Jetzt kannst du mal sehen, was du davon hast." gedacht hat?	Wiederholung der vorhergehenden Intervention.

K: Mmhm.

T: Ok. Das heißt, der wollte Ihre Freundin bestrafen?

K: Ja schon. Und der wollte, dass sie sich um mich bemüht.

Die Klientin kann dem Impuls zu bestrafen zustimmen und bringt einen weiteren Aspekt ein: mit dem strategischen Handeln (Schweigen) wollte sie die Freundin dazu bewegen, sich mehr um sie zu bemühen.

T: Ah. Dass ihre Freundin sich anstrengt und sich bemüht, Sie zum Reden zu bringen.

Die Therapeutin greift dies direkt auf, um es festzuhalten.

K: Genau.

T: Und hat sie sich bemüht?

K: *(schmunzelt)* Erst schon.

T: Es hat also erst mal geklappt.

K: Ja.

T: Und dann.

K: Dann hat sie aufgehört und mit dem Haushalt angefangen.

T: Ok. Das war für Sie wahrscheinlich nicht das, was Sie wollten.

K: Nein! Die soll sich doch um mich kümmern.

T: Die soll sich um Sie kümmern.

K: Ja.

T: Und wie haben Sie dann reagiert?

K: Mir ging es dann nicht gut und ich habe mich ins Bett gelegt.

Hier wird eine weitere Strategie deutlich, mit der die Klientin die Freundin in die von ihr gewünschte Richtung lenken will.

T: Und gehofft, dass Ihre Freundin das merkt und dann zu Ihnen kommt?

K: Ja. ... Ich finde das gerade total schlimm. Ich habe voll die Show gemacht und versucht, meinen Willen durchzusetzen. Bis Sonntag. Und damit habe ich uns das ganze Wochenende versaut. Was bin ich bloß für ein schlimmer Mensch. *(Die Klientin wird aufgeregt und angespannt.)*

Die zunehmenden Erkenntnisse triggern die Selbstabwertung und Schemata der Klientin. Hierdurch nimmt die innere Spannung zu.

T: Okay. Lassen Sie uns mal schauen, was gerade passiert. Mein Eindruck ist, dass gerade eine Seite von Ihnen anspringt, die Sie auch gut kennen. Das scheint eine sehr stark abwertende Seite zu sein.

Da die Therapeutin diese als so stark einschätzt, dass die Klientin nicht mehr konzentriert am Thema arbeiten kann und bei einer weiteren Steigerung Schwierigkeiten mit der Regulation bekommt, wechselt die Therapeutin die Interventionsrichtung: Weg von dem Transparentmachen der Spielebene hin zur Regulationshilfe.

		Im ersten Schritt versucht die Therapeutin, mit der Klientin auf eine Metaebene zu gehen und zu analysieren, was innerlich gerade passiert.
K:	Kann sein. Ich weiß nicht.	Dies gelingt der Klientin an dieser Stelle nicht.
T:	Mmhm. Mir ist erst mal wichtig, dass Sie wissen, ich finde Sie überhaupt nicht schlimm.	Daher versucht die Therapeutin im zweiten Schritt die Spannung der Klientin zu regulieren, indem sie ihre Schemata durch eine positive Beziehungsbotschaft beruhigt.
K:	Echt nicht?	Dieser Versuch gelingt besser. Die Klientin kann hierauf reagieren.
T:	Echt nicht. Ich mag Sie total.	Die Therapeutin macht noch einmal dasselbe.
K:	*(Die Klientin beruhigt sich ein bisschen.)*	
T:	Und ich glaube auch, dass Ihre Seite, über die wir gerade gesprochen haben, gute Gründe hat, sich so zu verhalten.	Der dritte Versuch zur Beruhigung besteht darin, auf die positiven Aspekte der Kompensation einzugehen.
K:	Für den Aufstand soll es gute Gründe geben?	
T:	Ich gehe fest davon aus.	
K:	Was soll das denn sein?	
T:	Ich weiß nicht, ob es stimmt. Aber ich würde vermuten, dass diese Seite einen anderen Teil von Ihnen schützt. Nämlich den, der das damals bei Ihren Eltern immer total schlimm fand, immer alleine auf dem Zimmer sitzen zu müssen, während ihre Eltern zusammen getrunken haben.	Die Kompensation schützt in der Regel vor einer starken Aktivierung der verletzten Seite der Klientin. Dies stellt die Therapeutin der Klientin als Hypothese zur Verfügung.
K:	Mh. Das könnte sein.	
T:	Wissen Sie, das müssen wir ja auch nicht alles heute besprechen. Ich würde vorschlagen, das gucken wir uns noch mal ganz in Ruhe an.	An dieser Stelle hat die Therapeutin aber nicht das Ziel, diese Seite zu aktivieren und zu erkunden (das würde die Anspannung eher verstärken). Es geht ihr mehr darum, dass die Klientin die Schutzfunktion der Spielebene erkennt. Dies wirkt auch validierend und damit beruhigend.
K:	Ok.	
T:	Wie geht es Ihnen denn jetzt mit der Seite, die wir hatten?	
K:	Die, die immer versucht, Ihre Bedürfnisse durchzusetzen und andere ggf. dazu zwingen will?	
T:	Genau die.	
K:	Ich weiß nicht.	

T: Ich kann mir vorstellen, dass es gerade auch schwierig ist, dazu eine einheitliche Haltung zu haben. Wir wissen ja schon, dass das Ihrer abwertenden Seite eine Gelegenheit gibt, Sie fertig zu machen.

K: Ja. Schon.

T: Dann lassen Sie uns doch die abwertende Seite da drüben auf meinen Schreibtischstuhl setzen. ... Geht das?

Da die abwertende Seite für die Spannung im System mitverantwortlich ist, wendet die Therapeutin eine Technik an, um Distanz zu dieser Seite zu schaffen. Auch das hilft der Beruhigung.

K: Ja.

T: Ok. Ich würde jetzt gerne mal fragen, wie sehen Sie die Situation mit Ihrer Freundin eigentlich jetzt gerade.

Dadurch müsste es der Klientin leichter fallen, auf andere, ressourcenreiche Anteile zuzugreifen.

K: Mh. Ich denke, dass es ok ist, wenn sie auch mal ihren Hobbys nachgeht. Für die hat sie ja auch keine Zeit.

T: Könnte man sagen, dass das Ihre erwachsene Sicht auf die Situation ist.

Dies gelingt auch.

K: Ja.

T: Und ist doch spannend zu sehen, dass es diesen Teil auch gibt.

K: Auf jeden Fall.

T: Dann lassen Sie uns doch noch mal festhalten, was heute das Wichtigste für Sie war. Was wir rausgefunden haben.

Da sich die Klientin inzwischen beruhigt hat und weniger angespannt ist, geht die Therapeutin noch einmal kurz auf einer Metaebene auf die wichtigsten Inhalte der Sitzung ein.

K: Also ... Es gibt da eine Seite mit ganz schön hohen Erwartungen.

T: Mmhm. Haben Sie für die schon einen Namen?

K: Ich weiß nicht.

T: Wir können ja noch mal schauen, was diese Seite so ausmacht.

Die Therapeutin fasst die wichtigen Aspekte der kompensatorischen Seite im Folgenden noch einmal für die Klientin zusammen.

K: Ok.

T: Wenn ich das richtig verstanden habe, findet diese Seite, dass es ihr zusteht, dass ihre Bedürfnisse an erster Stelle stehen, und dass andere sich danach zu richten haben.

K: Mmhm.

T: Und sie versucht alles, um andere dazu zu bewegen, ihr das zu geben.

K: Ja.

T: Und sie bestraft andere, wenn sie sich nicht 100 %ig nach ihr richten, sondern eigenen Interessen nachgehen.

K: Mh ... Klingt schon etwas divenhaft.

T: Ok. Sollen wir diese Seite erst mal „Die Diva" nennen?

K: Ja. Die will ja wirklich, dass es immer um sie geht und sich andere danach richten, was sie will. Und sie wird sauer und trotzig, wenn sie nicht das bekommt, was sie will, und bestraft.

T: Mmhm. ... Was haben wir denn noch für Seiten von Ihnen kennengelernt?

K: Mh ...

T: Wenn ich mich richtig erinnere, war da noch „Die Erwachsene".

K: Ja, richtig. Die sieht die Welt anders. Die kann meiner Freundin zugestehen, dass sie auch andere Interessen hat.

T: Gut. Und noch was?

K: Da gibt es noch die abwertende Seite. Über die möchte ich aber gerade nicht so nachdenken.

T: Die ist ja sonst auch schon laut genug. Von daher lassen wir das im Moment einfach, wie es ist.

Die Therapeutin folgt dem Impuls der Klientin, sich gerade nicht näher mit der abwertenden Seite zu beschäftigen, weil dies die Spannung wieder erhöhen kann. Dasselbe gilt für den verletzten Anteil.

K: Ja. Und mit dem kleinen Mädchen, das alleine ist, müssen wir noch mal gucken.

T: Gern. ... Wie geht es Ihnen jetzt?

Die Therapeutin versichert sich noch einmal, dass die aktuelle Anspannung ein Niveau hat, mit dem die Klientin umgehen kann.

K: Ein bisschen besser. Ich bin froh, dass es meine erwachsene Seite gibt. Auch wenn die oft nicht die Kontrolle übernimmt.

T: Mmhm. Das könnte noch mehr werden?

K: Auf jeden Fall. Aber irgendwie bin ich auch ein bisschen angespannt. ... Ich weiß gar nicht so genau, wie ich mit dem Ganzen umgehen soll.

Das Anspannungsniveau der Klientin ist schon besser, aber noch nicht ausreichend reguliert. Es scheint sie zu verunsichern, dass sie keine Kontrolle hat und nicht weiß, wie sie mit den bisherigen Erkenntnissen umgehen soll.

T: Das ist ja auch alles noch ganz frisch. Aber wir könnten noch mal überlegen. ... Ich weiß gar nicht, ob die Frage schon passt. Und wenn nicht, dann ist das ja

Um das Gefühl von Kontrolle zu erhöhen, schlägt die Therapeutin die Suche nach ersten Lösungs- bzw. Handlungsmöglichkeiten vor. Das Gefühl „schon etwas auch nicht schlimm. Aber wir könnten noch überlegen, ob Sie schon eine Idee haben, was Sie mit den bisherigen Erkenntnissen anfangen können.

K: Mh ... Vielleicht beobachte ich die nächste Woche mal, wann die Diva sich meldet.

T: Das könnte hilfreich sein?

K: Ich glaube schon.

T: Super. Dann probieren Sie es doch mal aus. Und dann können wir in der nächsten Woche schauen, was Sie beobachten konnten.

K: Ok.

T: Sollen wir dann an dieser Stelle für heute inhaltlich einen Punkt machen?

K: Ja.

T: Dann lassen Sie uns jetzt noch schauen, wie hoch ihre Anspannung gerade ist.

K: Die ist gerade so mittel.

T: Auf einer Skala von 1–10?

K: Naja. So fünf.

...

(Therapeutin und Klientin besprechen jetzt noch Möglichkeiten zur Emotionsregulation, welche die Klientin im Anschluss an die Sitzung umsetzen kann.)

machen zu können" wirkt gegen Ohnmachtsgefühle.

11 Schemaklärung und -bearbeitung

Wie in Kapitel 6.3.2 dargestellt, finden sich bei Klientinnen mit Borderline-Persönlichkeitsstörung eine Vielzahl verschiedener, teilweise sehr negativer und konflikthafter Schemata. Diese spielen für die interaktionellen Schwierigkeiten der Patientinnen eine große Rolle und verstärken zusätzlich noch die Emotionsregulationsschwierigkeiten, da eine Schemaaktivierung zu starken negativen Gefühlen führt, die ggf. durch dysfunktionale Regulationsstrategien bewältigt werden.

Dementsprechend ist es sinnvoll, diese Strukturen nicht nur im Rahmen der Beziehungsgestaltung zu berücksichtigen, sondern sie im Laufe der Therapie gezielt zum Inhalt zu machen und zu bearbeiten.

In der Klärungsorientierten Psychotherapie beinhaltet der Umgang mit Schemata zwei Schritte, die in diesem Kapitel näher erläutert werden:
1. Klärung
2. Bearbeitung

11.1 Klärung von Schemata und ihre Bearbeitung – allgemein

11.1.1 Schemaklärung

In der Regel sind die relevanten Schemata nicht repräsentiert. Da ein Schema einer Bearbeitung jedoch nur dann zugänglich ist, wenn die zentralen Schemaaspekte kognitiv repräsentiert sind, ist das Schema zunächst zu klären. Ziel der Schemaklärung ist damit die systematische und *valide Repräsentation des dysfunktionalen Schemas*. Die Schemaklärung ist ein komplexer Prozess, für den im Rahmen der Klärungsorientierten Psychotherapie geeignete Methoden entwickelt wurden, welche hier lediglich überblicksartig beschrieben werden, jedoch bei Sachse (2003; 2016b) ausführlicher dargestellt sind.

Eine wichtige Grundlage für Klärungsprozess (s. Abbildung 8) ist, dass Schemata durch Situationen aktiviert werden (bottom up) und – nachdem sie aktiviert wurden – die Informationsverarbeitung in der Situation bestimmen (top down). Die Wahrnehmung bzw. Verarbeitung der Situation (V) hängt damit wesentlich vom Schema ab. Die Reaktion (R) der Person wird dementsprechend auch durch den Einfluss des Schemas auf die aktuelle Verarbeitung der Situation bedingt.

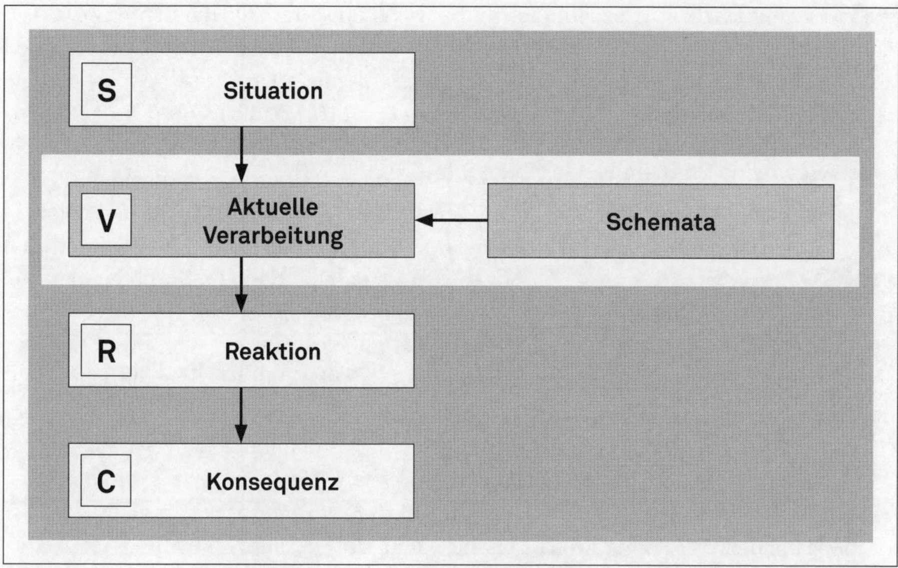

Abbildung 8: Relevanz des Schemas für die Verarbeitung der Situation und für die darauffolgende Reaktion

Da eine Situation (und auch die Vorstellung einer Situation) das Schema aktiviert und nur aktivierte Schemata geklärt (und verändert) werden können, beginnt ein Klärungsprozess (vgl. Sachse, Fasbender & Breil, 2009) in der Regel mit einer Situationsschilderung (s. Abbildung 9, 1. Bericht).

Klientinnen unterscheiden sich allerdings darin, wie sie mit ihren Problemen umgehen und diese darstellen. Einige beginnen nicht direkt mit dem Bericht einer Situation und benötigen dementsprechend Unterstützung durch den Therapeuten, um zu einer aktivierenden Situationsschilderung zu gelangen. Damit gibt es verschiedene Ausgangspunkte für einen Klärungs- oder Explizierungsprozess (diese Begriffe werden synonym verwendet) (s. Abbildung 9, Vorstufen a-c).

Einige Klientinnen konzentrieren sich nicht auf sich oder ihre Probleme. In ihren Schilderungen dem Therapeuten gegenüber (z. B. über Politik oder das Leben) kommen persönliche Aspekte kaum vor (Vorstufe a in Abbildung 9). Von hier aus ist ein Klärungsprozess nicht möglich. Um einen Einstieg zu finden, kann es hilfreich sein, wenn der Therapeut die externalen „Geschichten" unterbricht und der Klientin erklärt, dass es für einen Therapiefortschritt notwendig ist, über sich und was sie persönlich stört zu reden.

Andere Klientinnen reden auf einer Metaebene über ihre Probleme und spekulieren darüber, wie ihre Probleme aussehen und entstanden sind (Vorstufe b in Abbildung 9). Ihnen kann es helfen, wenn der Therapeut auf der Metaebene erläutert, wozu Klärungsprozesse wichtig sind, warum es nicht hilfreich ist, sich mit nicht validen Theorien auseinanderzusetzen und dass man am besten mit einer konkreten Problemsituation beginnt. Er kann Situationen aufgreifen, wenn die Klientin sie anspricht, oder die Klientin nach Problemsituationen fragen.

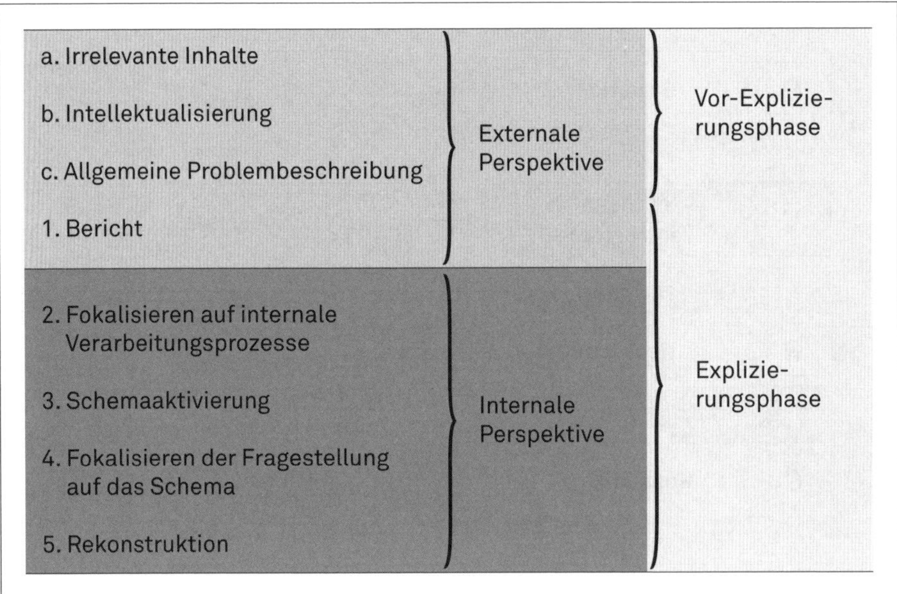

Abbildung 9: Ablauf und Stufen eines Klärungsprozesses

Eine dritte Möglichkeit ist, dass die Klientin auf allgemeine/abgehobene Art und Weise auf ihre Probleme fokalisiert und über Auswirkungen/Kosten des Problems redet, statt konkrete Situationen zu schildern (Vorstufe c in Abbildung 9). Der Therapeut kann in diesem Fall die allgemeine Problembeschreibung nutzen und klären, welche Probleme es gibt, wie jedes Problem genannt und definiert werden kann und wie die einzelnen Probleme (vorläufig) voneinander abgegrenzt werden können. Dann kann gemeinsam entschieden werden, mit welchem Problem begonnen werden soll, für das der Therapeut die Klientin bittet, eine typische Situation zu schildern.

Optimalerweise verläuft der Klärungsprozess wie folgt: Im ersten Teilschritt der Explizierungsphase (s. Abbildung 9) beschreibt die Klientin konkret eine, für ihr Problem paradigmatische Situation, die relevante Kognitionen, Emotionen, Affekte, Handlungen auslöst (Phase 1 in Abbildung 9). Der Therapeut unterstützt die Klientin, indem er sie anregt, bei dieser Situation zu bleiben, die Situation so genau wie möglich zu erinnern und sie konkret zu schildern. Er bittet sie, die Situation auf sich wirken zu lassen und leitet sie an, diese plastisch wieder zu erleben.

Im nächsten Schritt des Klärungsprozesses fokussiert die Klientin auf das, was die Situation in ihr auslöst (Phase 2 in Abbildung 9). Hierdurch wird ihre Perspektive internalisiert. Die Klientin erinnert sich an die Verarbeitungsprozesse, die sie in der Situation hatte, und aktiviert diese Erinnerungen.

Der Therapeut kann der Klientin an diesem Punkt Fragen anbieten, um eine internale Perspektive und Fokalisierung auf Verarbeitungsprozesse anzuregen:

- Was genau löst die Situation in Ihnen aus?
- Was genau haben Sie in der Situation gedacht?

- Was ist Ihnen durch den Kopf gegangen?
- Was haben Sie in der Situation gefühlt?
- Wie haben Sie die Situation aufgefasst?
- Was hätten Sie am liebsten getan?

Er greift dann auf, was die Klientin sagt oder meint, und stellt weiter konkretisierende, weiterführende Fragen, damit die Klientin die Bedeutung ihres Denkens, Fühlens und Handeln versteht.

Durch die Vergegenwärtigung der relevanten Situationsaspekte, das Wirkenlassen eben dieser und dem Zulassen der hierdurch ausgelösten Reaktionen kommt es zu einer Schemaaktivierung im Hier und Jetzt (Teilprozess 3 in Abbildung 9). Bereits die Interventionen in den Phasen 1 und 2 können zur Schemaaktivierung führen. Darüber hinaus kann der Therapeut die Aktivierung fördern, indem er die im Schema stehende Bedeutung der Klientin vorgibt.

In Phase 4 folgt die Klientin der Fragestellung: Was habe ich für Annahmen, die dazu führen, dass ich Situation X so interpretiere/mich so fühle? Sie begibt sich in einen intuitiv-holistischer Suchmodus, spürt Kognitionen, Emotionen und Affekten nach und lässt Antworten entstehen.

Der Therapeut fördert diesen Prozess mittels spezifischer klärungsorientierter Techniken, indem er der Klientin Zeit lässt und Pausen gibt, keinen Druck macht, sie nicht mit Kommentaren unterbricht und sie durch Prozessdirektiven wie „Lassen Sie die Antwort aus dem Gefühl kommen", „Schauen Sie mal, was kommt", „Lassen Sie es einfach zu" anleitet. Zudem kann er den inhaltlichen Suchprozess aktiv dadurch unterstützen, indem er vertiefende Fragen („Was ist in Ihnen, das Ihnen Angst macht?", „Was verbinden Sie damit?") stellt und diese ggf. mit Prozessdirektiven kombiniert („Bleiben Sie mal bei dem, was Sie im Hals spüren. Fragen Sie sich, was das bedeutet", „Bleiben Sie mal bei dem Gefühl. Was ist an XY schlimm?"). Hilfreich sind an dieser Stelle auch Explizierungen, also Äußerungen des Therapeuten, die der Klientin Aspekte des Schemas zur Prüfung vorgeben.

Bei der Rekonstruktion des Schemas (Phase 5, Abbildung 9) fallen der Klientin Worte und Sätze ein, die diese prüft, verbessert und erweitert. Hierdurch werden schrittweise Schemaaspekte klar. Die Klientin kann dabei spüren, welche Erkenntnisse valide sind. Von einem Schemaaspekt ausgehend kann der Therapeut die Klärung des weiteren Schemanetzwerks durch verschiedene Fragen fördern:

- Was verbinden Sie mit XY?
- Was heißt XY für Sie persönlich?
- Was steckt in XY noch drin?
- Was bedeutet XY für Sie?
- Was ist schlimm an XY?

Da eine Aktivierung eines negativen Schemas mit unangenehmen Gefühlen einhergeht, kann im Therapieprozess immer auch Vermeidung auftreten (Bearbeitungsschwierigkeiten). Diese erfordert spezielle Interventionen: Internalisieren, Steuern und Strukturieren (Sachse, 2006b; Sachse, Fasbender & Sachse, 2011).

11.1.2 Klärung der biographischen Entstehung

Um zu erkennen, dass es sich bei dem Schema um Schlussfolgerungen aus Rückmeldungen der primären Bezugspersonen handelt und nicht um die Realität, gibt es in der Klärungsorientierten Therapie eine Phase der biographischen Klärung. Diese fördert die Distanzierung vom Schema und schließt sich in der Regel an die Schemaklärung an. Mit dem geklärten und aktivierten Schema wird die Klientin angeleitet, eine Affektbrücke zu nutzen und eine emotional-affektive Suche in ihrem biographischen Gedächtnis vorzunehmen („Woher kennen Sie dieses Gefühl? Lassen Sie einfach entspannt entstehen, was Ihnen einfällt"). Hierbei erinnert die Klientin für die Schemaentstehung prototypische Situationen.

Darüber hinaus können biographische Situationen (ähnlich wie aktuelle Situationen) für einen Klärungsprozess genutzt werden. Die Situation dient hierbei der Aktivierung des Schemas, das dann schrittweise expliziert werden kann.

11.1.3 Schemabearbeitung

Für die Bearbeitung von Schemata empfiehlt die Klärungsorientierte Psychotherapie das Ein-Personen-Rollenspiel. Es handelt sich um eine Zwei-Stuhl-Technik, die als Rahmentechnik zur Bearbeitung von Schemata konzipiert wurde, in der die Klientin angeleitet wird, ihre eigene Therapeutin zu sein und sich von ihren Schemata zu distanzieren. Im Ein-Personen-Rollenspiel kommen verschiedenste Strategien zum Einsatz. Neben kognitiven Methoden werden Strategien der Schema-Aktivierung mit Methoden der affektiven Umstrukturierung, der Imagination, aber auch der Ressourcen-Aktivierung und der Motivierung kombiniert (vgl. Sachse, Püschel, Fasbender & Breil, 2008).

Im Rahmen der Schemaklärung wird ausgehend von einer Situationsschilderung eine valide Repräsentation des dysfunktionalen Schemas erarbeitet. Der Therapeut unterstützt die Klientin hierbei durch internalisierende und vertiefende Fragen, durch Prozessdirektiven, durch Explizierungen und durch einen speziellen Umgang mit Bearbeitungsschwierigkeiten. Im Anschluss an die Schemaklärung wird über eine Affektbrücke die biographische Entstehung der Schemata zur Distanzierung vom Schema geklärt. Zur folgenden Bearbeitung des Schemas wurde in der Klärungsorientierten Psychotherapie das Ein-Personen-Rollenspiel als Rahmentechnik entwickelt.

11.2 Klärung von Schemata und ihre Bearbeitung bei der Borderline-Persönlichkeitsstörung

11.2.1 Spezifische Aspekte der Schemaklärung

11.2.1.1 Schemaklärungstechniken und das Ausmaß an Aktivierung

Auch für Klientinnen mit Borderline-Persönlichkeitsstörung ist es hilfreich, wenn sie ihre Schemata kennen. Um diese herauszuarbeiten, können die Techniken zur Schemaklärung der Klärungsorientierten Psychotherapie eingesetzt werden. Allerdings ist es hierbei wichtig, dass der Therapeut auf das Ausmaß an emotionaler Aktivierung achtet.

An dieser Stelle unterscheiden sich die Klärungsprozesse von Klientinnen mit Emotionsregulationsschwierigkeiten stark von denen anderer Klienten. Personen, die ihre Anspannung und Gefühle gut regulieren können, benötigen die Unterstützung des Therapeuten in Form von Prozesssteuerung, um nicht ihrer Tendenz zu folgen, als unangenehm erlebte Emotionen zu vermeiden, und stattdessen eine Schemaaktivierung zulassen zu können. Klientinnen mit Regulationsproblemen kommen hingegen schnell und leicht in eine emotionale Aktivierung. Die damit verbundene Anspannung kann schnell zu Übererregung führen und das Niveau überschreiten, auf dem therapeutisches Arbeiten überhaupt möglich ist.

Daraus ergeben sich zwei therapeutische Implikationen: Zum einen macht Schemaklärung dann Sinn, wenn die Klientin in einem gewissen Ausmaß in der Lage ist, mit negativen Gefühlen umzugehen. Darüber hinaus benötigt sie zur Auseinandersetzung mit den negativen Schemata auch einen positiven Gegenpol. Damit sind Ressourcen gemeint, auf welche die Klientin zurückgreifen kann, wenn es ihr schlecht geht. Fehlen hinreichende Ressourcen, besteht die Gefahr, dass die Klientin durch die Klärung zu sehr destabilisiert und suizidal wird.

Zum zweiten ist es die Aufgabe des Therapeuten, im Prozess auf das Maß der Aktivierung zu achten. Bei unzureichenden Affektregulationskompetenzen versucht er, die emotionale Aktivierung von Vornherein geringer zu halten. Außerdem hilft er der Klientin – wenn es notwendig wird –, die Aktivierung zu regulieren und sich zu beruhigen. Wenn der Therapeut auf die Aktivierung achtet und der Klientin hilft, diese in der Sitzung immer wieder zu regulieren, kann dies wie ein Training der Affektregulation und Selbstberuhigung wirken und die Klientin lernt nach und nach, wie sie diesen Prozess eigenständig initiieren kann. Die Idee dahinter ähnelt der Art und Weise, wie Kinder Emotionsregulation und Selbstberuhigung lernen: durch Hilfe von außen in Form von Affektspiegelung und Fremdberuhigung (Kuhl, 2001; Ritz-Schulte, Schmidt & Kuhl, 2008; Wöller, 2006a).

Das Vorgehen in Abhängigkeit der Regulationsfertigkeiten der Klientin entspricht auch der Empfehlung von Steinert et al. (2014, S. 37): „Je insuffizienter die Affektregulation ist, desto kleinschrittiger, emotional distanzierter bzw. kognitiver sollte die Therapie erfolgen und mit desto mehr Nebenwirkungen sollte gerechnet werden."

Gerade für Therapeuten, die gut darin trainiert sind, Schemata zu aktivieren, und dies quasi automatisiert im therapeutischen Prozess realisieren, kann es in der Arbeit mit Klientinnen mit Borderline-Persönlichkeitsstörung eine zusätzliche Herausforderung sein, diese Interventionen zu reduzieren oder ganz zu lassen.

Zur Vermeidung von zu starker Aktivierung kann es hilfreich sein, weniger vertiefende Fragen zu stellen, dass Gespräch eher sachlich und kognitiv zu halten (ohne unempathisch zu wirken), weniger Prozessinstruktionen zu realisieren, welche auf die Förderung von Aktivierung abzielen („Lassen sie das mal wirken“, „Gucken Sie, was das in Ihnen auslöst“ „Nehmen sie sich Zeit“, „Lassen Sie es zu“, ...) und insgesamt das Tempo des therapeutischen Prozesses nicht zu sehr zu reduzieren.

Zur Herabregulation der Anspannung der Klientin kann ein Therapeut auf folgende Techniken zurückgreifen (ohne dass die Aufzählung einen Anspruch auf Vollständigkeiten hat), die auch kombiniert werden können:

- Unterbrechung des Prozesses und Einsetzten von Skills-Training
- Validierung des Erlebens und positive Beziehungsbotschaft als Gegenpol zum negativen Selbstschema
- Aktivierung von Gegenbeispielen (z. B. Personen, welche die Klientin mögen)
- Teile auf einen anderen Stuhl setzen
- Ansprechen des erwachsenen Teils der Klientinnen
- Aktivierung eines oder mehrerer innerer Ressourcenanteile
- Fokussieren auf Aspekte der Situation

Einige dieser Vorschläge lassen sich besonders einfach in dem in Kapitel 12 vorgeschlagenen kombinierten Vorgehen realisieren.

11.2.1.2 Unterscheidung Stimulus und Gefühl

In der in Kapitel 11.1.1 beschriebenen Abbildung 8, in der die Relevanz des Schemas für die Verarbeitung der Situation und für die darauffolgende Reaktion dargestellt ist, wird bereits deutlich, dass das innere Erleben der Person dadurch zustande kommt, dass bestimmte Stimuli ein Schema aktiveren, welches dann die Verarbeitung der Situation mitbestimmt. Dementsprechend haben für das Erleben zwei Faktoren eine Bedeutung: die äußeren Reizbedingungen und die inneren Schemata. Auch Bateman und Fonagy (2011) gehen davon aus, dass mentale Zustände entweder von innen her bestimmt sind oder von außen aktiviert werden, dass jedoch meistens beide Determinanten beteiligt sind.

Bei der Schemaklärung werden die externen Stimuli lediglich dazu verwendet, das Schema zu aktivieren. Im folgenden Prozess wird sich ausschließlich mit den Inhalten des Schemas beschäftigt und den Stimuli wird keine weitere Beachtung geschenkt. Dies ist wichtig, da für die Schemaklärung eine internale Perspektive notwendig ist. Wird die Aufmerksamkeit der Klientin auf Aspekte der Situation gelenkt, wird die Perspektive externalisiert und das Schema wird deaktiviert. Dadurch wird eine Exploration der Netzwerkstruktur der Annahmen unmöglich.

Klientinnen mit Borderline-Persönlichkeitsstörung können die in Kapitel 6.3.2.2 dargestellten Schwierigkeit haben, dass sie ihren Gefühlen nicht trauen. Sie nehmen ihre

Gefühle nicht als valide Informationsquelle wahr, wodurch ihnen eine wichtige Handlungsgrundlage fehlt, was wiederum zu Verunsicherung führt.

Werden mit Klientinnen mit dieser Problematik früh im Therapieprozess lange Klärungsprozesse durchgeführt und damit sehr stark auf die inneren Determinanten des Erlebens fokussiert, besteht die Gefahr einer erneuten Invalidierung. Die Klientinnen verarbeiten die Erfahrung als Bestätigung, dass das, was sie wahrnehmen, nicht stimmt, also nicht der Realität entspricht, sondern „nur" ihr Schema ist. Dies verunsichert sie dann zunehmend.

Hinzu kommt, dass Personen mit Borderline-Persönlichkeitsstörung häufig eine sehr feine und sensible Wahrnehmung von Stimmungen, Gefühlen, Meinungen, etc. ihrer Interaktionspartner, also eine sehr gute Fähigkeit, bestimmte Stimuli wahrzunehmen, besitzen. Durch gehäufte Erfahrungen im Therapieprozess, dass es nur ihre Empfindlichkeit ist, zweifeln sie vermehrt an dieser Kompetenz statt mehr Vertrauen in sich und ihre Wahrnehmung zu entwickeln.

Aus diesen Gründen kann empfohlen werden, das Ziel der Schemaklärung nicht zu früh im Therapieprozess und nicht ausschließlich über eine längere Therapiephase hinweg zu realisieren.

Als Alternative würden wir vorschlagen, mit der Klientin gemeinsam eine genaue „Situations"-Analyse vorzunehmen: Hierbei werden zum einen die externe Situation und die real vorhandenen Stimuli herausgearbeitet. Zum anderen wird auf die innere Verarbeitung der Klientin und die dahinterliegenden Überzeugungen eingegangen. Unter Zuhilfenahme eines validierenden Effekts kann die Klientin dementsprechend eine Repräsentation davon entwickeln, wie sie funktioniert. Diese Valdierung wird weiter verstärkt, wenn dann bereits frühzeitig eine biographische Einordnung der herausgearbeiteten Überzeugungen und Erlebensweisen vorgenommen wird und die Klientin eine Idee dazu entwickelt, welche Erfahrungen ihren Annahmen zugrunde liegen.

In diesem erweiterten Vorgehen werden also verschiedene Fragestellungen verfolgt:

- Was sind Auslöser, die in der Situation tatsächlich vorhanden sind?
- Was ist meine innere Verarbeitung?
- Welche Annahmen liegen dieser Verarbeitung zugrunde?
- Wie ist das emotionale Erleben biographisch einzuordnen?

Hierbei geht es darum zu erkennen, dass aktuelles Erleben durch aktuelle Stimuli bedingt ist, die an früher erinnern und den kindlichen Anteil der Klientin aktivieren.

Dies eröffnet im Anschluss direkt verschiedene Entwicklungsmöglichkeiten. Zum einen kann überlegt werden, ob und inwiefern die aktuelle Situation verändert werden soll. Zum anderen können Ressourcen aktiviert werden (zur Beruhigung bzw. Versorgung des verletzen Anteils). Dies deutet bereits an, dass wir für die Borderline-Störung ein kombiniertes Vorgehen präferieren, welches einen flexiblen Wechsel zwischen den Graweschen Wirkfaktoren Problemaktualisierung, motivationale Klärung, Problembewältigung und Ressourcenaktivierung beinhaltet (Dick, Grawe, Regli & Heim, 1999; Grawe, 1995; 1996; 1998; 1999; Grawe, Donati & Bernauer, 1994; Grawe & Grawe-Gerber, 1999; Grawe, Regli, Smith & Dick, 1999; Smith, Regli & Grawe, 1999) (s. Kapitel 12).

Die Techniken der Schemaklärung können auch bei Klientinnen mit Borderline-Persönlichkeitsstörung eingesetzt werden. Hierzu muss die Klientin bereits über eine gewisse Emotionsregulationskompetenz verfügen. Zudem achtet der Therapeut darauf, die emotionale Aktivierung nicht zu hoch werden zu lassen, und hilft der Klientin, diese ggf. zu regulieren.

Aus verschiedenen der Störung inhärenten Gründen wird bei der Borderline-Persönlichkeitsstörung nicht zu früh im Therapieprozess und nicht ausschließlich an der Klärung der Schemata gearbeitet. Vielmehr werden parallel die externen Stimuli und die interne Verarbeitung herausgearbeitet, es wird frühzeitig eine biographische Einordnung vorgenommen und flexibel zwischen den Grawe'schen Wirkfaktoren gewechselt.

11.2.2 Spezifische Aspekte der Klärung der biographischen Entstehung

Die Erkenntnis aus der Klärung der biographischen Entstehung, dass die negativen Überzeugungen durch Erfahrungen mit wichtigen Bezugspersonen entstanden sind, ist für Klientinnen mit Borderline-Persönlichkeitsstörung wichtig und wird deshalb – abweichend von dem „klassischen" Ablauf in der Klärungsorientierten Therapie – schon früh im Therapieprozess versucht. Während in der Klärungsorientierten Therapie häufig erst mit dem geklärten, aktivierten Schema eine affektive Suche in der Biographie begonnen wird, ist es in der Therapie mit Klientinnen mit Borderline-Persönlichkeitsstörung häufig sinnvoll, dies schon früh und immer wieder zu machen. Bereits wenn es kleinere Erkenntnisse über Verhaltensweisen oder Überzeugungen gibt, kann der Frage nachgegangen werden, woher die Klientin dies kennt und wie es sich entwickelt hat. Es wird also bereits mit ersten Erkenntnissen über Annahmen, aber auch über die damit verbundenen Kompensationen, analysiert, wie sich bestimmte Annahmen entwickelt haben, wie bestimmte Verhaltensweisen als Kompensation hilfreich, möglicherweise sogar eine wichtige Überlebensstrategie waren. Dies ergänzt die Erkenntnisse der Klientin und vermittelt ihr ein Modell darüber, wie sie funktioniert und warum.

Im Rahmen der biographischen Klärung unterstützt der Therapeut die Klientin, indem zusammen das Verhalten der Eltern herausgearbeitet und ggf. die Bedeutung für das Kind expliziert wird.

Dies kann der Klientin helfen, Mitgefühl mit sich als Kind zu entwickeln. Auf den validierenden Aspekt wurde schon im Abschnitt vorher hingewiesen. Darüber hinaus schafft die biographische Klärung Distanzierung und eröffnet die Möglichkeit, heute alternative Handlungs- oder Sichtweisen zu entwickeln.

Wichtig ist, dass der Therapeut bei der biographischen Klärung behutsam vorgeht und keinen Druck ausübt, auch dann nicht, wenn negative Erfahrungen mit den Eltern bagatellisiert werden. Dies kann bei Klientinnen vorkommen, wenn sie dazu neigen, eigene Erlebensweisen nicht ernst zu nehmen, oder wenn das Wiedererleben der biographischen Erfahrungen Ohnmachtsgefühle aktiviert, die dann vermieden werden.

Bei der biographischen Klärung kann auch eine Kombination mit einer Imagination aus der Schematherapie hilfreich sein (Roediger, 2011). Hierbei wird anhand eines aktuellen Gefühls eine Affektbrücke zu einer biographischen Erinnerung hergestellt. Diese kann dann jedoch nicht nur für Einblicke in die biographische Entstehung im Rahmen der Diagnostik genutzt werden, sondern die Klientin wird angeleitet, die Szene als Erwachsene Person zu betreten (ggf. gemeinsam mit dem Therapeuten) und umzuschreiben. Der beteiligte Elternteil kann konfrontiert, das Kind geschützt und versorgt werden (*rescripting*, Roediger, 2011).

Die biographische Klärung wird bereits früh im Therapieprozess vom Therapeuten angeregt und unterstützt.

11.2.3 Spezifische Aspekte der Schemabearbeitung und Ressourcenaktivierung

Wie bereits bei der Darstellung der teilweise massiven negativen Schemata und gering ausgeprägten Ressourcenschemata (Kapitel 6.3.2) deutlich geworden ist, können die Klientinnen von dem Aufbau von bzw. der Aktivierung der Ressourcen sowie von der Bearbeitung der dysfunktionalen Schemata stark profitieren. Beides würde zu einer Besserung des Wohlbefindens und der Möglichkeit einer Veränderung des kostenreichen Interaktionsverhaltens beitragen. Dementsprechend stellen diese Interventionsbereiche eine wichtige Komponente in der Behandlung der Klientinnen mit Borderline-Persönlichkeitsstörung dar.

Da wir in der Praxis erleben, dass das Ein-Personen-Rollenspiel bei Klientinnen mit Borderline-Persönlichkeitsstörung häufig Verunsicherung auslöst, halten wir dies in seiner „klassischen" Form bei dieser Störung für nicht indiziert. Die Erklärungsansätze hierfür sind vielfältig.

Erstens liegen bei den Klientinnen häufig stark negative Schemata verbunden mit massiver Selbstabwertung und Selbstablehnung vor. Dass sie im Ein-Personen-Rollenspiel explizit gegen einen eigenen Anteil vorgehen (und der Therapeut sie darin bestärkt und unterstützt) und sich gegen das Schema auflehnen soll, kann diesen Mechanismus weiter verstärken. Es besteht die Gefahr, dass das Bestehen des Therapeuten auf dieser Technik zu einer (Teil-)Dissoziation in der Sitzung führt.

Zweitens kann die Identitätsunsicherheit durch das Auflehnen gegen einen Teil (der Person) verstärkt werden. Zudem kann die Identitätsunsicherheit unmöglich machen, eine stabile Position einzunehmen und beizubehalten, um sich gegen das Schema zu stellen.

Drittens machen auch die fehlenden Ressourcenschemata das Einnehmen einer Gegenposition schwierig.

Und viertens kann das Vorgehen im Ein-Personen-Rollenspiel bei der Klientin als Botschaft „Du stimmst nicht" interpretiert werden. Diese Invalidierung im therapeutischen Kontext verstärkt die Unsicherheit der Person.

Während das „klassische“ Ein-Personen-Rollenspiel bei der Borderline-Persönlichkeitsstörung nicht angewendet werden sollte, hat sich eine abgewandelte Version dieser Technik (wie sie sich auch in der Schematherapie findet; Roediger, 2011) bewährt.

Hierbei wird dem Schema nicht wie im Ein-Personen-Rollenspiel ein Stuhl (Klient-Klient-Stuhl) zugeordnet, sondern das Schema wird in einen verletzten und einen abwertenden Anteil unterteilt, denen jeweils ein Stuhl zugeordnet wird. Außerdem gibt es einen Stuhl für den „Erwachsenen-Teil“ der Klientin.

Diese Aufteilung ermöglicht es, mit der Klientin zusammen zu erarbeiten, wie ein passender Umgang der erwachsenen Klientin mit dem verletzten Kind-Anteil aussehen könnte und wie sie günstigerweise mit dem abwertenden Teil umgehen kann.

Beispielsweise kann der Erwachsene-Teil gefördert werden, an der Beruhigung, Versorgung und dem Schutz des verletzten Teils zu arbeiten, während der abwertende Teil erst einmal schweigen soll, begrenzt wird oder (vorübergehend) ausgeschlossen wird. Während unterschiedliche theoretische Vorstellungen (Egostate-Therapie, Schematherapie) zum Umgang mit den verletzten kindlichen Anteilen in eine ähnliche Richtung gehen, unterscheidet sich die Haltung zum kritischen, abwertenden Teil und variiert zwischen einer ins innere System integrierenden und einer bekämpfenden Position.

In die 3-Stuhl-Technik kann – wie beim Ein-Personen-Rollenspiel auch – aus einer „normalen“ Therapiesituation eingestiegen werden, in der die Klientin eine Problemsituation schildert. Wird deutlich, dass an dieser Situation ein Schema der Klientin beteiligt ist, hilft der Therapeut dies den dazugestellten zugehörigen Stühlen zuzuordnen (s. Abbildung 10).

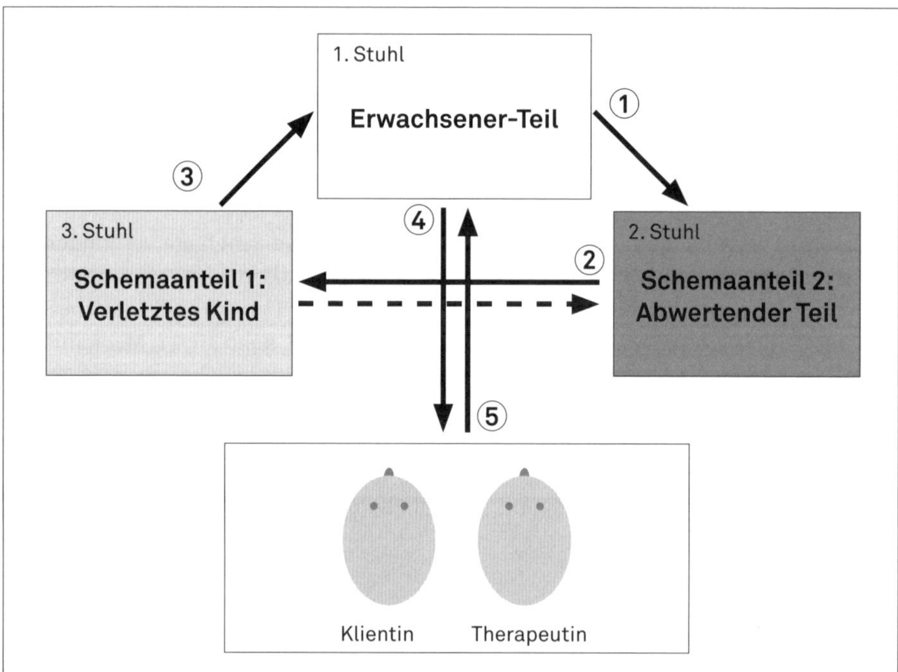

Abbildung 10: 3-Stuhl-Technik zur Schemabearbeitung

Der typische Ablauf ist, dass in dem Bericht der Klientin eine Selbstabwertung deutlich wird, welche die Klientin z. B. traurig macht. Der Therapeut markiert, dass es sich um einen abwertenden Teil handelt, und bittet die Klientin, auf dem entsprechenden Stuhl Platz zu nehmen (s. Abbildung 10, ①) und die Abwertung deutlich auszusprechen. Es bestehen hier die Möglichkeiten, dass die Klientin das lediglich mit dem Therapeuten gemeinsam herausarbeitet oder dass sie es direkt zum Stuhl des verletzen Anteils sagt. Danach wechselt die Klientin auf den 3. Stuhl des verletzten Anteils (s. Abbildung 10, ②). Hier kann besprochen werden, wie sich die Klientin auf diesem Stuhl fühlt (häufig Angst oder Traurigkeit) und was sie sich wünschen würde. Hat die Klientin Schwierigkeiten, diesen Anteil zu aktivieren, kann ein erneuter Wechsel auf den 2. Stuhl des kritischen Teils und eine erneute Formulierung der Abwertungen hilfreich sein, um dann wieder auf den 3. Stuhl des verletzten Teils zu wechseln.

Anschließend folgt der Stuhlwechsel zurück auf den 1. Stuhl (s. Abbildung 10, ③), der zwischen dem kritisch-abwertenden und dem verletzten Teil der Klientin steht. Hier kann die Klientin spüren, dass ein Teil der Anspannung, die sie in Problemsituationen spürt, durch die Spannung zwischen abwertenden und verletzten Teil entsteht.

Im nächsten Schritt begeben sich der Therapeut und die Klientin in eine distanzierte Position und betrachten die drei Stühle von außen (s. Abbildung 10, ④). Hier soll die Klientin ebenfalls die Perspektive der Erwachsenen einnehmen. Dies fällt für gewöhnlich von außen leichter als vom ersten Stuhl aus. In dieser Position können der Therapeut und die Klientin erarbeiten, welche Haltung die Klientin in Bezug auf den abwertenden und den verletzten kindlichen Teil einnehmen möchte, und mit den Anteilen direkt in Kontakt treten.

Ziel ist es, Mitgefühl mit dem verletzten Teil sowie den Impuls zu entwickeln, ihn vor Abwertung zu schützen und sich um ihn zu kümmern. Der abwertende Teil soll begrenzt und entmachtet werden. Hierbei ist allerdings darauf zu achten, dass bei einem zu starken Vorgehen gegen den kritischen Teil die Klientin nach der Therapie in starke Selbstabwertungen fallen kann, die zu sehr negativen Zuständen führen. Hier ist häufig ein eher behutsames, schrittweises Vorgehen hilfreich.

Am Ende kann die Klientin noch mal auf dem 1. Stuhl Platz nehmen (s. Abbildung 10, ⑤) und es kann geprüft werden, inwieweit sie die auf der distanzierten Position entwickelten Haltungen mit in ihr System nehmen kann. Wenn es passt, kann ein prägnanter Satz in Bezug auf den verletzten und den abwertenden Anteil festgehalten und geprüft werden, ob die Klientin aus der Erwachsenen-Perspektive die aktuelle Problemsituation anders sieht und sich anders verhalten wollen würde.

Insgesamt folgt die Technik jedoch keinem starren Ablauf. Der Therapeut kann die Klientin flexibel die Stühle wechseln lassen, wie er es gerade für hilfreich hält.

Eine Möglichkeit wäre z. B. bei sehr starker Selbstabwertung und wenig Ressourcen, die Klientin nie auf den Stuhl des abwertenden Teils zu setzen, sondern lediglich mit dem Erwachsenen-Teil der Klientin über die Aussagen und Annahmen dieses Teils zu sprechen. Dies fördert die Distanzierung und verhindert, dass der kritische Teil zu stark aktiviert wird, ohne dass die Klientin mit dieser Aktivierung umgehen kann.

Darüber hinaus kann der Therapeut im Rahmen dieser Technik die Aktivierung der Klientin steuern und dafür sorgen, dass diese bei Klientinnen mit Emotionsregulationsstörung nicht zu stark wird. Der Therapeut reguliert die Aktivierung dadurch, dass

- er die Dauer, die die Klientin auf einem Stuhl verbringt, bestimmt (schnelle Wechsel verhindern eine starke Aktivierung),
- er die Klientin schnell in die distanzierte Perspektive bringt und sie von außen auf das innere Geschehen blicken lässt,
- er den dritten Wechsel auf den Erwachsenen-Stuhl (s. Abbildung 10, ③) weglässt,
- er mit der Klientin in den jeweiligen Positionen spricht und die direkte Rede zwischen dem abwertenden und dem verletzten Stuhl vermeidet,
- er wenig aktivierende Interventionen und vertiefende Fragen in den jeweiligen Positionen stellt.

Beispiel: 3-Stuhl-Technik		Kommentar:
T:	Und, haben Sie für heute ein Thema mitgebracht?	
K:	Ja. Es gab wieder so eine Situation in der Werkstatt, in der ich mich schlecht gefühlt habe und mich wieder nicht getraut habe zu sagen, dass ich die Arbeitsverteilung nicht gut finde.	Die Klientin bringt als Thema für die Therapie eine Situation mit, in welcher sie eine Schemaaktivierung erlebt hat, die dann auch ihr Verhalten bestimmt hat.
T:	Möchten Sie erzählen, was gewesen ist?	
K:	Kann ich machen ... Es war vorgestern Morgen ... Montags ist immer die Besprechung, wer in unserem Bereich diese Woche welche Aufgaben erledigen muss.	
T:	Mmhm.	Da die Klientin die Situation schildert (Vorspann), begleitet die Therapeutin lediglich.
K:	Und endlich durfte ich mich um die Blumenpflege kümmern.	
T:	Und das wollten Sie gerne?	
K:	Ja. Das macht mir immer großen Spaß.	
T:	Ok.	
K:	Und dann hat die Frau X. sich beschwert: Die Blumen seien ihr Bereich und den würde sie sich nicht wegnehmen lassen.	
T:	Oh. Und wie war das für Sie?	Internalisierende Frage, um auf die Verarbeitung der Klientin zu lenken.
K:	Ich war total überrascht. Und habe gedacht: „Oh nein, jetzt will sie meinen Bereich." Und ich habe gehofft, dass darauf nicht eingegangen wird.	
T:	Das verstehe ich. Sie hatten sich ja schon gefreut.	
K:	Ja. Deshalb war ich auch entschlossen, dass ich dieses Mal nicht einfach aufgebe, sondern sage, dass ich gerne die Blumen übernehmen möchte.	

T:	Zu dem Zeitpunkt waren Sie also entschieden, für diese Aufgabe für die Woche zu kämpfen.	Verbalisierung.
K:	Genau.	
T:	Und was ist dann passiert?	
K:	Zuerst hat unsere Betreuerin gesagt, dass die Einteilung für diese Woche feststeht. Doch dann hat Frau X. angefangen zu weinen.	Das Weinen der Kollegin ist der Stimulus, der das Schema der Klientin aktiviert.
T:	Und wie war das für Sie?	Da der relevante Situationsaspekt jetzt explizit benannt ist, beginnt die Therapeutin mit der Steuerung. Sie möchte jetzt verstehen, was innerlich in der Klientin vorgegangen ist (Verarbeitung und emotionale Reaktion).
K:	Ich habe mich direkt total schlecht gefühlt.	Die Klientin berichtet eine emotionale Reaktion.
T:	Sie haben sich schlecht gefühlt.	Dies ist ein relevanter Aspekt, da es sich um eine internale Reaktion handelt, welche sich nahe an der Verarbeitung befindet. Deshalb hält die Therapeutin die Aufmerksamkeit der Klientin an dieser Stelle durch eine Paraphrase.
K:	Ja. Ich habe direkt ein schlechtes Gewissen bekommen.	Die Klientin folgt der Therapeutin und führt die internale Reaktion weiter aus.
T:	Weil es Frau X. wegen der Aufgabenverteilung schlecht ging.	
K:	Ja.	
T:	So ein Gefühl, als ginge es ihr wegen Ihnen schlecht?	Zur Vertiefung und Klärung expliziert die Therapeutin einen relevanten Teil der Verarbeitung.
K:	Ja. *(Die Klientin hat Tränen in den Augen.)*	Dies aktiviert das Schema der Klientin.
T:	Das macht Sie traurig.	Um die Klientin an diesem Punkt zu halten, verbalisiert die Therapeutin das auftauchende Gefühl.
K:	Mmhm.	
T:	Möchten Sie sagen, was das Traurigste daran ist?	Mit dieser Frage versucht die Therapeutin, weitere Punkte der Verarbeitung oder des Schemas zu klären.
K:	Ich will das ja eigentlich nicht, dass sich jemand wegen mir schlecht fühlt. *(Die Klientin wirkt zunehmend angespannt.)*	
T:	Sie wollen niemandem wehtun. ... *(Die Klientin schluchzt.)* ... Eigentlich im Gegenteil. Eigentlich möchten Sie, dass sich die anderen gut mit Ihnen fühlen.	Verbalisierung und Explizierung des Motivs.
K:	Mmhm.	

Dialog	Kommentar
T: Das weiß ich. … Und ich glaube, das schlimme Gefühl sollten wir uns noch mal genauer angucken. Denn wenn ich das richtig verstanden habe, hat das Ganze dazu geführt, dass Sie die Aufgabe nicht behalten haben?	Da die Aktivierung der Klientin schon sehr stark ist, hilft die Therapeutin ihr bei der Regulation, indem sie nicht weiter vertieft, sondern auf eine Metaebene geht und auf Kosten fokussiert.
K: Nein. Hab ich nicht. Die Betreuerin hat gesagt, dass sie eine Ausnahme machen würde und dass wir die Aufgaben tauschen können. Wenn das für mich ok ist.	
T: Und dann war es für Sie unmöglich zu sagen, dass Sie nicht tauschen wollen.	
K: Das ging dann gar nicht mehr.	Durch die Schemaaktivierung war die Klientin in der Situation blockiert und in ihren Handlungsmöglichkeiten eingeschränkt.
T: Das ist ja auch schwer, wenn Sie ein schlechtes Gewissen haben und denken, dass Sie damit der Frau X. wehtun.	Die Therapeutin validiert die Klientin.
K: Das stimmt. … Aber hinterher habe ich mich erst geärgert und dann dafür, dass ich das wieder nicht hinbekommen habe, wieder schlecht gefühlt.	Nach der Situation ist die Selbstabwertung der Klientin stark geworden.
T: Das heißt, dass ganz am Ende noch mal ihr abwertender Anteil richtig aktiv geworden ist.	Dadurch, dass die Therapeutin dies als Anteil der Klientin markiert, schafft sie etwas Distanz zu diesem Anteil.
K: Ja. Das hat ihm noch mal richtig Futter gegeben.	
T: Und ich könnte mir vorstellen, dass der vorher auch schon beteiligt war.	Die nachträgliche Selbstabwertung ist eine neue Situation, in der Schemaaktivierung deutlich wird (sich nicht wie gewünscht verhalten zu haben, triggert die Klientin). Auch wenn dies ebenfalls eine relevante Problemsituation ist, würde ein Folgen dieser Spur von der Ausgangssituation wegführen. Daher steuert die Therapeutin behutsam zur ersten Situation zurück.
K: Mh. Das könnte gut sein.	
T: Lassen Sie uns doch noch mal schauen.	
K: Mmhm.	
T: Vielleicht gehen wir noch mal zu dem Punkt, als Frau X. angefangen hat zu weinen.	Um die Klientin wieder in die Ausgangssituation zurück zu führen, greift die Therapeutin den relevanten Stimulus der Situation wieder auf.
K: Ja …	
T: Stellen Sie sich das noch mal vor … Was passiert denn in Ihnen?	

K:	Das macht mir direkt Druck.	Der Druck ist Ausdruck der Schemaaktivierung.
T:	Können Sie sagen, was Ihnen Druck macht?	
K:	Mh ... Das Gefühl, dass es ihr wegen mir schlecht geht.	
T:	Ok. Das heißt, es gibt eine Seite in Ihnen, die sagt: Du bist Schuld, dass es ihr schlecht geht.	Klientin und Therapeutin haben bereits über die verschiedenen Anteile gesprochen. Die Therapeutin hilft der Klientin den Seiten, die entsprechenden Sätze und Gefühle zuzuordnen.
K:	Ja.	
T:	Du tust ihr weh?	Die Therapeutin expliziert, was die abwertende Seite sagt.
K:	Mmhm.	
T:	Auch so was wie: Das ist ja typisch für dich. Du bist einfach jemand, der ist nicht gut für andere?	
K:	Ja genau. *(Die Klientin wirkt wieder sehr angespannt.)*	Die vertieften Explizierungen verstärken die Aktivierung.
T:	Das klingt doch nach der abwertenden Seite, oder?	Um die Aktivierung nicht zu stark werden zu lassen, benennt die Therapeutin die abwertende Seite. Die dadurch eingeführte Metaebene soll eine weitere Spannungssteigerung verhindern.
K:	Ja. Das ist sie. Die kenne ich gut.	
T:	Ok. Diese Seite setzen wir mal hier hin. *(Die Therapeutin holt den 2. Stuhl dazu.)*	Das Setzen auf einen anderen Stuhl schafft eine weitere Distanzierung, welche die Anspannung herabreguliert.
K:	Ok. *(Die Klientin atmet erleichtert auf.)*	
T:	Das ist erleichternd, wenn die Seite da drüben sitzt.	
K:	Total.	
T:	Ok. Ist es ok, wenn wir noch ein bisschen über die Seite sprechen?	Da die Klientin auf die Aktivierung der abwertenden Seite sehr leicht und stark reagiert, verzichtet die Therapeutin darauf, die Klientin auf den entsprechenden Stuhl zu setzen. Sie reguliert damit das Anspannungs- und Aktivierungsniveau, indem sie aus der Distanz über die Seite sprechen.
K:	Ja. Können wir machen.	
T:	Die hat ja gerade gesagt: „Du bist nicht gut für andere."	Von dieser Position aus unterstützt die Therapeutin im Folgenden die Klientin, Teile der abwertenden Seite zu klären.
K:	Mmhm.	
T:	Was sagt die denn noch?	

K: Die sagt so was wie ... Halt dich lieber von anderen fern.

T: Halt dich lieber von anderen fern.

K: Ja.

T: Und was sagt die abwertende Seite, warum Sie sich fern halten sollen?

K: Weil ich jemand bin, den man nur verachten kann. Der ganz schlimm ist. Und nur abstoßende Eigenschaften hat ... Der eine Zumutung ist und gar nicht da sein darf.

T: Das heißt, die sagt: „Du bist ganz schlimm, abstoßend, verachtenswert und eine Zumutung. Du solltest gar nicht da sein."

Das direkte Verbalisieren der abwertenden Sätze führt zu einer Aktivierung des Schemas.

K: *(schluckt)* Mmhm ... *(leise und mit Tränen in den Augen)*

T: Das macht Sie traurig.

K: Ja.

T: Ist das Ihre kleine, verletzte Seite?

Die Therapeutin hilft der Klientin bei der Zuordnung des inneren Erlebens zu ihren einzelnen Anteilen.

K: Ja. Die Vierjährige.

T: Ok. Für diese Seite holen wir mal einen eigenen Platz. *(Die Therapeutin holt den 3. Stuhl dazu.)* Und setzen sie da rüber ...

Da gerade der verletzte Anteil der Klientin aktiviert wird, holt die Therapeutin den passenden Stuhl dazu ...

K: *(schnieft)*

T: Wechseln Sie doch mal rüber.

... und lässt die Klientin (passend zu ihrem aktuellen Erleben) auf diesem Stuhl Platz nehmen.

K: *(Die Klientin wechselt auf den Stuhl des verletzten Anteils.)*

T: Sie sind total traurig.

Wenn es für die Klientin passend erscheint, kann die Therapeutin sie auf dem Stuhl des verletzten Kindanteils duzen. Ggf. würde die Therapeutin das kurz kommentieren: „Da Sie auf diesem Stuhl erst vier Jahre alt sind, würde ich hier Du zu ihnen sagen. Ist das ok?" Wenn die Klientin bejaht, würde es im Folgenden heißen: „Du bist total traurig."

K: Ja. *(Die Klientin weint.)* Ich finde es total traurig, dass ich so schlimm bin.

T: Ich verstehe, dass sich das schlimm anfühlt. Und da scheint auch der abwertende Teil direkt wieder zu sprechen, der sagt, dass Sie total schlimm sind.

Die Therapeutin hilft der Klientin bei der Trennung zwischen abwertendem Anteil und verletztem Kind (ohne dabei belehrend zu sein).

K: Ja. Und nicht auszuhalten.

T:	Mmhm. Wenn es ok ist, setzen wir diesen abwertenden Teil mal wieder da drüben hin. *(Die Therapeutin zeigt auf den Stuhl des abwertenden Teils.)*	
K:	Ok.	
T:	Und es macht Sie hier total traurig zu hören, dass sie abstoßend und verachtenswert sind.	
K:	Ja.	
T:	Was würden Sie sich denn hier auf dem Stuhl des verletzten Teils wünschen?	Auf dem Stuhl des verletzten Kindes geht es darum, Wünsche und Bedürfnisse des Kindes herauszuarbeiten.
K:	... *(schnieft)* ... Das der aufhört.	
T:	Das verstehe ich. Der soll Sie in Ruhe lassen. Noch was?	
K:	Mh ...	
T:	Vielleicht jemanden, der das anders sieht.	Bei der Klärung der Motive hilft die Therapeutin der Klientin mit Explizierungen.
K:	Das wäre schön.	
T:	Jemanden, der es schön findet, dass Sie da sind ... Und dass Sie eine Bereicherung sind?	
K:	Ja. *(weint)*	Das Ziel der Therapeutin in dieser Stuhlübung ist eine erste Bearbeitung des Schemas. Dafür darf und muss die Aktivierung (und die damit verbundene Anspannung) nicht zu hoch sein.
T:	Ok. Kommen Sie mal hier neben mich. *(Die Therapeutin steht auf.)*	Damit die Klientin nicht in ihrem negativen Schema versinkt, lässt die Therapeutin sie nur kurz auf dem Stuhl des verletzten Kindes. Wegen der leichten Aktivierbarkeit der Klientin verzichtet die Therapeutin an dieser Stelle auf einen Wechsel auf den Stuhl der erwachsenen Seite.
K:	*(Die Klientin stellt sich neben die Therapeutin und atmet aus.)*	Das Aus-der-Szene-Heraustreten beruhigt auch das Schema der Klientin.
T:	Wenn es geht, versuchen Sie hier doch noch mal die erwachsene Sicht einzunehmen.	Die Therapeutin macht die Position deutlich und hilft der Klientin damit, sich zu distanzieren und ihren erwachsenen Anteil zu aktivieren.
K:	Puh ... Ich glaube, das geht.	
T:	Gut. Dann gucken wir uns gemeinsam die Szene an. ... Was löst das in Ihnen aus, wenn Sie sehen, wie die abwertende Seite mit der kleinen, verletzen Seite spricht?	An dieser Stelle geht es darum, dass die Klientin die Art des Umgangs der abwertenden Seite mit dem verletzten Kind ablehnt und Mitgefühl mit dem Kind entwickelt.
K:	... Ich finde das ganz schön krass.	

T:	Ja. Was genau ist denn das Krasse?	Die Therapeutin arbeitet die Haltung der Klientin auf dieser Position heraus.
K:	Dass der abwertende Teil so krass negativ denkt und es der Kleinen so hart sagt.	
T:	Löst das einen Impuls in Ihnen aus?	
K:	... Ich weiß nicht ... *(Der Klientin kommen die Tränen.)*	
T:	Was passiert denn gerade?	Diese Frage stellt die Therapeutin, da ihr nicht klar ist, ob der Klientin die Tränen kommen, weil sie Mitgefühl mit dem verletzten Kind bekommt oder ob der verletzte Anteil direkt aktiviert wird.
K:	Ich will nicht so negativ gesehen werden.	
T:	Ich verstehe. Jetzt spüren Sie gerade wieder die verletzte Seite ganz stark. Wenn's geht, setzten Sie diese doch noch mal auf den Stuhl. *(Die Therapeutin zeigt auf den 3. Stuhl.)*	Weil es sich um eine direkte Aktivierung handelt, unterstützt die Therapeutin die Klientin bei der Zuordnung des Erlebten und bei einer Distanzierung.
K:	Ok. *(Die Klientin wischt sich die Tränen weg.)*	
T:	Und gucken Sie noch mal von außen. Wie finden Sie den abwertenden Umgang mit der Kleinen?	
K:	... Das ist schwer ...	
T:	Ich weiß nicht, wie es Ihnen geht, aber ich finde es nicht gut, dass mit der 4-Jährigen so gesprochen wird.	Da es der Klientin sehr schwer fällt, eine Haltung zu entwickeln, hilft die Therapeutin ihr, indem sie ihr die eigene Haltung als mögliches Modell anbietet.
K:	Mh ...	
T:	Wie ist das, wenn ich das so sage?	
K:	... Das ist irgendwie erleichternd. Ich glaube, diese Haltung hatte noch niemand der abwertenden Seite gegenüber. Das tut aber irgendwie gut.	
T:	Und können sie die Haltung teilen?	
K:	Das ist direkt wieder schwieriger.	
T:	Das verstehe ich. Aber lassen Sie uns noch mal so von außen gucken. Nehmen wir mal an, Sie würden sehen, dass jemand mit Ihrer kleinen Nichte so spricht.	Der Klientin scheint es schwer zu fallen, sich ein Stück weit aus ihrem System zu lösen. Damit ihr dies leichter fällt, bietet die Therapeutin ihr an, sich statt ihrer selbst ein anderes Kind vorzustellen.
K:	Also das ginge gar nicht. Das kann ich gar nicht aushalten. Das ist nicht ok. Und da muss ein Erwachsener kommen und helfen.	Diese Distanz hilft der Klientin, eine klare Haltung zu entwickeln und diese zu äußern.
T:	Ja. Das finde ich auch. Und ich meine, dass hat Ihr verletzter Anteil auch verdient. Eine 4-Jährige muss vor so einem Umgang geschützt werden.	Daraufhin verschiebt die Therapeutin den Blick wieder auf den kindlichen Anteil der Klientin.

K:	Mh. Meinen Sie?	Hier wird spürbar, dass es der Klientin deutlich schwerer fällt, für sich selbst Mitgefühl zu empfinden als anderen gegenüber.
T:	Ja. Das meine ich.	
K:	Eigentlich haben Sie recht.	
T:	Das geht nicht, eine Kleine so anzugehen?	
K:	*(Die Klientin strafft die Schultern.)* Nein, das geht nicht.	Es gelingt ihr aber schließlich.
T:	Ok. Können Sie das dem abwertenden Teil mal sagen?	Im nächsten Schritt soll die erwachsene Klientin mit dieser Haltung mit den Teilen in Kontakt treten. Begonnen wird hier mit der abwertenden Seite.
K:	Oh je. … Das traue ich mich, glaub ich, nicht.	Dies ist stark erlebnisaktivierend. Deshalb fällt es der Klientin auch schwerer, ihre Haltung beizubehalten.
T:	Ich weiß, dass es schwer ist. Aber ich helfe Ihnen. Sollen wir es gemeinsam versuchen?	Die Therapeutin validiert dies und bietet der Klientin ihre Unterstützung an.
K:	Ok. … …	
T:	Was halten Sie von so was: „Ich möchte nicht, dass Du so mit der Kleinen sprichst. Hör auf damit.“?	
K:	Das klingt gut.	
T:	Dann versuchen Sie es mal.	
K:	*(Die Klientin wendet sich dem abwertenden Stuhl zu.)* Hör auf, so mit der Kleinen zu reden.	
T:	Gut. … Dann lassen Sie uns jetzt mal auf die Kleine gucken, wie sie da so alleine sitzt und doll traurig ist, weil so mit ihr gesprochen wurde. … Wie ist das für Sie, wenn Sie das so sehen?	Die Therapeutin entscheidet sich dagegen, die Interaktion zwischen Klientin und abwertendem Teil weiter zu forcieren. Es ist für die Klientin das erste Mal, dass sie diesen Teil eingrenzt und sie hat schon einen ersten Erfolg erzielt. Bei mehr Druck könnte sie wieder stark blockieren und einen Misserfolg erleben. Zudem wird dieser Teil bei der Klientin bei einem zu massivem Dagegenvorgehen nach der Sitzung stark aktiviert. Dies führt zu negativen Zuständen und zur Notwendigkeit, auf dysfunktionale Regulationsstrategien zurückzugreifen.
K:	Sie tut mir irgendwie leid.	
T:	Ja. Mir auch. Gibt es einen Impuls, irgendwas zu machen oder zu sagen?	
K:	Ich würde sie gerne in den Arm nehmen und ihr sagen, dass sie sich keine Sorgen machen muss.	

T: Ja. Noch was?

K: Mh ... ?

T: Vielleicht, dass Sie sie so mögen, wie sie ist und dass sie eine Bereicherung ist?

Die Therapeutin unterstützt die Klientin auch im Umgang mit dem verletzten Teil. (Versorgungsaspekt)

K: Das würde ihr gut tun.

T: Dann versuchen Sie es mal.

K: *(Zum Stuhl des verletzten Anteils)* Du musst dir keine Sorgen machen. Ich mag dich einfach. Und du bist eine Bereicherung.

T: Sehr gut. Jetzt lassen Sie uns noch mal gemeinsam festhalten, welche Sätze für die jeweiligen Stühle und die entsprechenden Seiten passend waren.

K: Mmhm.

T: Für die Kleine so etwas wie: „Mach dir keine Sorgen. Ich mag dich und du bist eine Bereicherung."?

K: Ja.

T: Und für den abwertenden Teil: „Hör auf, so mit der Kleinen zu reden."?

K: Ja.

T: Ok. Dann nehmen Sie doch noch mal auf dem ersten Stuhl, den für Ihren erwachsenen Teil, Platz.

Als nächstes wird versucht, die neue erwachsene Haltung mit ins System zu nehmen und auch dort zu vertreten.

K: *(Klientin setzt sich.)* Fühlt sich hier direkt anders an als neben Ihnen.

Dies ist im Vergleich zur Außenperspektive für die Klientin deutlich schwerer.

T: Ja. Jetzt sitzen Sie ja auch wieder zwischen den beiden.

Die Therapeutin validiert dies.

K: Ja.

T: Aber lassen Sie uns doch noch mal schauen. ... Können Sie dem abwertenden Teil noch mal das gleich sagen wie gerade?

K: Puh. Das ist schwieriger.

T: Versuchen Sie es ruhig einfach.

Und die Therapeutin ermutigt die Klientin.

K: *(Die Klientin wendet sich dem abwertenden Teil zu.)* Hör auf, so mit der Kleinen zu reden.

T: Gut. Was sagt der abwertende Teil?

K: Der lacht und sagt, er sieht das gar nicht ein.

T: Ok. Das war ja auch nicht zu erwarten, dass der das dauerhaft umsetzt. Aber ich finde, Sie haben das super gemacht, ihm zu sagen, dass das so nicht geht.

Der abwertende Teil muss nicht zustimmen.

K: Danke.

T: Können Sie der Kleinen auch noch mal sagen, was Sie sich überlegt haben?

K: Mmhm. … *(Die Klientin wendet sich dem Stuhl des verletzten Anteils zu.)* … Ich mag dich und ich finde, du bist eine Bereicherung.

T: Gut. Setzen Sie sich doch noch mal rüber. *(Die Therapeutin zeigt auf den Stuhl des verletzten Kindes.)*

K: *(Die Klientin wechselt den Stuhl.)*

T: Wie geht's Ihnen jetzt mit dem, was die Erwachsene sagt?

K: Das ist schon mal ganz gut. Ein bisschen erleichternd.

T: Ok. Und fehlt noch was?

K: Eigentlich schon. Ich habe noch ziemlich Angst, dass das nicht lange anhält. Der da drüben *(deutet auf den Stuhl des abwertenden Teils)* ist ganz schön stark und macht bestimmt trotzdem bald weiter.

T: Und wenn die Erwachsene dann wieder für dich da ist und dich beschützt?

K: Das wäre schön. Aber ich glaube nicht, dass ihr das immer gelingt.

Der verletzte Anteil hat zu diesem frühen Zeitpunkt der Bearbeitung Zweifel, ob er sich auf die erwachsene Seite verlassen kann und ob diese stark genug ist.

T: Ok. Das heißt, wir müssten weiter daran arbeiten, dass sie stärker wird, um besser aufpassen zu können.

Letztendlich ist das auch noch berechtigt. Der erwachsene Anteil muss auch in der Therapie noch weiterentwickelt werden, damit er in Zukunft auch konsequent die Führung im inneren System übernehmen kann.

K: Das wäre schön.

T: Dann kommen Sie doch noch mal hier rüber. *(Die Therapeutin zeigt auf den 1. Stuhl.)*

K: *(Die Klientin wechselt den Stuhl.)*

T: Wie ist es jetzt hier?

K: Ganz gut. Ich bin ganz froh, dass ich das gemacht habe. Denke aber, dass ich noch Übung brauche.

T: Daran können wir doch arbeiten.

Wie sich auch in dem Beispiel zeigt, kann im Rahmen dieser Technik flexibel auf die Klientin eingegangen werden. Es muss sich nicht an ein festes Ablaufschema gehalten werden. Dementsprechend orientiert sich das Tempo, die Reihenfolge, in der auf die verschiedenen Postionen gewechselt wird, die Dauer des Verbleibs auf einem Stuhl und das Ausmaß an Unterstützung durch den Therapeuten an den individuellen Bedürfnissen und aktuellen Zuständen der Klientin.

Über diese Stuhltechnik hinaus kann es gerade bei Klientinnen mit wenigen oder schwach ausgeprägten Ressourcenschemata sinnvoll sein, mit Hilfe verschiedener Interventionen aus unterschiedlichen Therapieschulen, eben diese aufzubauen und zu stärken (s. Kapitel 12.4).

Aus verschiedenen Gründen wird das „klassische" Ein-Personen-Rollenspiel bei Klientinnen mit Borderline-Persönlichkeitsstörung nicht eingesetzt. Zur Schemabearbeitung kann eine abgewandelte Version verwendet werden, bei der das Schema auf zwei Stühle (verletzter Kind-Anteil und abwertende Anteil) aufgeteilt wird.

12 Das kombinierte therapeutische Vorgehen

In diesem Kapitel wird dargestellt, wie die Methoden der Klärungsorientierten Psychotherapie mit den Techniken anderer Therapieansätze kombiniert werden können. Da hierbei mit Persönlichkeitsanteilen gearbeitet wird, werden zuerst mögliche Anteile (Kapitel 12.1) und ihre Identifikation (Kapitel 12.2) beschrieben. Bevor dann auf den Umgang mit den verschiedenen Anteilen (Kapitel 12.5) eingegangen wird, werden Aspekte der Förderung von Achtsamkeit (Kapitel 12.3) sowie der Aktivierung und des Aufbaus von Ressourcen (Kapitel 12.4) aufgegriffen. Am Ende des Kapitels (12.6) wird die Notwendigkeit und Unterstützung von Verhaltensänderungen thematisiert.

Aufgrund der dargestellten Besonderheiten der Borderline-Persönlichkeitsstörung empfiehlt es sich, im Rahmen der Behandlung der Interaktions- und Schemastörung der Klientinnen Techniken verschiedener Therapieansätze zu kombinieren. Die Techniken der Konfrontation mit der Spielebene, der Schemaklärung sowie der Schemabearbeitung finden ihren Platz in eben diesem Vorgehen.

Wir nutzen hier – wie viele andere Ansätze auch (Analyse/Tiefenpsychologie, Gestalttherapie, Hypnotherapie, u.v.m.) – als *Rahmenmodell die Arbeit mit Teilen.*

Hierbei können unterschiedliche Begriffe verwendet werden: Persönlichkeits-(An) Teile, Modi, Ich-Zustände, ... Die Grundidee ist, dass jeder Mensch aus multiplen Selbsten (Multiplizität) besteht (und trotzdem zugleich eine Einheit ist), wobei häufig (aber nicht immer) die Existenz einer inneren Instanz angenommen wird, die in der Lage ist, die anderen Anteile zu führen, zwischen den einzelnen Anteilen zu koordinieren, auszugleichen, diese zu regulieren und schließlich auch Entscheidungen zu treffen (Hesse, 2009; Peichl, 2013). Dieser Anteil erhält in den unterschiedlichen Ansätzen verschiedene Bezeichnungen: das Selbst (Earley & Weiss, 2015), gesunder Erwachsener (Young, Klosko & Weishaar, 2003), Teamleiter (Diesbrock, 2014) u.a.m. In der Psychotherapie wird dann das Ziel verfolgt, dass die Klientin eigene Teilpersönlichkeiten besser kennenlernt, dass ihr Selbst eine aktivere Rolle übernimmt und beginnt seine Leitungsfunktion auszuüben, dass hierbei alle Anteile Raum bekommen und Kompromisse zwischen den Teilen gesucht werden.

Die Grundhaltung dieses Ansatzes und damit in unseren Augen ein großer Vorteil liegt darin, dass die Klientin mit keinem ihrer Teile pathologisiert wird und dass stark ressourcenorientiert nach der Aufgabe und der Funktion jedes Anteils gesucht wird. Gerade bei Klientinnen mit Aspekten verschiedener Persönlichkeitsstile schafft das Überblick, ohne der Klientin das Gefühl zu geben, dass sie gestört ist. Es schafft auch das Gefühl, dass die Klientin nicht ausschließlich aus Symptomen besteht, sondern dass diese lediglich zu einem Teil von ihr gehören (Fritzsche, 2014). Daneben können aber zahlreiche ressourcenreiche Anteile bestehen.

12.1 Mögliche Anteile in der Klientin

Auch wenn die Anzahl und Ausgestaltung der verschiedenen Anteile einer Person individuell und vielgestaltig ist, kann ein Versuch gemacht werden, diese Teile unterschiedlichen Kategorien zuzuordnen, mit denen jeweils ein spezieller Umgang in der Therapie erforderlich ist. Diese Aufteilung hat aber keinen Anspruch auf Vollständigkeit. Letztendlich entscheidet das Gefühl der Klientin darüber, welche Teile ihr inneres Erleben bestimmen.

Es wird häufig ein *erwachsener Anteil* postuliert, welcher die Regie im inneren System übernehmen soll. Dieser ist bei manchen Borderline-Klientinnen nur schwach ausgeprägt.

Ein Schema würde sich wie beschrieben in einen *abwertenden Anteil* (die häufig in Kombination mit *fordernden Anteilen* auftreten) und einen *verletzten Kindanteil* aufspalten. Hiervon kann es jeweils mehrere geben.

Darüber hinaus gibt es *Bewältigungsanteile*. Diese werden in unterschiedlichen Therapieansätzen verschieden benannt, beschreiben aber etwas Vergleichbares: Spielebene (KOP), Bewältigungsstrategien (Schematherapie), Schema-Coping-Verhalten (ACT). Diese Teile dienen der Regulation der negativen Gefühle, die durch die Schemaaktivierung entsteht, also der Erlebensvermeidung (McKay, Lev & Skeen, 2013). Sie bewirken kurzfristig Linderung, haben aber Kosten, die u. a. Beziehungen schädigen oder zerstören, und führen damit zu weiterem Schmerz bzw. Leiden. Zusätzlich verhindern sie, dass wichtige Bedürfnisse erfüllt werden (s. Kapitel 6; Reiss & Vogel, 2014). Letztendlich verhindern sie auch den Erwerb eines anderen Umgangs mit den Schemata, wodurch der mit den Schemata verbundene Schmerz weiter bestehen bleibt (McKay, Lev & Skeen, 2013).

Zudem sind unterschiedliche *Ressourcenanteile*, zu denen auch ein *glückliches bzw. fröhliches Kind*, wie die Schematherapie es annimmt, gehört, von großer Bedeutung. In diesem Modus fühlt sich die Person ruhig und zufrieden, da zentrale emotionale Bedürfnisse gegenwärtig erfüllt werden, sowie geliebt und gut gebunden. Er beinhaltet die Fähigkeit, Spontanität, Freude und verspieltes Glücklichsein zu erleben und entspricht dem Konzept der Selbstwirksamkeitserwartung von Bandura (Farrell & Shaw, 2013; Jacob & Arntz, 2015; Rafaeli, Bernstein & Young, 2013; Roediger, 2011).

In einem Teilemodell liegen widersprüchlichen Haltungen und Verhaltensweisen verschiedene, sich widersprechende Persönlichkeitsanteile zugrunde. Ziel in der therapeutischen Arbeit ist es, durch das Hören und Anerkennen aller inneren Anteile eine Beruhigung herzustellen (Hesse, 2009).

12.2 Identifikation der verschiedenen Anteile

Der Ausgangspunkt für die therapeutische Arbeit sind die aktuellen Schwierigkeiten der Klientin, die Dinge, die sie beschäftigen. Im Rahmen der Thematisierung eben dieser können verschiedene Ich-Zustände auftauchen und kennengelernt werden. Die Aufgabe des Therapeuten ist hierbei, die Kontaktaufnahme zu den Anteilen der Klientin anzuregen und zu fördern. In der Ego-State-Therapie sind verschiedene Wege zur Kontaktaufnahme beschrieben (s. Tabelle 15, Fritzsche, 2014).

Tabelle 15: Mögliche Wege der Kontaktaufnahme zu Ich-Zuständen (nach Fritzsche, 2014, S. 148)

Kontaktaufnahme
• über Sprachmuster der Klientin • über autonomes inneres Geschehen, über konkrete Symptome oder über den Körper • über verschiedene Impulse, Emotionen und innere Zustände im Zusammenhang mit einem konkreten Thema • über Metaphern, Symbole, Geschichten, Texte (innere Familie, inneres Team, innerer Beobachter) • über Kunst, Gestaltung • über Affekt- oder somatische Brücke • über Edukation • zufällig durch weitere Interventionen

Das Ziel ist an dieser Stelle, dass die Klientin ihre Persönlichkeitsanteile kennenlernt. Im Rahmen dessen kann sich jeder Teil vollständig ausdrücken und darstellen (Aufgabe, Entstehungsgeschichte, ...). Es kann über folgende Aspekte gesprochen werden (Fritzsche, 2014):

- Gestalt des Teils
- Name
- Entstehungszeitpunkt
- Alter und Entwicklungsniveau
- gegenwärtiges Befinden
- zentrale Überzeugungen, Emotionen und Verhaltensweisen
- Symptome, Befürchtungen und Schwierigkeiten
- Fähigkeiten
- zentrale Bedürfnisse und Ziele
- Funktion
- Haltung zur Behandlung
- Haltung zur Klientin
- Wissen um weitere Anteile
- Kooperationsbereitschaft
- Trigger
  - extern: Identifikation der interpersonellen Situationen, die Schemata aktivieren, ggf. unterteilt nach Domänen: Arbeit/Beruf, Freunde, Familie, intime Beziehungen, Elternschaft, Gemeinschaftserleben (McKay, Lev & Skeen, 2013)
  - intern: als Reaktion auf die (befürchtete) Aktivierung eines anderen Anteils, z. B. wenn eine Klientin bei der Angst vor Verlassenwerden (verletzter Kindanteil) mit Unterordnung und Anpassung (dependenter Bewältigungsanteil) reagiert, kann es einen aggressiven oder autonomen Teil geben, der präventiv die Kontrolle übernimmt

Im Rahmen des Kennenlernens der verschiedenen Anteile, kann ein Therapeut flexibel Interventionen der Klärungsorientierten Psychotherapie einsetzen. Er kann durch Paraphrasierungen, Verbalisierungen und Explizierungen sowie durch vertiefende Fragen den Verstehensprozess und damit den Erkenntnisfortschritt der Patientin unterstützen und er kann sein Wissen über kompensatorische Strategien und Transparentmachen der Spielebene nutzen, um der Klientin ihre Bewältigungsanteile näher zu bringen. Gleichzeitig kann er die in Kapitel 11.2.1 erwähnten Techniken einsetzen, um das Aktivierungsniveau der Klientin zu regulieren, und – wenn die Auseinandersetzung mit einem bestimmten Anteil für die Klientin sehr belastend ist – auf Techniken der Ressourcenaktivierung zurückgreifen.

Durch diese therapeutische Arbeit werden der Klientin ihre inneren Anteile nach und nach bewusst. Einige (die als positiv erlebten) Teile wird sie leicht akzeptieren können, bei anderen (bei denen, die Probleme bereiten und denen, die als negativ erlebt werden) kann dies sehr schwer sein und viel Arbeit erfordern. Häufig will die Klientin bestimmte Anteile nicht spüren, ignoriert oder bekämpft sie und verfolgt – auch in der Therapie – das Ziel, diese aus dem System zu eliminieren. Die Erkenntnis, dass diese Teile zur eigenen Person gehören und auch nicht aus dem System zu entfernen sind, kann das bisherige Selbstbild und Identitätserleben in Frage stellen und die Klientin muss sich mit Fragen auseinandersetzten wie: Was für ein Mensch bin ich, wenn dieser Teil zu mir gehört? Was bedeutet es für mich, wenn ich diesen Teil akzeptieren würde?. Darüber hinaus fällt die Akzeptanz einigen Persönlichkeitsanteilen leichter als anderen (Fritzsche, 2014).

Annahme und Akzeptanz aller Teile ist wichtig (Hesse, 2009) und erleichtert folgende Behandlungs- und Veränderungsschritte (Eifert, 2011; Fritzsche, 2014). Es beinhaltet die Bereitschaft, sich selbst mit allen Fehlern und Schwächen, aber auch Fertigkeiten und Stärken zu akzeptieren und den Kampf mit dem Unkontrollierbaren aufzugeben. Dies kann die Freiheit geben, Verhalten zu realisieren, das man kontrollieren kann. Denn wenn die Person beginnt, ihre Anteile und das damit verbundene Erleben so zu akzeptieren, wie es ist und nicht gegen sie anzukämpfen und sie aus der Wahrnehmung fernzuhalten, ergeben sich neue Verhaltensmöglichkeiten (Eifert, 2011).

Über die Akzeptanz und Annahme (dem Erleben der Zugehörigkeit zur eigenen Person) hinaus ist das Herausarbeiten der Aufgabe und Funktion der verschiedenen Ich-Zustände ein relevanter Aspekt. Das Verständnis der wahren Absicht eines Anteils, dessen, was er bezweckt, wofür er entstanden und für welche Bedürfnisse er zuständig ist, ist ein wichtiger Schritt (Fritzsche, 2014).

Auch für die Situation in der Therapie kann jeweils mit der Klientin analysiert werden, welche Persönlichkeitsanteile gerade aktiv sind. Dies schafft in Situationen, in denen der Therapeut den Eindruck entwickelt, dass sich ein Thema festgefahren hat, dass Widerstand auftritt oder dass es starke Vermeidung im Therapieprozess gibt, neue Handlungsmöglichkeiten. Statt sich in dem Thema festzubeißen und den Druck auf die Klientin zu erhöhen, kann der Therapeut die Klientin einladen, gemeinsam zu analysieren, welcher innere Anteil sich gerade weigert mitzuarbeiten, und ob dieser mitteilen möchte, welche Gründe er dafür hat.

Wichtig ist hierbei, dass der Therapeut eine neugierige offene Haltung hat und die Einstellung verkörpert, dass jeder Teil seine Daseinsberechtigung hat und eine wichtige Funktion erfüllt. Und dass der „Widerstand" im Prozess eher ein wichtiges Zeichen ist, dass ernst genommen und gehört werden muss. Dies kann für Therapeuten eine Herausforderung darstellen: Sie wollen mit der Klientin, der es schlecht geht, ein wichtiges Thema bearbeiten und ihr damit helfen und dann mangelt es an Kooperation und die Klientin „boykottiert" die therapeutische Arbeit. Dementsprechend wird der Widerstand versucht zu überwinden und bestenfalls angesprochen, um ihn dadurch zu beseitigen. Dies führt häufig dazu, dass der abgelehnte Anteil der Klientin die Zusammenarbeit verweigert.

Das Kennenlernen der verschiedenen Anteile, das Verständnis für sie und ihre Akzeptanz schafft die Voraussetzung dafür, dass mit der Klientin erarbeitet werden kann, welche Unterstützung welcher Persönlichkeitsanteil benötigt, damit langfristig eine Besserung des Befindens, aber auch eine Verhaltensänderung möglich ist, die einen Kompromiss aller Teile darstellt und zu mehr Bedürfnisbefriedigung führt.

12.3 Achtsamkeit entwickeln

Bereits im Rahmen der Exploration der inneren Anteile der Klientin, aber auch für einen veränderten Umgang mit diesen und der Teile untereinander, ist es hilfreich, wenn die Klientin erst einmal trainiert, die Schemaaktivierung und die Handlungsimpulse der Bewältigungsanteile bewusst wahrzunehmen. Hierfür können Techniken der Achtsamkeit zum Einsatz kommen.

McKay, Lev und Skeen (2013) schlagen vor, in einem ersten Schritt Achtsamkeit durch achtsames Fokussieren, die „Übung der Fünf Sinne" und achtsame Aktivitäten erst allgemein zu trainieren. Es können auch alle Übungen zur Achtsamkeit aus dem Skills-Training (Bohus & Wolf-Arehult, 2012; Linehan, 1996b; Sendera & Sendera, 2012) und andere Formen der Achtsamkeitspraxis (Heidenreich & Michalak, 2009; Michalak, Heidenreich & Williams, 2012) zum Einsatz kommen.

In einem zweiten Schritt soll dann das Beobachten interpersonalen Erlebens trainiert werden. Die Klientin soll beim Auftauchen von Triggern erworbene Beobachtungsfertigkeiten nutzen. Dies kann erst in der Therapiesitzung ausprobiert und eingeübt werden: Die Klientin wird angeleitet, belastende Ereignisse zu erinnern und dabei schemabezogene Emotionen, Gedanken, Empfindungen und Handlungsdränge zu beobachten. Dann kann sie im Alltag Emotionen, Gedanken, physische Empfindungen, Impulse sowie das Vorhandensein verschiedener Entscheidungsalternativen beobachten. Van Vreeswijk, Broersen und Schuring (2012) schlagen zum Training von Achtsamkeit in Bezug auf Schemata und damit verbundene Anteile ein acht Sitzungen umfassendes Programm vor, das neben der Vermittlung und dem Erproben der Grundlagen der Achtsamkeitsübungen trainiert, schmerzhafte Erlebnisse, Schemata und Schemamodi wahrzunehmen. Dieses Programm beinhaltet auch ein kognitives Hinterfragen der Schemata.

12.4 Aktivierung und Aufbau von Ressourcen

Ein wichtiger Schritt bei der Arbeit mit den verschiedenen Persönlichkeitsanteilen ist die Aktivierung, die Stärkung und der Aufbau von inneren und äußeren Ressourcen. Auch im Rahmen der Teilearbeit wird darauf hingewiesen, dass eine Therapie durch geringe Ressourcen erschwert wird und dass deshalb zuerst Ressourcen aufgebaut und Stabilität geschaffen werden sollten (Hesse, 2009).

Hierzu kann auf Methoden aus unterschiedlichen Therapierichtungen zurückgegriffen werden. Im Folgenden werden einige Ideen hieraus vorgestellt.

Die Lösungsorientierte Kurzzeittherapie schlägt verschiedene ressourcenorientierte Basisinterventionen vor (Willutzki & Teismann, 2013). Dazu gehört die Suche nach Ausnahmen, die Exploration von hypothetischen Lösungen und Therapiezielen sowie die Nutzung von Skalierungsfragen (Berg & Miller, 2009; De Jong & Berg, 2014; De Shazer, 2015; Walter & Peller, 2004)

Zu Therapiebeginn können Klientinnen darüber hinaus angeleitet werden, sich zu überlegen, was im Leben aktuell so läuft, dass es ok, gut oder sehr gut ist und was so bleiben soll, wie es ist. Hierbei kann das, was die Klientin im Leben geschaffen hat, gewürdigt und die persönlichen Fertigkeiten und Strategien, die sie für die Entwicklung dieser positiven Aspekte ihres Lebens genutzt hat, herausgearbeitet werden (Willutzki & Teismann, 2013).

Als zur Ressourcenaktivierung nutzbare Methoden der kognitiven Verhaltenstherapie schlagen Willutzki und Teismann (2013) u. a. eine ressourcenorientierte Selbstbeobachtung in Form von Positiv-Tagebüchern vor. Hierbei sollen Ereignisse und Situationen protokolliert werden, die gefallen haben, gut gelungen sind, bei denen sich die Klientin gut gefühlt hat oder für die sie dankbar war. Fällt der Klientin diese Aufgabe zu schwer, können auch relativ positive Momente festgehalten werden: Was war das Beste, dass man an dem Tag erlebt hat? Was war das am wenigsten unangenehme?

Auch Reddemann (2014) betont den Nutzen von Ressourcenlisten. Protokolliert werden können eigene Fähigkeiten und Stärken sowie Dinge und Menschen, die einem geholfen haben oder helfen. Dazu passende Übungen finden sich bei Reddemann (2007) im Kapitel „Die vorhandenen Ressourcen würdigen". Einige Klientinnen erleben auch die „Glücksübung" als hilfreich (Reddemann, 2007).

Zum Aufbau und zur Stärkung innerer Ressourcen können Interventionen aus der imaginativen Therapie und der Ego-State-Therapie eingesetzt werden.

Hierzu gehört die Begegnung mit der inneren Stärke und mit inneren Helfern (Fritzsche, 2014; Fritzsche & Hartmann, 2014). Es können vier Kategorien innerer Helfer unterschiedenen werden (Fritzsche, 2014): reale Personen aus der Biographie, reale Personen, zu denen kein direkter Kontakt stattfand (berühmte Persönlichkeiten, Idole, ...), Helfer- und Schutztiere und Fantasiewesen (einschließlich Figuren aus Märchen und Geschichten). Die inneren Helfer können sowohl für konkrete Situationen oder Zustände als auch für unterschiedliche biographische Phasen gesucht werden (Fritzsche & Hartmann, 2014). Es kann jede positive Erfahrung (auch sehr kleine) mit anderen Menschen zu inneren Helfern elaboriert werden. Und auch versorgende und mitfühlende Teile in Bezug auf andere Menschen, Kinder oder Tiere können genutzt werden.

Eine spezielle Form der inneren Helfer sind die inneren Beobachter, die einen größeren Überblick über innere Prozesse besitzen und wenig bis gar nicht emotional involviert sind (Fritzsche & Hartmann, 2014). Hierfür können auch die Imagination „Den inneren Beobachter kennenlernen" (Reddemann, 2007) und Achtsamkeitsübungen einbezogen werden.

Als innere Ressource kann überdies ein innerer, sicherer Ort bzw. ein Wohlfühlort oder ein innerer Garten gefunden werden (Huber, 2010; Reddemann, 2007; 2014).

Um den Modus des glücklichen bzw. fröhlichen Kindes zu fördern, können spielerische Elemente in die Therapie eingebaut werden. Dies kann im direkten Kontakt und auch in der Imagination erfolgen (Farrell & Shaw, 2013). Zudem kann das Basteln und Füllen einer Kiste, die Trostobjekte und andere Sammelstück des Kindes enthält, hilfreich sein. Faßbinder, Schweiger und Jacob (2011) stellen zur Arbeit mit dem fröhlichen Kind gestufte Arbeitsmaterialien zur Verfügung. Es beginnt mit Informationen über diesen Modus, gefolgt von einer Erarbeitung der Erkennungsmerkmale und damit einer Schulung der Wahrnehmung. Dann wird sich noch weiter mit Aspekten des Modus auseinandergesetzt, bevor im Rahmen einer Imaginationsübung Kontakt zum fröhlichen Kind aufgenommen wird. Im letzten Schritt werden Strategien erarbeitet, die der Förderung des fröhlichen Kindes dienen.

Bei Faßbinder, Schweiger und Jacob (2011) finden sich ebenfalls entsprechende Arbeitsmaterialien zur Stärkung des gesunden Erwachsenen.

Bei der Borderline-Persönlichkeitsstörung bietet sich zur Behandlung der Beziehungsstörung ein verschiedene Techniken kombinierendes Vorgehen an, dem als Rahmenmodell ein Teile-Modell zugrunde gelegt wird. Auch wenn die Anzahl und Ausgestaltung der Teile individuell und vielfältig ist, lassen sich unterschiedliche Kategorien innerer Anteile unterscheiden: ein erwachsener Anteil, abwertende und fordernde Anteile, verletzte Anteile, Bewältigungs- und Ressourcenanteile.

Im ersten Schritt werden die verschiedenen Anteile kennengelernt. Anschließend wird an einem Verständnis für sie und einer Akzeptanz gearbeitet. Hilfreich ist dann auch eine Schulung der Achtsamkeit. Gerade bei der Borderline-Persönlichkeitsstörung sind die Aktivierung und der Aufbau von Ressourcen von entscheidender Bedeutung.

12.5 Umgang mit den verschiedenen Anteilen

Nachdem Klientin und Therapeut einen oder auch mehrere verschiedene Anteile mit ihren Eigenschaften und Funktionen kennengelernt haben, kann geprüft werden, welcher Umgang mit welchem Teil der jeweils Günstigste ist. Auch beim Umgang mit den verschiedenen Teilen kann auf Techniken aus unterschiedlichen Therapierichtungen zurückgegriffen werden.

12.5.1 Umgang mit verletzten kindlichen Anteilen

Ein wichtiges Ziel im Umgang mit verletzten Anteilen ist deren Versorgung.

Nach dem Wahrnehmen und Akzeptieren benötigen diese Anteile eine (Erst-)Versorgung (Fritzsche, 2014), und es geht darum, dem Kind imaginativ zu geben, was es braucht und in der Regel früher nicht oder nicht ausreichend bekommen hat (Reddemann, 2014).

Grundsätzlich benötigen diese Teile neben Mitgefühl und Trost die Befriedigung elementarer Bedürfnisse wie Schutz, Geborgenheit, Nähe und Zuwendung (Fritzsche, 2014). Es geht aber auch darum zu schauen, was sie in einer konkreten Situation brauchen (z. B. mehr Licht, eine Decke, ...).

Zudem kann versucht werden, Bilder zu finden, wie die Klientin das Kind aus der belastenden oder traumatisierenden Szene herausnimmt und anschließend an einen guten Ort bringt, der mit dem Kind gemeinsam so gestaltet wird, dass es sich dort wohl fühlen kann (z. B. unter Einbeziehung der Arbeit mit sicheren Orten). Es können dem Kind hilfreiche Wesen an die Seite gestellt werden, damit es nicht mehr alleine ist, und ihm werden direkt oder indirekt hilfreiche Botschaften gesendet (Fritzsche & Hartmann, 2014; Reddemann, 2014).

Zur Versorgung eines verletzten Kindes können auch imaginative Techniken der Schematherapie zur Bearbeitung von Erlebnissen eingesetzt werden, bei denen die ursprüngliche Situation im Sinne eines *imagery rescripting* verändert wird, indem eine Hilfsperson (der Therapeut oder die erwachsene Klientin) die Szene betritt und für Sicherheit sorgt und die Bedürfnisse des Kindes erfüllt (Arntz & van Genderen, 2010; Jacob & Arntz, 2014).

Die Versorgung der verletzten Teile übernimmt der erwachsene Teil der Klientin und/oder andere ressourcenreiche Anteile (wie z. B. innere Helfer). Teilweise ist der erwachsene Anteil der Klientinnen mit Borderline-Persönlichkeitsstörung zu Therapiebeginn noch nicht in der Lage, ihrem verletzten Kind zu geben, was es braucht (Farrell & Shaw, 2013). Dann kann es hilfreich sein, erst einmal einen „guten Elternteil" zu schaffen. Farrell und Shaw (2013) schlagen hierzu die Entwicklung eines Skripts vor, das sie auch in Gruppentherapien nutzen: Es wird mit den Klientinnen eine Liste erarbeitet, was sie als Kind gerne von ihren Eltern gehört hätten (hierbei wird auf kindgerechte Sprache geachtet, welche dann im Rahmen einer Imaginationsübung vorgelesen wird). Die Klientin kann eine Kopie des Skriptes, eine Aufnahme der Übung, ein Symbol o. ä. mit nach Hause nehmen. Im Folgenden kann im Rahmen von in der Schwierigkeit ansteigenden Imaginationsübungen das Versorgen des verletzten Kindes begonnen und trainiert werden (vgl. auch Reiss, Farrell & Shaw, 2015).

Wichtig ist, dass die Hilfsangebote dem Entwicklungsniveau des jeweiligen Anteils angepasst werden. Verletzte Anteile brauchen eine alters-, situations- und dem Entwicklungsniveau angemessene Hilfe (Fritzsche, 2014).

Earley und Weiss (2015) schlagen darüber hinaus die Möglichkeit vor, mittels Entlastungsritualen das innere Kind von schmerzhaften Emotionen und negativen Annahmen zu befreien. Das Kind entscheidet über den passenden Weg (z. B. ins Licht entlassen, mit Wasser abwaschen, vom Wind davontragen lassen, in der Erde vergraben, im Feuer verbrennen).

Im Folgenden ist eine kontinuierliche und zuverlässige Begleitung notwendig, während der verletzte Anteil im richtigen Maße versorgt wird und er so neue Bindungserfahrungen machen kann (Fritzsche, 2014; s. auch Interventionen zum nachträglichen Nähren). Reddemann (2014) empfiehlt in diesem Rahmen auch, dass die Klientin mit dem verletzten kindlichen Teil regelmäßige Besuche verabredet und diese auch wahrnimmt.

In einigen Fällen steht das vulnerable Kind direkt hinter einem wütenden Kind, das sich ungerecht behandelt fühlt, weil wichtige Bedürfnisse nicht befriedigt wurden (Reiss & Vogel, 2014). Für den Umgang mit diesem wütenden Kind empfehlen Zens und Jacob (2014) verschiedene Interventionen, zu denen neben dem Validieren und Ventilieren von Ärger und Wut und ggf. dem Setzen von Grenzen der Aufbau von angemessenem Ausdrucksverhalten sowie die Erarbeitung von Methoden zur Ärgerregulation gehören. Zudem geht es darum, mit der dahinterstehenden verletzbaren Seite in Verbindung zu treten.

Darüber hinaus werden noch ein impulsives und ein undiszipliniertes Kind beschrieben, die sich an Lustgewinn/Unlustvermeidung orientieren und Schwierigkeiten mit dem Belohnungsaufschub haben (Reiss & Vogel, 2014). Um mit diesen Anteilen umzugehen, wird eine Kombination aus verschiedenen therapeutischen Interventionen vorgeschlagen: Valdierung der Bedürfnisse, Grenzsetzung, empathische Konfrontation mit den dysfunktionalen Strategien der kurzfristigen und egozentrischen Bedürfnisbefriedigung und eine Erarbeitung alternativer Verhaltensweisen. Diese sollten sowohl die langfristigen Bedürfnisse der Klientin als auch die Bedürfnisse ihrer Umwelt berücksichtigen (Zens & Jacob, 2014).

12.5.2 Umgang mit abwertenden Anteilen

Zum Umgang mit abwertenden, verletzenden und kritischen Anteilen finden sich sehr unterschiedliche Ideen. Diese bewegen sich auf einem Kontinuum zwischen der Vernichtung des negativen Teils und der Herstellung von Kommunikation und Kooperation zwischen den verschiedenen inneren Anteilen, einschließlich des abwertenden (Reddemann, 2014).

Unserer Erfahrung nach unterscheiden sich Klientinnen sehr stark darin, welches Vorgehen für sie am passendsten und am geeignetsten ist. Dies kann auch zu unterschiedlichen Zeitpunkten verschieden sein und sich ändern. Deshalb schließen wir uns der Empfehlung von Reddemann (2014) an, mit der Klientin gemeinsam zu klären, welcher Weg für sie der günstigste ist. Ihrer Meinung nach liegt beiden Ansätzen ein vergleichbares Ziel zugrunde: die Transformation destruktiver Teile, die dann mit dem Ich konstruktiv zusammenarbeiten.

Wenn die innere Abwertung – wie bei einigen Klientinnen mit Borderline-Persönlichkeitsstörung – sehr dominant und übermächtig im System ist, ist es für die Klientin schon kurzfristig erleichternd und entlastend, wenn diese Anteile im Therapiegespräch begrenzt werden.

Hierzu kann z. B. im therapeutischen Gespräch die eigene Abwertung der Klientin im ersten Schritt als innerer Kritiker o. ä. benannt und auf einen eigenen Stuhl (der möglicherweise in etwas größerem Abstand aufgestellt wird) gesetzt werden. Das Benennen des verletzenden Anteils dient dazu, dass die Klientin lernt, diesen wahrzunehmen. Ziel ist es, die Differenzierungs- und Distanzierungsfähigkeit der Klientin zu verbessern (Fritzsche, 2014).

Ist der abwertende Anteil auf einem anderen Stuhl platziert, können andere Anteile der Klientin gebeten werden, ihre vom inneren Abwerter verschiedene Meinungen zu äußern. Oder es wird Ausgangspunkt für einen Stuhldialog, in dem mit der Klientin daran gearbeitet wird, sich gegen die negativen Botschaften zu wehren (Jacob & Arntz, 2014). Dies kann auch dazu genutzt werden, die abwertenden Botschaften herauszuarbeiten und dann Gegenargumente zu sammeln.

Zur Begrenzung der abwertenden Anteile innerhalb von Stuhldialogen kann – wie in Kapitel 11.2.3 bereits angedeutet – die Zeit, welche die Klientin im kritischen Teil verbringt, kurz gehalten werden, und ggf. wird die Klientin gar nicht auf den entsprechenden Stuhl gesetzt. Die beim Umgang mit verletzten Anteilen beschriebene Technik des *imagery rescripting* beinhaltet ebenfalls das Begrenzen eines dysfunktionalen Umgangs mit dem Kind.

Jacob und Arntz (2014) schlagen darüber hinaus kognitive Techniken vor. Die Klärung der biographischen Entstehung der in der Schematherapie als dysfunktionale Elternmodi bezeichneten Teile hilft, die Ich-Syntonie dieser Modi zu reduzieren. Und Techniken zur kognitiven Umstrukturierung selbstabwertender Kognitionen, Aufgaben zur Verstärkung positiver Kognitionen sowie eine Diskussion von Selbstabwertung als wenig wirksames Mittel zur Verhaltensänderung und Zielerreichung sind sinnvoll.

In einem Vorgehen, dass stärker auf Kooperation der verschiedenen Modi untereinander abzielt, wird neben der Wahrnehmung der verletzenden Ego-States und deren Zuordnung zu Personen und Ereignissen besonders auf die Entwicklung von Verständnis ihrer Bedeutung für die Bewältigung von Ereignissen und Lebensbedingungen und ihrer Funktion abgezielt. Nach Peichl (2014) ist dies die Frage nach der guten Absicht hinter den Vorwürfen, Verurteilungen und Entwertungen. Hierbei geht es dann auch um eine Würdigung der Funktion[2] des entsprechenden Anteils, der ansonsten lediglich Ablehnung erfährt, und um eine Anerkennung seiner schwierigen Aufgabe, um in einem nächsten Schritt neue Strategien aufbauen zu können und die abwertenden Anteile in das System zu integrieren. Für diesen Schritt ist es erforderlich, dass

- offenkundig wird, dass sich die damals erworbenen Strategien bewährt haben und bessere nicht zur Verfügung standen (Peichl, 2014, S. 71 zitiert hierzu Gunther Schmidt: „Die Bildung eines inneren Kritikers ist ein hochkompetentes Verhalten unter bestimmten Bedingungen, wo dieses als einzige Lösung erscheint.“),
- die erwachsene Klientin heute aber andere Fähigkeiten in einer völlig anderen Situation besitzt.

2 Fritzsche (2014) benennt verschiedene wichtige Funktionen: Überleben (zu denken, zu fühlen und zu handeln wie der Täter erhöhe die Überlebenswahrscheinlichkeit), Bindung (wenn der Täter die einzige oder eine der wichtigen Bezugspersonen ist, richtet sich das Bindungsbedürfnis auf ihn), Abwehr von Ohnmacht und Hilflosigkeit. Earley und Weiss (2015) beschreiben wie Peichl (2014) andere wichtige Funktionen des inneren Kritikers: Schutz vor Verurteilung und Ablehnung, Anerkennung und Aufmerksamkeit wichtiger Personen, Vermeiden, sich und anderen zu schaden, Schutz vor Angriffen und Aufrechterhaltung von Beziehungen und Anderssein als die Eltern.

Dazu gehört auch eine kritische Betrachtung der eingesetzten Strategien. Erst dann können der Funktion des abwertenden Anteils entsprechend neue Strategien entwickelt werden, die der aktuellen Lebenssituation, dem Alter der Klientin und ihren Bedürfnissen entsprechen (Fritzsche, 2014). Es wird also daran gearbeitet, die gute Absicht auf einem anderen, angemessenen Weg zu erreichen (Peichl, 2014).

Für die Akzeptanz und Anerkennung eines inneren Kritikers kann es für die Klientin hilfreich sein zu erkennen, dass es sich bei einigen dieser Anteile auch um kindliche Anteile handelt (auch wenn diese auf den ersten Blick erwachsen wirken), welche die Last auf sich genommen haben, einen verletzten kindlichen Anteil zu schützen (Earley & Weiss, 2015) – auch wenn sie heute genau diesem beschützten Anteil Schmerzen zufügen. Die Grundidee ist, dass in einer Notsituation in der Kindheit neben dem verletzten Kindanteil ein zweiter kindlicher Anteil entstanden ist, der die Forderungen, Normen, Werte und Bedürfnisse des Gegenüber übernimmt und als innerer Kritiker die versagenden, entwertenden und fordernden Eltern widerspiegelt (Peichl, 2014).

In dem Ansatz der *Internal Family System Therapy* (Earley & Weiss, 2015) wird ebenfalls die Auffassung vertreten, dass alle Persönlichkeitsanteile willkommen sind und dass es das Ziel ist, mit dem inneren Kritiker in Kontakt zu kommen. Diese Aufgabe fällt dem Selbst der Klientin zu. Damit dieser Teil die Führung im inneren Team übernehmen und dem inneren Kritiker offen begegnen, ihn mit seinen Aufgaben, seiner Weltsicht und seinen Bedürfnissen kennenlernen sowie ein Vertrauensverhältnis zu ihm aufbauen kann, muss sich die Klientin sowohl von ihrem Kritiker, als auch vom kritisierten Kind und ebenfalls vom inneren Verteidiger lösen. Ziel ist es, dem inneren Kritiker zu helfen, seine beurteilende Rolle aufzugeben. Um dies zu erreichen, kann dem inneren Kritiker das versorgte Kind gezeigt und geprüft werden, ob er es immer noch beschützen muss, es kann ihm deutlich gemacht werden, dass er dem Kind Schaden zufügt, und geprüft werden, ob er bereit ist, dies zu beenden. Es kann mit dem inneren Kritiker verhandelt werden, ob er dem erwachsenen Teil der Klientin, dem Selbst, erlauben kann, die Führung zu übernehmen. Für diesen letzten Schritt kann es notwendig sein, dass der innere Kritiker erfährt, welche Fähigkeiten der erwachsenen Klientin zur Verfügung stehen und dass die aktuelle Situation nicht mehr so gefährlich ist wie früher. Es kann ihm erklärt werden, wie die erwachsene Klientin souverän mit aktuellen Situationen umgehen würde und es kann ggf. erarbeitet werden, wie der innere Kritiker auf konstruktive Art mitarbeiten kann. Nach Earley und Weiss (2015) kann der innere Kritiker dann zum inneren Mentor werden, der für die Selbstreflexion zuständig ist und die Klientin freundlich, hilfreich und ermunternd darin bestärkt, sich mit den Problemen und mit den eigenen Anteilen an den Schwierigkeiten auseinanderzusetzen. Zudem hilft er, Lösungen zu finden und macht Verbesserungsvorschläge ohne verurteilend zu sein.

Auch in dem auf Kommunikation und Kooperation abzielenden Ansatz wird die Notwendigkeit betont, dass verletzende Anteile in der Therapiesituation begrenzt werden. Ihnen wird mit Respekt begegnet, aber sie müssen sich an vereinbarte Gesprächsregeln halten und als Mindestanforderung, die Grenzen anderer Anteile, der Gesamtpersönlichkeit der Klientin und der Therapeutin respektieren. Ggf. müssen verletzte Ego-States zuvor an einen sicheren Ort gebracht werden (Fritzsche, 2014).

Letztendlich können im Umgang mit abwertenden und verletzenden Anteilen alle Techniken eingesetzt werden, welche für die jeweilige Klientin hilfreich sind. Dies können imaginative Techniken sein wie die Imagination eines Zauberstabs zum Hinaushexen des Teils, imaginative Verkleinerung der Anteile, Vorstellung eines inneren Museums der inneren Bösewichter, Wegschluss der Teile in eine geschlossene Kiste oder auch Screentechniken wie Externalisieren des „Bösewichts“ auf einen Fernsehschirm und imaginative Veränderung seiner Art und Weise (Hesse, 2009).

Am Ende dieses Kapitels sei noch darauf hingewiesen, dass es sich bei den beiden Polen Vernichtung versus Kooperation bzw. Integration der verletzenden Anteile nicht um einander ausschließende Sichtweisen handelt. Es kann sein, dass der innere Kritiker einer Klientin sowohl kindlich ist und eine positive Funktion erfüllt als auch im Sinne eines Elternmodus der Art der Eltern oder anderer wichtiger Bezugspersonen ähnelt. Es wird dann eine differenzierte Analyse und ein genaues Kennenlernen dieses Anteils notwendig sein, um entscheiden zu können, welche Ziele funktional sind und beibehalten werden sollen sowie welche Strategien schädlich sind und durch effektivere Strategien ersetzt werden sollen.

12.5.3 Umgang mit Bewältigungsteilen

Beim gemeinsamen Kennenlernen der verschiedenen Anteile der Klientin wurde bereits eine Repräsentation der bislang unbewussten Bewältigungsstrategien erarbeitet. Die Klientin konnte dabei auch einen Einblick in die Funktionsweise, Gründe und möglicherweise Kosten der kompensatorischen Strategien entwickeln und die Klientin hat trainiert, diesen Anteil wahrzunehmen und von anderen Anteilen zu unterscheiden. Häufig wurde in diesem Zusammenhang auch mit der Klientin entdeckt, wie und warum der Bewältigungsteil in der Biographie entstanden ist.

Dies kann dann zu einer Motivation für eine Verhaltensänderung und ggf. für eine Konfrontation mit dem schemabezogenen Schmerz führen. Es kann jedoch auch länger dauern, bis die Klientin (bzw. die verschiedenen beteiligten Anteile) sich zu einer Reduktion der Bewältigungsstrategien und der Auseinandersetzung mit den dahinterstehenden Verletzungen entscheiden können. Um diesen Entscheidungsfindungsprozess zu fördern, können nochmals ausführlich Vor- und Nachteile des Bewältigungsmodus der Klientin reflektiert werden (vgl. Reiss & Vogel, 2014).

Wenn eine Entscheidung zur Reduktion der Bewältigung und zur Entwicklung alternativer Strategien getroffen wurde, geht es darum, schrittweise eine entsprechende Verhaltensänderung umzusetzen.

Häufig ist es davor oder parallel notwendig, einen anderen Umgang mit den Teilen der Klientin zu finden, welche die Bewältigung notwendig machen: der erwachsene Teil muss gestärkt werden, verletzte Teile müssen versorgt und kritische Teile begrenzt und ggf. zur Kooperation veranlasst werden. Der neue innere Umgang mit den beteiligten Anteilen verringert den Druck im System, auf Bewältigungsstrategien zurückzugreifen, und erleichtert es der Klientin, neue Verhaltensweisen auszuprobieren.

In einer solchen neuen Systemkonfiguration, in welcher der erwachsene Teil der Klientin die Kontrolle hat, kann dieser sich in ausgewählten Situationen dazu entscheiden, die Strategien und Schutzmechanismen des Bewältigungsteils bewusst einzusetzen und zu nutzen, ohne dabei die Kosten einer häufigen Kompensation zu produzieren.

Die Idee der verschiedenen Anteile beinhaltet, dass es einen differenzierten Umgang und eigene Behandlungsstrategien für die einzelnen Anteile gibt: Bei *verletzten Anteilen* geht es um eine Versorgung mit dem, was das Kind braucht; *abwertende Anteile* müssen teilweise im ersten Schritt begrenzt werden und im Folgenden wird entweder an einer Vernichtung/Verkleinerung oder an einer Kooperation gearbeitet, abhängig davon, was für die Klientin aktuell stimmig ist; nachdem die Vor- und Nachteile der Strategien der *Bewältigungsteile* verstanden und eine Entscheidung zur Reduktion dieser Strategien getroffen wurde, werden alternative Strategien zum inneren Umgang mit den beteiligten Anteilen und neue Verhaltensweisen in konkreten Situationen mit der Klientin erarbeitet.

12.6 Verhaltensänderung

Da die Arbeit an verschiedenen Anteilen mit ihren Kognitionen und Emotionen nicht automatisch dazu führt, dass Klientinnen mit Borderline-Persönlichkeitsstörung ihr Verhalten ändern, ist es notwendig, die Klientin bei der Umsetzung von Verhaltensänderungen, v. a. auch außerhalb der therapeutischen Kontakte, zu unterstützen. Hierzu können alle verhaltensbezogene Techniken der Verhaltenstherapie eingesetzt werden, welche für die Klientin passend und notwendig erscheinen (z. B. Fertigkeitentraining, Rollenspiele, Verhaltensexperimente, Hausaufgaben, ...). Damit die Klientin eine Vorstellung davon hat, was in welche Richtung verändert werden kann, wird mit ihr analysiert, wie ihr bisheriges Verhalten ausgesehen hat und welche alternativen Verhaltensweisen denkbar wären. Eine vergleichbare Haltung vertreten auch Arntz und van Genderen (2010).

Ein wichtiger Aspekt bei der Verhaltensänderung ist darauf zu achten, dass die Klientin die von ihr eingesetzten Bewältigungsstrategien und damit ihre Spielebene reduziert. Verhält sich die Klientin weiter nach den alten Mustern, wird das im Modell der doppelten Handlungsregulation (s. Kapitel 6) beschriebene System wieder in Gang gesetzt und die Schemata der Klientin werden wieder stärker (vgl. auch Young, Klosko & Weishaar, 2003).

Insgesamt kann es für Klientinnen mit Borderline-Persönlichkeitsstörung hilfreich sein, schon früh im Therapieprozess zu reflektieren, ob sich aus dem bislang in der Therapie Erarbeiteten Verhaltensänderungen und Möglichkeiten ergeben, die gewonnenen Erkenntnisse in den Alltag zu transferieren. Leitfrage hierfür ist: „Kann ich schon etwas – vielleicht auch nur eine Kleinigkeit – anders machen?“ Das Initiieren von (kleinen) Veränderungen kann Kontrolle und Zuversicht schaffen. Gleichzeitig werden Ressourcen trainiert. Der Therapeut kann hierbei unterstützen, indem er mit der Klientin erarbeitet, was sie zum jeweiligen Zeitpunkt benötigt, um Dinge umzusetzen.

An welchen Stellen funktionale Verhaltensalternativen ausprobiert werden können, ist nicht vorgegeben und hängt davon ab, was der Klientin (und ihrem Therapeuten) einfällt und für den jeweiligen Inhalt der Sitzung passend erscheint. So kann eine Klientin z. B. versuchen wollen,

- sich nach einer Konfrontation mit der Spielebene etwas authentischer zu verhalten und der Kompensation nicht in allen Situationen nachzugeben,
- nach einer Stuhlübung in einer ähnlichen Situation unter Kontrolle ihres erwachsenen Teils neues Verhalten auszuprobieren,
- erarbeitete Ressourcen in eher leicht belastenden Situationen einzusetzen,
- bei traurigen und ängstlichen Gefühlen durch Aktivierung von verletzten Anteilen Selbstberuhigungsstrategien einzusetzen,
- Achtsamkeitsübungen in den Alltag zu integrieren,
- usw.

Neben der Förderung von funktionalem Verhalten ist es als Therapeut notwendig zu prüfen, ob bei der jeweiligen Klientin die Voraussetzungen dafür schon gegeben sind. Die therapeutische Beziehung muss diese Art von Interventionen tragen. Es kann unterschiedliche Gründe auf der Beziehungsebene geben, die eine Mitarbeit der Klientin an einer Verhaltensänderung verhindern. Z. B. kann sich eine Klientin in dem Ausmaß ihrer Probleme und ihres Leids unverstanden fühlen, wenn der Therapeut frühzeitig vorschlägt, etwas Neues auszuprobieren. Oder sie kann sich durch eine entsprechende Anregung in ihrer Autonomie eingeschränkt fühlen und reaktant werden. An dieser Stelle kann der Therapeut auf die Interventionen der komplementären Beziehungsgestaltung zurückgreifen, um die Klientin in einen kooperativen Modus zu bringen.

Zudem sollte die Klientin bereits die notwendige Motivation für eine Arbeit an (wenn auch kleinen) Veränderungen haben. Wenn noch keine hinreichende Veränderungsmotivation vorliegt, treffen die therapeutischen Veränderungsinterventionen nicht das motivationale Stadium der Klientin und werden eher zu Widerstand als zu Kooperation führen (Prochaska & DiClemente, 1982; 1992; Prochaska & Velicer, 1997). In diesem Fall wären zu dem Stadium der Klientin passende therapeutische Techniken zur Motivierung auszuwählen.

Wichtig für alle Veränderungsversuche, jedoch gerade bei den frühen, ist es, keinen Druck auf die Klientin auszuüben. D. h. wenn es noch nichts zu ändern gibt, muss auch nicht zwanghaft etwas gefunden werden. Zudem sind alle Veränderungsideen lediglich Angebote und werden als Experiment gesehen. Wenn die Klientin etwas ausprobieren möchte, ist bereits der Versuch ein Erfolg – aber auch kein Muss. Scheitern und Misserfolge sollen hierdurch vermieden werden.

Der Arbeit an Verhaltensänderungen muss in der Therapie extra Zeit und Aufmerksamkeit gewidmet werden. Gerade bei Klientinnen mit Borderline-Persönlichkeitsstörung kann es sinnvoll sein, damit schon früh im Therapieprozess zu beginnen. Wichtig bei der Initiierung von Veränderungen ist, dass die Voraussetzungen für einen entsprechenden Versuch gegeben sind (z. B. tragfähige therapeutische Beziehung, entsprechende Motivation auf Seiten der Klientin), dass kein Druck auf die Klientin ausgeübt wird und dass Misserfolgserlebnisse vermieden werden.

13 Umgang mit manipulativen Aspekten von Selbstverletzungen

In Bezug auf manipulative Funktionen von Selbstverletzungen sind für eine Psychotherapie zwei Aspekte relevant. Zum einen kann es vorkommen, dass sich die Manipulation direkt auf den Therapeuten bezieht. Die Selbstverletzung zielt in diesem Fall bewusst oder unbewusst darauf ab, im Kontakt mit dem Therapeuten etwas Bestimmtes zu erhalten. Der Therapeut benötigt dann ein Konzept, wie er mit der Klientin umgehen kann, ohne das dysfunktionale Verhalten der Klientin zu verstärken (s. Kapitel 13.1). Zum anderen müssen zur inhaltlichen Bearbeitung und Reduktion von Selbstverletzungen die manipulativen Aspekte berücksichtigt und thematisiert werden, unabhängig davon, ob sie im Kontakt zum Therapeuten oder in anderen Beziehungen auftreten (s. Kapitel 13.2).

13.1 Direkter Umgang innerhalb der therapeutischen Beziehung

In diesem Fall nimmt eine Klientin Selbstverletzungen vor oder berichtet von diesen, um z. B. vom Therapeuten Aufmerksamkeit und Zuwendung zu bekommen, ihm ihr Leiden zu verdeutlichen, in der Therapie geschont zu werden, für bestimmte Probleme nicht die Verantwortung übernehmen zu müssen oder den Therapeuten zu bestrafen.

Neben den Interventionen der Beziehungsgestaltung (Komplementarität zur Motivebene) versucht der Therapeut, bestimmten Intentionen der Klientin, welche diese mit den Selbstverletzungen verfolgt, nicht zu folgen. Zum Beispiel wird die Klientin wegen der Selbstverletzungen nicht geschont und der Therapeut exkulpiert auch nicht für bestimmte Problemverhaltensweisen. Darüber hinaus kann der Therapeut versuchen, die Intention der Klientin, welche sie mit den Selbstverletzungen verfolgt (strategisches Handeln), transparent zu machen. Wenn dies funktioniert, können gemeinsam mit der Klientin alternative Umgangsformen erarbeitet werden.

13.2 Inhaltliche Arbeit an manipulativen Aspekten von Selbstverletzungen

Für die inhaltliche Arbeit an manipulativen Aspekten von Selbstverletzungen gibt es zwei Ausgangspunkte:

1. Die manipulativen Aspekte sind im Kontakt mit dem Therapeuten (s. o.) aufgetreten. Unabhängig davon, ob es gelungen ist, dies in der Situation transparent zu machen oder nicht, kann es wichtig sein, die manipulativen Aspekte zum Inhalt der Therapie zu machen. Falls das Transparentmachen in der Situation nicht von Erfolg gekrönt war, kann das Besprechen der manipulativen Aspekte im Nachhinein möglicherweise verhindern, dass es im weiteren Verlauf der Therapie wieder zu solch ungünstigen Interaktionssituationen kommt, oder zumindest kann es dadurch beim Wiederauftreten eines solchen Verhaltens in der Therapie leichter werden, dies in der Situation zu besprechen. Wenn das Transparentmachen funktioniert hat, kann es sinnvoll sein, dieses Thema weiter zu verfolgen. Es gab schließlich bereits einen Erkenntnisgewinn bei der Klientin, der weiter ausgebaut werden kann.
2. Die Klientin berichtet von Selbstverletzungen, bei denen sich die interpersonelle Funktion nicht auf den Therapeuten, sondern auf Personen außerhalb des Therapieraumes bezieht.

Die *Dialektisch-behaviorale Therapie* (Linehan, 1996a) schlägt zur Bearbeitung dysfunktionaler Emotionsregulationsstrategien (und hierzu zählen Selbstverletzungen) Verhaltensanalysen vor, bei denen die auslösende Situation, die innere Verarbeitung, das Problemverhalten und die Konsequenzen exploriert und analysiert werden.

Auch wenn manipulative Aspekte bei den Selbstverletzungen eine Rolle spielen, erweist es sich als hilfreich, von Situationsanalysen auszugehen. Die Klientin berichtet von Selbstverletzungen, und der Therapeut exploriert mit ihr die entsprechende Situation.

Allerdings ist es für die Klientin häufig ein größeres Problem, sich mit den interpersonellen Gründen auseinanderzusetzten als mit den intrapersonellen Gründen. Die Erkenntnis, dass es interpersonelle, manipulative Gründe für Selbstverletzungen gibt, ist für die meisten Klientinnen deutlich konfrontativer als dies bei intrapersonellen Gründen der Fall ist. Dadurch berichtet die Klientin auf reines Nachfragen nicht unbedingt, was sie mit den Selbstverletzungen bezweckt hat. Der Therapeut muss eigene Hypothesen bilden und diese schrittweise der Klientin anbieten. Das Vorgehen entspricht und ist Teil des klärungsorientierten Transparentmachens der Spielebene.

> Wenn die Selbstverletzungen einer Klientin dazu dienen, vom Therapeuten etwas Bestimmtes zu erreichen, wird sich dieser zwar stark komplementär zu Motivebene verhalten, der Intention der Klientin jedoch nicht folgen, sondern versuchen, die Spielebene transparent zu machen. Zudem werden interpersonelle Gründe für die Selbstverletzungen zum Thema der Therapie gemacht.

Beispiel: Thematisierung von manipulativen Aspekten von Selbstverletzungen		Kommentar:
K:	Letzte Woche habe ich mich wieder einmal selbst verletzen müssen.	Die Klientin kommt mit dem Thema Selbstverletzungen in die Sitzung. Die Formulierung „müssen“ deutet an, dass sie sich nur bedingt verantwortlich für das Verhalten fühlt.
T:	Ok. Was haben Sie denn genau gemacht?	Die Therapeutin steigt direkt in das Thema ein und versucht sich im Folgenden ein Bild von der Situation zu machen.
K:	Ich hab mich mit den Rasierklingen geschnitten.	Im ersten Schritt wird (wie in einer Verhaltensanalyse) das Problemverhalten exploriert.
T:	An welchen Stellen denn? Ich sehe, dass Sie einen Verband am Arm tragen.	
K:	Ja. Ich habe nur am Arm geschnitten.	
T:	Mmhm. Musste es versorgt werden?	
K:	Ja. Ich war hinterher mit einer Freundin im Krankenhaus und hab es nähen lassen. War bis auf den Knochen.	Die Klientin macht deutlich, dass es sich um eine der stärkeren Selbstverletzungen handelt.
T:	Gut, dass Sie die Wunde haben versorgen und nicht offen gelassen haben. Möchten Sie mal schildern, wie es dazu gekommen ist?	Da die Klientin ihre Wunden teilweise unversorgt lässt, verstärkt die Therapeutin das Verhalten, die Wunde nähen zu lassen. Dann geht sie weiter und fragt nach den Ereignissen, die zum Schneiden geführt haben.
K:	Ich war abends mit meiner Clique in einer Kneipe in der Stadt.	
T:	Mit der Frauen-Clique?	
K:	Genau. Eine Freundin hatte uns eingeladen, um uns zu erzählen, dass sie schwanger ist.	
T:	Ok. Und ist an dem Abend etwas passiert?	Die Therapeutin unterstützt die Situationschilderung durch Fragen.
K:	Naja ... Mir ging es eigentlich vorher schon nicht so richtig gut ...	
T:	Sie sagen, dass Sie sich schon bevor Sie losgegangen sind, nicht gut gefühlt haben.	Zudem begleitet sie die Klientin durch Paraphrasen und Verbalsierungen. Dadurch kann die Therapeutin auch wichtige Punkte markieren.
K:	Mmhm.	
T:	Und dann?	
K:	Dann habe ich mit den anderen Mädels dagesessen und meine Freundin Hannah ist aufgestanden und hat uns erzählt, dass sie ein Baby bekommt. Ganz happy ist die gewesen.	

T:	Das war für Sie bestimmt nicht leicht, oder? Ich weiß ja, dass das mit den Kindern für Sie und auch in Ihrer Beziehung ein nicht ganz einfaches Thema ist.	Der Therapeutin geht es jedoch nicht nur um Situationsaspekte, sondern v. a. auch um das innere Erleben der Klientin.
K:	Das hat mich echt noch zusätzlich runtergezogen. Alle sind glücklich, nur ich hab Probleme.	
T:	Ah. Da meldet sich das Gefühl, das sagt: Alle haben es besser als ich. Denen geht es gut und mir geht es schlecht.	
K:	Ja. Und am liebsten wäre ich gegangen.	
T:	Ah, so der Impuls: Das geb ich mir hier nicht.	
K:	Mmhm.	
T:	Aber Sie sind geblieben?	
K:	Ja, bin ich. Aber es war ein Scheiß-Abend. Alle sind aufgesprungen, haben sich gefreut und die Hannah gedrückt und zig Fragen gestellt.	
T:	Das heißt, alles hat sich erst mal um die Schwangere gedreht.	Die Therapeutin kennt die Klientin bereits und weiß deshalb, dass Wichtigkeit und Solidarität zu den zentralen, frustrierten Motiven gehören. Dies erleichtert es der Therapeutin sich einzufühlen und zu verstehen, was an der Situation die Klientin triggert.
K:	Erst mal ist gut. Das ging den ganzen Abend so.	
T:	Dass Sie den Eindruck hatten, es gibt nur noch das eine Thema?	Durch entsprechende Explizierungen kann die Therapeutin dann einen relevanten Stimulus herausarbeiten.
K:	Ja.	
T:	Und wie war das für Sie?	Die Therapeutin fokussiert dann im nächsten Schritt auf das innere Erleben der Klientin.
K:	Ich fand das nervig. Klar hab ich auch erst gratuliert. Aber irgendwann muss ja auch mal gut sein. Es gibt ja auch noch andere Themen.	
T:	Dann hat es Sie irgendwann auch geärgert, dass alle sich nur noch mit dem Baby-Thema beschäftigt haben?	Die Therapeutin expliziert den Ärger der Klientin als internale Reaktion, die mit der Spielebene zusammenhängt.
K:	Ein bisschen schon.	Die Klientin kann dies bestätigen.
T:	Ok. Sie haben sich ein bisschen geärgert.	
K:	Aber mir ging es ja auch schlecht.	Da es aber ihrem Image widerspricht (eigentlich ging es ihr ja schlecht), kann sie das nicht einfach stehen lassen.

T:	Mh ... Verstehe. Ich vermute, dass das keine leichte Situation gewesen ist. Sie fühlen sich schlecht und alles dreht sich um Hannah und das Baby.	
K:	Echt krass, wie lange man sich über Stillen unterhalten kann.	
T:	Mmhm. Das war also lange Thema. Und hat irgendjemand bemerkt, dass es Ihnen schlecht ging?	Hintergrund der Frage der Therapeutin ist die Hypothese, dass die Klientin gern gesehen werden und Zuwendung möchte, wenn es ihr schlecht geht. Dies möchte die Therapeutin schrittweise herausarbeiten.
K:	Nee. Nicht mal meine beste Freundin Mel hat was bemerkt. Und die hat direkt neben mir gesessen.	
T:	Denken Sie denn, die Mel hätte was bemerken können?	
K:	Naja. Die kennt mich ja. Und es ist schon ungewöhnlich, wenn ich über eine Stunde kein einziges Wort sage.	Die Klientin berichtet hier, dass sie versucht, über Schweigen die Aufmerksamkeit und Zuwendung der Freundin zu bekommen.
T:	D.h. Sie haben nichts gesagt und die Mel hat auch nicht versucht, mit Ihnen ins Gespräch zu kommen?	
K:	Nicht wirklich.	
T:	Das heißt?	
K:	Einmal hat sie mich gefragt, ob alles ok sei. Da hab ich auch gesagt, dass es mir nicht so gut ging. Aber damit war für sie das Thema durch.	
T:	Und wie fanden Sie das?	Über die Bewertung entwickelt die Therapeutin die Erwartungen und Forderungen auf der Spielebene mit der Klientin.
K:	Das war ätzend. Die Mel kennt ja meine Probleme.	
T:	Ok. D.h., dass ihr Gefühl sagt: Die hätte da ruhig mal nachfragen können.	
K:	Ja.	
T:	Und auch: Die hat sich gar nicht wirklich für Sie interessiert.	
K:	Nee. Die war auch nur mit dem Baby-Thema beschäftigt.	
T:	Sie hätten sich also gewünscht, dass die Mel mehr Interesse an Ihnen zeigt und Ihnen mehr Aufmerksamkeit schenkt.	Explizierung der Erwartung auf Spielebene.
K:	Ja. Die hat ja nicht mal gefragt, als ich gegangen bin.	

T:	Sie sind dann nach der Stunde gegangen?	
K:	Ja.	
T:	Und die Mel hätte dann fragen sollen?	Da die Klientin über Schweigen nicht die Zuwendung bekommen hat, die sie haben wollte, versucht sie es anschließend darüber, dass sie geht.
K:	Ja.	
T:	Und sich vielleicht auch mehr um Sie kümmern.	Explizierung der Erwartung auf Spielebene.
K:	Das hätte mir auf jeden Fall gutgetan.	
T:	Mmhm. Es hätte Ihnen gutgetan, wenn Sie mehr Interesse und mehr Unterstützung bekommen hätten?	
K:	Auf jeden Fall.	
T:	Könnte man sagen, Sie haben auch versucht, es Ihrer Freundin deutlich zu machen, dass Sie nachfragen und sich bemühen soll?	Explizierung des strategischen Handelns.
K:	Wie? Deutlich gemacht?	
T:	Na, indem Sie geschwiegen haben und dann gegangen sind.	
K:	Das kann schon sein. Aber das war nicht absichtlich.	
T:	Ok. Was ist denn dann gewesen?	Die Therapeutin verfolgt diesen Punkt nicht weiter, da sie das Thema Selbstverletzungen bearbeiten möchte.
K:	Ich bin dann nach Hause gegangen. Und da hab ich erst gesessen und versucht, mich mit Fernsehen abzulenken.	
T:	Ok.	
K:	Aber dann habe ich mich total traurig und alleine gefühlt.	
T:	Alleine und im Stich gelassen?	Verbalisierung.
K:	Mmhm.	
T:	Und haben Sie sich auch über Ihre Freundinnen geärgert? Vor allem über die Mel?	Aufgreifen der Emotion, die mit der Spielebene verbunden ist.
K:	Das auch.	
T:	Und dann?	
K:	Dann habe ich gedacht: Ist doch auch egal. Und dann bin ich ins Badezimmer und habe mich geschnitten.	
T:	Sie haben gedacht: Jetzt ist es egal.	
K:	Ja.	
T:	Ich weiß nicht, ob es stimmt, aber ich könnte mir vorstellen, dass ein Teil von Ihnen vielleicht auch ein bisschen trotzig war und gedacht hat: Jetzt kann die Mel mal sehen, was sie da angerichtet hat.	Erste Explizierung des Impulses, die Freundin zu bestrafen.

K:	Das wäre aber etwas kindisch.	
T:	Wissen Sie, ich würde das gar nicht bewerten. Wäre aber eine spannende Frage, ob Sie sich dabei kindisch, also wie ein Kind, gefühlt haben.	Akzeptanzbotschaft.
K:	Wie ein Kind glaub ich nicht.	
T:	Aber trotzig und „der zeig ich's" passt?	
K:	Irgendwie schon.	
T:	Ok. Der Teil scheint ja irgendwie das Gefühl gehabt zu haben, dass die Mel sich mehr hätte um Sie kümmern müssen. Und dass sie Strafe verdient hat, wenn Sie das nicht tut.	Erneute Explizierung des Impulses, die Freundin zu bestrafen.
K:	Die muss sich ja nicht immer kümmern.	
T:	Mmhm. Ich habe den Eindruck, der Teil findet, dass sie sich kümmern muss, wenn es Ihnen schlecht geht. ... Kann das sein?	Erneutes Aufgreifen der Erwartungen.
K:	Glaub schon.	Die Klientin kann noch nicht ganz mitgehen.
T:	Ja. ... Dann lassen Sie uns doch noch mal schauen. ... Wenn es Ihnen schlecht geht, soll sich Ihre Freundin kümmern.	Deshalb entwickelt die Therapeutin die relevanten Aspekte noch einmal schrittweise.
K:	Schon.	
T:	Das ist quasi deren Pflicht.	
K:	Mmhm.	
T:	Und wenn sie ihrer Pflicht nicht nachkommt, dann sind Sie ärgerlich und trotzig und wollen sie bestrafen.	
K:	Ja.	An dieser Stelle sind der Klientin einige interaktionellen Ziele und Strategien der Spielebene bewusst.
T:	Haben Sie der Mel denn auch irgendwie deutlich gemacht, was sie angerichtet hat?	
K:	Ich hab ihr ne sms geschickt.	
T:	Darf ich fragen, was Sie geschrieben haben? Und wann?	
K:	Nach den Selbstverletzungen hab ich geschrieben, dass ich dringend ins Krankenhaus muss.	
T:	Und ist sie gekommen und hat Sie gebracht?	
K:	Ja.	
T:	Ich finde, das sind zwei wichtige Aspekte.	
K:	Inwiefern?	

T:	Zum einen wollte der trotzige Teil in Ihnen die Mel bestrafen und ihr ein schlechtes Gewissen machen.	Neben der Bestrafung als interpersonellen Grund für die Selbstverletzungen …
K:	Schon.	
T:	Und gleichzeitig haben die Selbstverletzungen dazu geführt, dass Sie doch noch das bekommen haben, was Sie wollten. Die Mel hat sich dann ja gekümmert.	… gibt es noch einen zweiten Grund: Zuwendung zu bekommen.
K:	Das stimmt. Sie ist sogar bis zwei Uhr morgens geblieben.	
T:	Dann hat der trotzige Teil ja seinen Willen bekommen.	
K:	Könnte man so sagen.	
T:	Verstehe. Ich schätze, dass den das in seinem Vorgehen bestärkt.	
K:	Kann schon sein.	
T:	Mmhm. Ich weiß nicht, wie es Ihnen geht, aber ich mache mir wegen ein paar Punkten echt Sorgen.	Kombiniert mit einer Solidaritätsbotschaft steuert die Therapeutin in Richtung Kosten.
K:	Wegen welcher denn?	
T:	Da ist z.B. der Aspekt, dass ich finde, die Strafe, welche für die Mel gedacht war, das Sich-Schneiden also, hat auch ganz schön gravierende Konsequenzen für Sie.	Der erste Kostenfaktor wird herausgearbeitet.
K:	Mh, das stimmt. Das wird wieder eine ziemliche Narbe geben.	
T:	Ja. Und ich weiß ja, dass es für Sie unangenehm mit den Narben ist und Sie nicht wollen, dass die jemand sieht.	
K:	Mmmmh …	
T:	Und dann ist da noch der Aspekt, dass Sie Ihre Freundin, die Sie ja sehr gerne haben, bestrafen, indem Sie ihr ein schlechtes Gewissen machen. … Und ich befürchte, dass so etwas auf Dauer sehr belastend für eine Beziehung ist.	Der zweite Kostenfaktor wird herausgearbeitet. Dieser kommt durch zwei Faktoren zustande: Strafe und Zwang, sich zu kümmern.
K:	Oh!	
T:	Und dasselbe gilt dafür, dass Sie die Mel dazu zwingen, sich um Sie zu kümmern.	
K:	Aber die kümmert sich gerne.	Der zweite Faktor ist für die Klientin schwieriger zu sehen und zu akzeptieren.
T:	Die mag Sie ja auch sehr und Sie sind ihr wichtig.	
K:	Scheint so.	

T:	Aber es könnte passieren, dass es ihr irgendwann zu viel wird. Das ist ja auch anstrengend und löst bei ihrer Freundin auch krasse Gefühle aus, wenn Sie sich so massiv verletzt haben.	Problem bei dem Aspekt Beziehungsgefährdung durch das strategische Handeln ist, dass er dadurch entsteht, dass es anderen schlecht geht.
K:	Aber wenn es mir doch so schlecht geht. Und sie ein schönes Leben hat!	Dies kann die Klientin als unsolidarisch, als würde es der Therapeutin um die Freundin und nicht um sie gehen, erleben.
T:	Verstehen Sie mich nicht falsch. Es geht mir an der Stelle nicht um Mel, sondern um Sie. Denn wenn es für andere anstrengend ist und die sich auch schlecht dadurch fühlen, dann kann es passieren, dass die das irgendwann nicht mehr mitmachen können oder wollen. Und ich weiß, dass es für Sie total schlimm wäre, jemanden wie die Mel zu verlieren.	Deshalb sendet die Therapeutin eine explizite Solidatitätsbotschaft.
K:	Das wäre es.	
T:	Und deshalb, also weil Sie mit den Narben leben müssen und Gefahr laufen, eine wichtige Person zu verlieren, würde ich Ihnen vorschlagen, dass wir überlegen, wie Sie in Zukunft anders mit solch einer Situation umgehen können. Was meinen Sie?	Die Kosten motivieren die Klientin, sich weiter mit dem Thema auseinanderzusetzen und an einer Veränderung zu arbeiten.
K:	Das wird aber nicht leicht.	
T:	Wahrscheinlich nicht. Aber ich unterstütze Sie und bin ziemlich sicher, dass wir das hinkriegen können.	
K:	Ok.	
…	*Im weiteren Prozess wird es darum gehen, dass die Klientin eine Repräsentation der für die Situation relevanten Anteile entwickelt. Dann wird ein neuer Umgang mit den inneren Anteilen erarbeitet und mit der Klientin besprochen, wie ein funktionaleres Verhalten in der Situation aussehen kann.* *Zudem wird die Situation mit den Freundinnen in der Kneipe erneut aufgegriffen werden. Auch hierfür wäre weiter zu erarbeiten, auf welche Trigger welche Anteile der Klientin reagieren, wie ein funktionaler Umgang mit diesen Teilen aussehen kann und wie sich die Klientin alternativ zum strategischen Handeln (Schweigen und Rückzug) authentisch in dieser Situation verhalten kann.*	

14 Umgang mit manipulativer Suizidalität

Während das Lebenszeitrisiko für einen Suizid bei der Borderline-Persönlichkeitsstörung bei bis zu 10 % liegt (vgl. Abschnitt 1.2.2), haben 60–80 % der Betroffenen suizidale Gedanken (Steinert et al., 2014). Wie auch in Kapitel 6.3.3.3 dargestellt, sind die Übergänge zwischen manipulativer und nicht manipulativer Suizidalität fließend, und eine Differenzierung beider Arten von Suizidalität ist schwierig (Steinert et al., 2014), zumal häufig Anteile von beiden Formen zeitgleich vorhanden sind.

Zum therapeutischen Umgang mit manipulativer Suizidalität können zwei Situationen mit entsprechenden Interventionen unterschieden werden.

Die erste Situation bezieht sich darauf, dass der Therapeut unmittelbar in einer Sitzung mit dem Thema konfrontiert ist und damit umgehen muss (s. Kapitel 14.1).

In der zweiten Situation wird der manipulative Aspekt – ohne, dass er sich gerade in der Interaktion manifestiert – zum Inhalt der Therapie. Das kann dann der Fall sein, wenn die Klientin von Situationen außerhalb der Therapie berichtet, in denen ein entsprechendes Verhalten deutlich wird, oder wenn vergleichbare Situationen in der Therapie vorgefallen sind, die nun, nachdem sie in irgendeiner Form gelöst wurden, zur Bearbeitung auf die Agenda an Therapiethemen gesetzt werden (s. Kapitel 14.2).

Am Ende des Kapitels (s. Kapitel 14.3) wird noch das Thema „Fehlende Verantwortungsübernahme" aufgegriffen.

14.1 Umgang mit manipulativen Aspekten in der Therapie

Es ist auf jeden Fall wichtig, dass das Thema Suizidalität – auch wenn der Therapeut zu dem Schluss kommt, dass es einen ausschließlich manipulativen Hintergrund gibt – ernst genommen wird und in der Therapie Beachtung findet. Denn auch das Vorliegen einer manipulativen Intention erlaubt nicht den Rückschluss auf Ungefährlichkeit, und es ist wegen der Möglichkeit einer akzidentiellen Selbsttötung Fürsorgepflicht gegeben (Steinert et al., 2014).

Dementsprechend muss der Therapeut es aufgreifen, wenn er im Therapieprozess den Eindruck bekommt, dass Suizidalität (in welcher Art auch immer) vorliegt. Während er versucht, die Suizidalität und ihr Ausmaß abzuklären, kann er eine Einschätzung vornehmen, ob es sich um authentische, um manipulative Suizidalität oder um eine Mischform handelt. Wenn die Klientin also *Suizidalität andeutet*, muss der Therapeut im ersten Schritt einschätzen, ob die Klientin tatsächlich über Selbstmord nachdenkt oder ob sie über das Andeuten von Suizidalität versucht, etwas anderes (z. B. mehr Zuwendung) zu erreichen oder ob beides gleichzeitig zutrifft.

Hinweise auf eine manipulative Komponente bei Suizidalität sind schwer zu definieren, und es gibt wahrscheinlich keine eindeutigen Kriterien, um zu einer Beurteilung zu kommen. Steinert et al. (2014) sehen in diesem Zusammenhang das Fehlen einer deutlichen depressiven Störung, das kontingente Auftreten in bestimmten Situationen (z. B. bei Konflikten oder Vermeidungsverhalten) und wiederkehrende demonstrative und angekündigte Suizidhandlungen als relevant an. Giernalczyk und Albrecht (2011) sowie Giernalczyk und Petersen (2007) verstehen negative Gefühle des Therapeuten als diagnostischen Hinweis für einen manipulativen Aspekt. Darüber hinaus können weitere Merkmale manipulativer Suizidalität angenommen werden.

Manchmal lassen sich trotz intensiver Bemühungen des Therapeuten Unkonkretheit und Unklarheit nicht auflösen: Trotz genauer Exploration ist dann nicht zu klären, wie die suizidalen Gedanken, welche die Klientin hat, aussehen (Häufigkeit, Dauer, Intensität und Auslöser können nicht eingeschätzt werden), ob und wie spezifisch es Pläne, Vorbereitungen und Probehandlungen gibt, wie entschlossen bzw. distanziert die Klientin zu den suizidalen Impulsen ist, welche Suizidmotive vorliegen usw.

In einigen Fällen greift die Klientin auf eine Art Guerrilla-Taktik zurück: Sie macht Andeutungen in Richtung Suizidalität, wenn der Therapeut dann genauer nachfragt, sagt sie explizit, dass sie das Thema nicht weiter vertiefen will, oder wechselt immer wieder zu anderen Themen.

Wenn sich der manipulative Aspekt der Suizidalität, also die Intention, an welche die Suizidalität gekoppelt ist, auf die Beziehung zum Therapeuten bezieht, sehen wir häufig, dass in der Sitzung parallel Spielverhalten auftritt. Der ganze Redestil der Klientin kann durch Dramatik gekennzeichnet sein und sie realisiert viele Images und Appelle. Häufig hat der Therapeut dann auch ein Gefühl mangelnder Authentizität in Bezug auf das Leiden der Patientin. Zudem kann sich bei der Klientin eine unterschwellige Aggressivität bzw. Ärger zeigen, wenn der Therapeut sich auf Beziehungsebene nicht wie gewünscht verhält. Oder die Klientin wirkt vor allem reaktant oder trotzig beim Thematisieren der Suizidalität.

Wenn es der Klientin weniger um die Beziehung als um andere Vergünstigungen, die sie bekommen möchte, geht, können konkrete Bedingungen oder implizite Forderungen an Suizidalität geknüpft werden. Teilweise können die Gründe für Suizidalität, welche die Klientin für das aktuelle Auftreten der suizidalen Krise angibt, unangemessen oder absurd erscheinen.

Es sei an dieser Stelle nochmals darauf hingewiesen, dass keins dieser Kriterien ein hartes Kriterium in dem Sinne ist, dass es zu 100 % bestimmt, ob es sich um einen Manipulationsversuch handelt. Letztendlich kommt es auf die Einschätzung des Therapeuten an.

> Bei Klientinnen mit Borderline-Persönlichkeitsstörung können neben der häufig auftretenden authentischen Suizidalität manipulative Aspekte eine Rolle spielen, mit denen in der therapeutischen Interaktion umgegangen werden muss und die inhaltlich bearbeitet werden müssen. In jedem Fall ist das Thema Suizidalität ernst zu nehmen.

Kriterien für eine manipulative Komponente können sein: Fehlen einer depressiven Störung, kontingentes Auftreten in bestimmten Situationen, wiederkehrende demonstrative und angekündigte Suizidhandlungen, negative Gefühle des Therapeuten, Unkonkretheit bei der Abklärung und eine Guerilla-Taktik, parallel auftretendes Spielverhalten und mangelnde Authentizität, unterschwelliger Ärger und trotziges Verhalten sowie direkte Forderungen und unangemessene Gründe für die Suizidalität.

Wir würden uns der allgemeinen Empfehlung zum Umgang mit manipulativer Suizidalität anschließen (Giernalczyk & Albrecht, 2011; Giernalczyk & Petersen, 2007), dass es ungünstig ist, wenn der Therapeut der Erpressung nachgibt und dass es wichtig ist, dass uns als Therapeuten klar ist, dass wir nicht die alleinige Verantwortung für das Leben der Klientin übernehmen können. Jede Klientin hat prinzipiell die Möglichkeit zum Suizid, und das kann der Therapeut auch im Prozess bestätigen. Gleichzeitig kann er aber auch deutlich machen, dass er damit nicht einverstanden ist und weiter im Kontakt bleiben und mit der Klientin darüber sprechen will. Zudem sollte Ärger beim Therapeuten nie der Grund für Interventionen seinerseits sein (Giernalczyk & Albrecht, 2011; Giernalczyk & Petersen, 2007).

Wenn der Therapeut zu der Entscheidung kommt, dass es sich um einen Manipulationsversuch handelt, können – wie bereits erwähnt – drei Fälle unterschieden werden:

1. Der Therapeut geht davon aus, dass es sich nicht um authentische Suizidalität handelt, sondern dass die Klientin mit der Selbsttötungsandeutung eine Beziehungsintention verfolgt (s. Abschnitt 14.1.1).
2. Der Therapeut kommt zu dem Schluss, dass es sich nicht um authentische Suizidalität handelt, sondern dass die Klientin das Thema Suizidalität nutzt, um konkrete Forderungen durchzusetzen (s. Abschnitt 14.1.2).
3. Der Therapeut schätzt die Situation als eine Mischform aus authentischer und manipulativer Suizidalität ein. Während die Klientin auf der einen Seite wirklich hoffnungslos und dem Leben überdrüssig ist, nutzt sie diese Situation entweder um auf der Beziehungsebene mehr vom Therapeuten zu bekommen oder um konkrete Forderungen anzubringen (s. Abschnitt 14.1.3).

Das therapeutische Vorgehen für jeden dieser Fälle wird im Folgenden beschrieben und ist im Überblick in Abbildung 11 dargestellt.

14.1.1 Intention auf Beziehungsebene

Im ersten Fall ist die Klientin auf die Beziehung zum Therapeuten fokussiert. Nach dem Modell der doppelten Handlungsregulation (s. Kapitel 6) liegt also in der Therapie eine Situation vor, in der die Klientin bestrebt ist, dass bestimmte Beziehungsmotive im Kontakt zum Therapeuten befriedigt werden. Darüber hinaus sind bei der Klientin Sche-

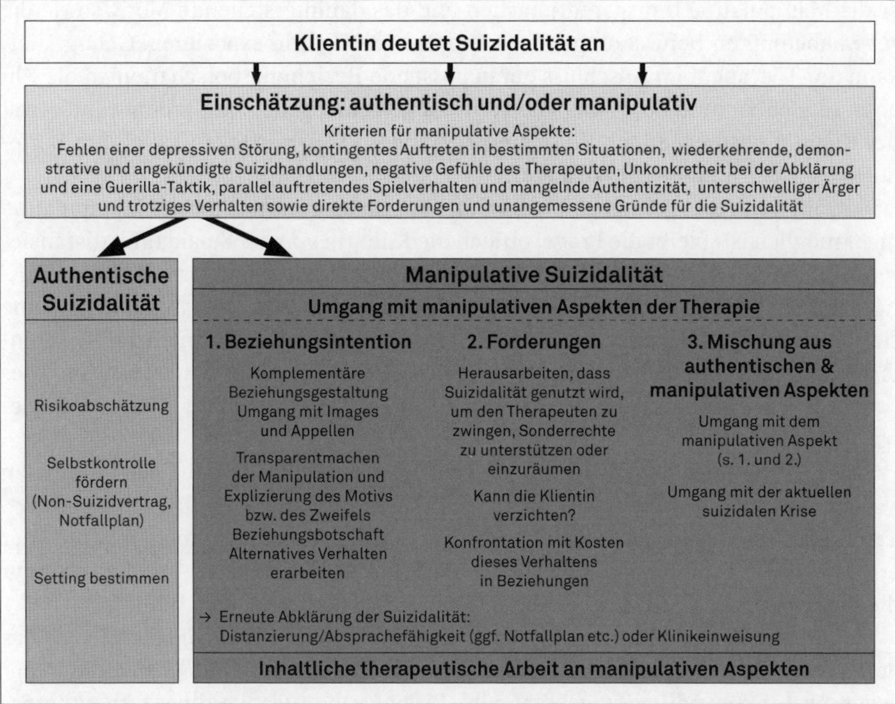

Abbildung 11: Überblick über den Umgang mit manipulativer Suizidalität

mata aktiviert, die ihr vermitteln, dass sie ihre Beziehungswünsche und Bedürfnisse auf authentische Weise nicht befriedigt bekommen wird. Die manipulative Suizidalität ist also die Strategie, um bestimmte interaktionelle Ziele auf Spielebene zu erreichen. Vor diesem Hintergrund ist zu empfehlen, dass der Therapeut sich im ersten Schritt fragt, welche Motive das aktuelle Verhalten der Klientin steuern, und dass er diese durch komplementäre Beziehungsgestaltung (s. Kapitel 8.2) befriedigt. Wenn dies gelingt, „sinkt der Druck im System", welcher dem manipulativen Verhalten zugrunde liegt. Außerdem kann dieses Verhalten die Schemata der Klientin beruhigen, was die Notwendigkeit zur Kompensation über manipulative Strategien reduziert. Neben dem komplementären Verhalten kann ein parallel stattfindender, funktionaler Umgang mit Images und Appellen (s. Kapitel 8.4) diese positiven Effekte unterstützen. Äußern sich die Beziehungswünsche der Klientin durch geäußerte Erwartungen auf Spielebene, welche der Therapeut aber nicht erfüllen kann bzw. will (z. B. private Telefonnummer), empfiehlt es sich, die direkte Frustrationen erst einmal hintenanzustellen und zuerst Motive zu befriedigen und Schemata zu beruhigen.

In einigen Fällen reicht dieses Vorgehen, um die Beziehungswünsche der Klientin so weit zu befriedigen, dass sich die Erwartungen auf der Spielebene reduzieren und die Suizidalität einschätzbar und ggf. dann nicht so ausgeprägt ist.

Wenn dies jedoch nicht ausreicht, kann der Therapeut versuchen, mit der Klientin zu besprechen, was gerade zwischen beiden passiert. In diesem Zusammenhang würde er die Manipulation transparent machen und das dahinterstehende Motiv sowie die schemabedingten Befürchtungen bzw. Zweifel der Klientin explizieren. Gelingt dies, kann der Therapeut im Anschluss daran passende Beziehungsbotschaften an die Klientin senden, ohne auf übertriebene Forderungen einzugehen. Außerdem kann er mit der Klientin besprechen, ob sie sich einen anderen Weg vorstellen kann, ihre Beziehungswünsche und -zweifel zu äußern.

Sowohl wenn dies gelingt als auch wenn ein Transparentmachen der Manipulation nicht möglich ist, bleibt die Frage, ob sich die Klientin von der Suizidalität distanzieren kann. Wenn dies nicht der Fall ist oder der Therapeut kein klares Bild vom Ausmaß der Suizidalität bekommt, muss er das Notfallsystem einschalten und ggf. eine stationäre Einweisung einleiten. Auf das genaue Vorgehen im Rahmen der Krisenintervention bei akuter Suizidalität soll an dieser Stelle nicht eingegangen werden. Dies kann z. B. bei Dorrmann (2012) sowie bei Teismann und Dorrmann (2014) nachgelesen werden.

Das Ernstnehmen der Suizidalität und ein entsprechendes Handeln hat immer den Vorteil, dass sich der Therapeut sicher sein kann, dass der Klientin nichts passiert. Zudem bedeutet es in vielen Fällen, dass sich der Therapeut nicht manipulieren oder erpressen lässt. Erfahrungsgemäß hat dies dann auch kaum negative Auswirkungen auf die therapeutische Beziehung, da die Klientin sich ernst genommen fühlt.

Es gibt jedoch auch die Konstellation, dass der Therapeut durch die Einweisung das Spielverhalten der Klientin verstärkt, nämlich dann, wenn es ihr um eben diese Intensivierung des Behandlungsangebotes geht. Bislang sehen wir allerdings keine Alternative zur Einweisung, wenn weder eine komplementäre Beziehungsgestaltung noch eine Besprechung der manipulativen Komponente und der dahinterliegenden Gründe erfolgreich ist. Auch Steinert et al. (2014) sind der Meinung, dass bei einer manipulativen Absicht eine stationäre Aufnahme genau abgewogen werden muss und möglicherweise eher kontraindiziert ist, ohne dass die Autoren eine konkrete Lösung für das beschriebene Problem anbieten.

Verfolgt die Klientin mit der manipulativen Suizidalität eine Intention auf der Beziehungsebene, empfiehlt sich folgendes Vorgehen:

- Komplementäre Beziehungsgestaltung und funktionaler Umgang mit Images und Appellen,
- Transparentmachen der Manipulation und Explizierung des dahinterstehenden Motivs und der schemabedingten Befürchtungen bzw. Zweifel der Klientin,
- Passende Beziehungsbotschaften senden, ohne auf übertriebene Forderungen einzugehen,
- Besprechung alternativer Umgangswege mit Beziehungswünschen und -zweifeln.

Danach wird die aktuelle Suizidalität erneut thematisiert. Entweder die Klientin kann sich distanzieren oder es erfolgt eine stationäre Aufnahme.

Beispiel: Umgang mit manipulativer Suizidalität: Beziehungsintention		Kommentar:
T:	Womit wollen wir uns heute beschäftigen?	
K:	Damit, dass es mir total schlecht geht.	Die Klientin beginnt hier direkt mit einem Image.
T:	Es geht Ihnen total schlecht.	Die Therapeutin paraphrasiert das Image.
K:	Ja!	
T:	Mir ist es wirklich sehr wichtig, das ernst zu nehmen. Deshalb würde ich Sie gerne fragen: Ist etwas passiert?	*Beziehung:* Komplementäre Beziehungsgestaltung zum Motiv Wichtigkeit. *Inhalt:* Frage nach den Ereignissen.
K:	Mir geht es ja schon seit Langem ziemlich übel. Und jetzt ist es noch schlimmer geworden.	Erneut das Image.
T:	Noch schlimmer.	Image wird von der Therapeutin aufgegriffen.
K:	Ja. Genau. Diese Woche musste ich ein Mal Benzos nehmen und Alkohol trinken. Und dann habe ich auch an einem Tag noch mit der Hand gegen die Wand geschlagen.	Durch den Bericht über dysfunktionale Verhaltensweisen macht die Klientin zusätzlich noch einmal deutlich, wie schlecht es ihr ging.
T:	Möchten Sie eine dieser Situationen genauer schildern?	Therapeutin versucht zu verstehen, was passiert ist.
K:	Ach. Das ist gar nicht so leicht. Ich bin total verwirrt und kann mich auch nicht richtig erinnern.	Die Klientin macht nicht mit. Bereits durch die Images (hier wieder) deutet sich an, dass die Klientin primär beziehungsorientiert ist. Dass sie inhaltlich nicht mitarbeitet, kann ein weiterer Hinweis dafür sein.
T:	Sie sagen, dass es so schlimm ist, dass Sie sich nicht an die Situationen erinnern können.	Die Therapeutin geht wieder auf das Image ein.
K:	Genau.	
T:	Auch nicht an die Selbstverletzungen?	Da fehlende Erinnerung an Substanzkonsum wahrscheinlicher ist als an Selbstverletzungen (dissoziativ amnestische Episoden kommen bei dieser Klientin eigentlich nicht vor), fragt die Therapeutin nach den Selbstverletzungen.
K:	Ich weiß gar nichts mehr. *(Die Klientin beginnt zu weinen.)* Ich bin total verzweifelt.	Die Klientin reagiert wieder mit der Botschaft „Mir geht es total schlecht."
T:	Ich merke, dass es gerade schlimm ist. Und weil Sie mir wichtig sind und ich Sie gerne unterstützen möchte, würde ich Sie bitten, mir noch ein bisschen mehr darüber zu erzählen.	*Beziehung:* Das Image greift die Therapeutin auch auf und realisiert noch mehr Komplementarität zu Wichtigkeit und Solidarität.

		Inhalt: Da die Klientin von Verzweiflung gesprochen hat, versucht die Therapeutin sich ein genaueres Bild zu machen.
K:	Ja. *(Die Klientin guckt die Therapeutin mit großen Augen an.)*	
T:	Wie sieht denn Ihre Verzweiflung genau aus?	
K:	Ganz fürchterlich. Ich weiß überhaupt nicht, was ich noch machen soll. Und alle lassen mich allein.	
T:	Sie fühlen sich allein und im Stich gelassen.	Verbalisierung.
K:	Ja. Das werde ich ja auch. Den nächsten Termin bei meiner Psychiaterin habe ich erst in sechs Wochen. Und mein Hausarzt meint, ich dürfe nur noch mit körperlichen Schwierigkeiten zu ihm kommen.	Die Klientin beklagt sich über mangelnde Unterstützung.
T:	So dass Sie den Eindruck haben, von ärztlicher Seite nicht genug Unterstützung zu bekommen.	Auch an dieser Stelle signalisiert die Therapeutin durch eine Verbalisierung, dass sie die Klientin versteht (ohne sie in ihrer Sicht zu bestätigen).
K:	Nicht genug? Ich finde, das ist unterlassene Hilfeleistung.	Die Klientin betont noch mal, wie schlimm es ist.
T:	Ah, verstehe. So ein Gefühl, dass Sie in größter Not alleine gelassen werden.	Verbalisierung.
K:	Mmhm.	
T:	Und das macht Sie verzweifelt.	
K:	Ja.	
T:	Ich verstehe. Und ich finde das super, dass Sie mir das erzählen, denn ich möchte Sie sehr gerne unterstützen. Unabhängig davon, wie es Ihnen geht. Aber natürlich auch, wenn Sie sich so schlecht fühlen.	Komplementäre Botschaften an das Solidaritätsmotiv.
K:	*(Die Klientin brummt missmutig.)*	
T:	Was heißt denn das?	
K:	Ach. Das sagt sich ja so leicht, wenn man in seiner muckeligen Praxis sitzt und weiß, die Frau X. kommt ja erst nächste Woche wieder und nach 50 Minuten bin ich sie wieder los.	Hier wird der auf der Spielebene zu lokalisierende Ärger der Klientin deutlich. Und es zeigt sich auch das Gefühl, für die Therapeutin nicht wichtig genug zu sein.
T:	Sie haben den Eindruck, ich möchte Sie loswerden?	Die Therapeutin paraphrasiert den impliziten Vorwurf.
K:	Nein, nein.	Die Klientin geht aber auch hier nicht mit.
T:	Gut, dass ist mir nämlich wichtig.	Beziehungsbotschaft.

K:	Es ist nur, dass es einfach alles so aussichtslos ist. Seit Jahren mache ich Therapie und nichts hilft. Und ich strenge mich so an. Monate habe ich schon in der Klinik verbracht. Das fällt mir dann abends alles ein. Aussichtslos.	Images: Es geht mir total schlecht. Ich kann mir selber nicht helfen. Keiner unterstützt mich. Auch hier deutet die Klientin wieder Verzweiflung und damit möglicherweise Suizidalität an.
T:	Es ist gerade wirklich richtig schlimm. Und Sie haben das Gefühl nichts und niemand hilft Ihnen so, wie Sie es brauchen. Denken Sie auch daran, sich etwas anzutun?	Verbalisierung der Images und Aufgreifen der Suizidalitätsandeutung.
K:	Es ist einfach alles so schrecklich. Und dann hat Anfang der Woche auch noch mein Vermieter angerufen und mir mit Kündigung gedroht. Damit saß ich auch alleine und niemand war ansprechbar. In so einem Moment erscheint einem schon alles sinnlos.	Die Klientin geht auf die Frage der Therapeutin nicht richtig ein und betont stattdessen, dass einfach alles ganz schlimm ist.
T:	So dass Sie auch daran gedacht haben, sich etwas anzutun?	Da Suizidalität ein wichtiges Thema ist, fragt die Therapeutin erneut nach und versucht, sich ein Bild zu machen.
K:	Das wäre schon eine Lösung.	Auch darauf bekommt die Therapeutin keine konkrete Antwort.
T:	Wissen Sie, ich finde es verständlich, dass Sie den Eindruck haben, es sei alles ganz schlimm, wenn Sie sich so schlecht und im Stich gelassen fühlen.	Aufgreifen der Images.
K:	Ja.	
T:	Aber haben Sie im Moment wieder konkrete Gedanken an Selbstmord?	Und erneute Frage nach suizidalen Gedanken.
K:	Nee. Nee. Lassen Sie mal gut sein. Ich weiß schon, was passiert, wenn wir darüber reden. Dann schicken Sie mich wieder in die Klinik.	Die Klientin möchte über das Thema Suizidalität inhaltlich nicht sprechen.
T:	Im Moment denke ich noch gar nicht darüber nach, was ich in welchem Fall machen werde. Im Moment interessiert mich erst einmal, wie es Ihnen geht. Und ich habe verstanden, dass Sie sich ganz übel fühlen. Aber welche Gedanken Sie in so schlimmen Momenten haben, weiß ich noch nicht so genau.	Komplementarität zu Wichtigkeit.
K:	*(Die Klientin beginnt wieder zu weinen.)* Es ist einfach alles nicht auszuhalten. Und dann hab ich niemanden, der sich um mich kümmert. Es haben ja auch alle ihr eigenes Leben. Da ist dann kein Platz für mich. Und verstehen kann auch keiner, wie schlecht es mir geht.	Die Klientin macht weiterhin deutlich, dass es ihr einfach schlecht geht und dass sie nicht genug Wichtigkeit und Solidarität erhält.

T:	Ok. Teil der schlimmen Gefühle ist, dass es Ihnen nicht nur schlecht geht, sondern dass Sie auch den Eindruck haben, dass niemand sieht, wie es Ihnen geht, dass keiner Sie versteht. Und dass es auch niemanden interessiert und es ernst nimmt.	Dies verbalisiert die Therapeutin.
K:	Ja.	
T:	Und dazu kommt noch, dass Sie das Gefühl haben, keine Unterstützung zu bekommen.	
K:	Mmhm.	
T:	Und ich frage mich gerade, ob Sie den Eindruck haben, dass es bei mir auch so ist.	Da eine konsequente, aber ausschließliche komplementäre Beziehungsgestaltung nicht dazu geführt hat, dass die Klientin inhaltlich kooperativer wird, entscheidet die Therapeutin jetzt herauszuarbeiten, was zwischen Klientin und ihr passiert. Als erstes macht sie einen Schritt, um den Zweifel der Klientin zu explizieren.
K:	Was meinen Sie?	
T:	Haben Sie das Gefühl, dass ich auch nicht wirklich sehe, wie es Ihnen geht, dass es mich auch nicht interessiert und ich es nicht ernst genug nehme?	
K:	Ich weiß schon, dass es Sie eigentlich interessiert.	
T:	Mmhm. Das würde mich freuen, weil das auch so ist. Aber mein Eindruck ist, dass es einen Teil in Ihnen gibt, der fühlt sich nicht genug gesehen und verstanden von mir. Und falls das so sein sollte, fände ich es gut, wenn wir darüber sprechen könnten. Weil mir das sehr leid täte, wenn dieses Gefühl bei Ihnen da wäre.	Da die Klientin noch nicht mitgeht, wiederholt die Therapeutin ihre Explizierungen. Zudem realisiert sie weiter Beziehungsbotschaften.
K:	Naja. Ein bisschen ist das vielleicht schon so.	
T:	Ein bisschen? Ich glaube, dieser Teil findet, dass ich das ganz und gar nicht ernst genug nehme. Und der hat auch das Gefühl, von mir nicht hinreichend unterstützt zu werden.	
K:	Ja. Ich glaube das stimmt.	Schrittweise kann mit der Klientin herausgearbeitet werden, dass ihr in der therapeutischen Beziehung etwas fehlt.
T:	Gut, dass wir darüber reden. Ich möchte Sie nämlich sehr ernst nehmen und sie unterstützen.	Dies kombiniert die Therapeutin weiterhin mit Beziehungsbotschaften.

K:	Ja, das sagen Sie immer.	
T:	Ja, das sage ich immer. Aber ihr Eindruck ist, ich tue es nicht genug.	
K:	Niemand ist für mich da. Alle haben ihr eigenes Leben!	
T:	Mmhm. Ich weiß, dass sich das schlimm anfühlt und Sie ärgerlich macht, dass die anderen nicht sehen, wie viel schlechter es Ihnen geht und Ihnen nicht genug helfen.	
K:	Das ist ja auch unfair.	
T:	Das heißt aber auch, dass Sie sich auch von mir unfair behandelt und nicht gesehen fühlen.	Während die Therapeutin der Klientin auf der Beziehungsebene konsequent Wichtigkeits- und Solidaritätssignale sendet, versucht sie gleichzeitig auch inhaltlich voranzuschreiten. Hier Explizierung der Gefühle und Erwartungen auf der Spielebene.
K:	Manchmal schon.	
T:	Und ich finde es einen wichtigen Punkt, was Sie mit dem Ungerechtigkeitsgefühl machen. Das würde ich wirklich gern verstehen.	Frage nach dem strategischen Handeln.
K:	Was soll ich damit machen?	
T:	Ich weiß es natürlich auch nicht. Aber ich fände es logisch, wenn Sie etwas machen würden, um Gerechtigkeit herzustellen.	
K:	Zzz. Wenn das so leicht wäre.	
T:	Ich glaube, dass das gar nicht leicht ist. Aber mein Eindruck ist – und korrigieren Sie mich ruhig, wenn ich falsch liege –, dass Sie schon versuchen, mir klarzumachen, wie schlecht Sie sich fühlen.	Schrittweise Explizierung des strategischen Handelns.
K:	Mh. Das ist ja auch Ihr Job.	
T:	Ja. Es ist mein Job und es interessiert mich auch einfach, wie es Ihnen geht. ... Aber bei einem Teil von Ihnen kommt das offensichtlich nicht an. Und dieser Teil muss dann ja das Gefühl haben, er muss es deutlicher machen. Das wäre ja nur logisch.	Weiterhin Beziehungsgestaltung und Explizierung der Verhaltens- und Erlebensweisen auf der Spielebene, zusätzlich Validierung.
K:	Das stimmt.	
T:	Und nichts macht so deutlich, dass es einem schlecht geht, wie das Andeuten, dass man suizidale Gedanken hat.	Aufgreifen des manipulativen Aspekts der Suizidalität.

K:	Aber ich bin wirklich verzweifelt!	An dieser Stelle geht die Klientin nicht mit. Sie ignoriert das, was die Therapeutin gesagt hat. Widerspricht aber auch nicht.
T:	Ich will auch gar nicht sagen, dass ich das nicht glaube. Aber trotzdem gibt es den Aspekt, dass der Teil, der es ungerecht findet, nicht genug gesehen und unterstützt zu werden, dieses Thema dazu benutzt, andere – und in dem Fall mich – zu zwingen, mehr für Sie da zu sein.	Da die Klientin nicht ganz aussteigt, versucht die Therapeutin es noch mal.
K:	Das ist gemein.	Die Erkenntnis gefällt der Klientin nicht und sie reagiert mit einem Vorwurf.
T:	Was ist gemein?	
K:	Dass Sie das so sagen.	
T:	Inwiefern ist das denn gemein?	
K:	Das klingt so garstig.	
T:	Oh. Ich finde das überhaupt nicht garstig. Und ich stelle meinen Eindruck auch nur zur Verfügung, weil ich gerne mit Ihnen arbeite und Sie unterstützen will.	Die Therapeutin sendet eine Akzeptanzbotschaft in Bezug auf das strategische Handeln und kombiniert dies mit einer Wichtigkeits- und Solidaritätsbotschaft.
K:	Inwieweit ist das denn Unterstützung?	
T:	Gute Frage. Ich versuche mal, das zu erklären. ... Nehmen wir mal an, es stimmt, dass dieser Teil Selbstmordabsichten andeutet oder benutzt, damit ich Sie ernster nehme und mehr für Sie mache. ... Ok?	
K:	Mmhm.	
T:	Dann muss dieser Teil ja auch dafür sorgen, dass nicht zu klar wird, wie ernst diese Absichten sind.	
K:	Wieso das?	
T:	Naja, wenn rauskäme, die sind nicht so ernst, könnte er sie nicht mehr dazu verwenden, mich zu irgendwas zu bringen.	
K:	Das klingt logisch.	
T:	Und wenn ich zu der Einschätzung käme, die suizidalen Gedanken sind sehr ernst, wissen Sie, dass ich mit Ihnen einen Notfallplan erarbeiten würde. Und den müssten Sie dann mit umsetzen. Oder Sie müssten in die Klinik. So oder so würde das Druckmittel geringer werden.	Die Therapeutin hat für die Klientin noch einmal schrittweise die Aspekte der Spielebene herausgearbeitet.
K:	Mh.	Die Klientin widerspricht nicht. Bestätigt aber auch nicht.

Dialog	Kommentar
T: Und – unter uns – ich glaub, dieser Teil hat eine Idee dazu, dass unklare suizidale Absichten das Gegenüber ins Rödeln bringen. Und das würde dieser Teil gut und angemessen finden. … Denken Sie, an meinen Überlegungen ist was dran?	Die Therapeutin bleibt auf ihrer Spur, möchte aber verhindern, dass die Klientin die Erkenntnis einfach aussitzt und die Eindrücke der Therapeutin ignoriert. Deshalb fragt sie die Klientin nach einer expliziten Bestätigung.
K: Ich schätze schon.	
T: Mmhm. Ist so?	
K: Ja.	
T: Darf ich noch einen Punkt dazu anmerken?	
K: Klar.	
T: Ich glaube, dass dieser Teil Ihnen langfristig damit gar keinen Gefallen tut. Denn damit verhindert er ja z. B. zwischen uns, dass ich mir ein realistisches Bild machen kann. Und dann kann ich Ihnen auch gar nicht passend helfen.	Jetzt fokussiert die Therapeutin auf die Kosten der interaktionellen Strategie.
K: Darüber hab ich noch gar nicht nachgedacht.	
T: Dann finde ich es gut, wenn wir das jetzt machen. Es ist mir nämlich ein ehrliches Anliegen, Sie zu unterstützen und Ihnen passend zu helfen.	Auch hier wieder Beziehungsbotschaften in Bezug auf Solidarität.
K: Das klingt gut.	
T: Ok. Und es gibt noch einen weiteren Aspekt, den ich wichtig finde. … Ich hätte die Sorge, dass die Taktik mit der Suizidalität nur kurzfristig funktioniert. Aber wie Sie sich sicher vorstellen können, stresst das das Gegenüber und irgendwann gibt derjenige entnervt auf. Und das frustriert Sie dann wieder.	Kosten.
K: Ehrlich gesagt, ist mir das, glaub ich, auch schon passiert.	
T: Kann ich mir vorstellen. Eine Sache ist daran besonders schade. Es stresst wahrscheinlich diejenigen am meisten, denen Sie wirklich am Herzen liegen und die Ihnen ernsthaft helfen wollen.	Kosten.
K: Oh Gott. Dann vergraule ich damit gerade die Leute?	
T: Könnte sein. Deshalb finde ich es total wichtig und gut, dass wir das besprechen.	
K: Mmhm.	

T:	Mir wäre noch wichtig zu klären, ob Sie eine andere Möglichkeit sehen würden, mir mitzuteilen, dass Sie sich gerade nicht genug gesehen und unterstützt fühlen.	Da die Manipulation jetzt für die Klientin explizit ist, sie die damit verbundenen Kosten sieht und auch mit der Therapeutin kooperiert, schneidet die Therapeutin das Thema an, wie in Zukunft ein alternatives Verhalten aussehen könnte.
K:	Sie meinen, ob ich es direkt sagen kann?	
T:	Das könnte z.B. eine Möglichkeit sein.	
K:	Das wäre bestimmt nicht schlecht.	
T:	Das klingt nach einem Aber.	
K:	Aber würden Sie sich dann mehr kümmern?	Da die Erwartungen und Forderungen auf der Spielebene über das normale therapeutische Maß hinausgehen, hat die Klientin zurecht Sorge, dass sie durch authentisches Verhalten diese nicht erfüllt bekommen wird.
T:	Ah. Verstehe. D.h. Ihre Sorge ist, dass Sie sozusagen einen Trumpf aus der Hand geben. Dass Sie mich dann nicht mehr zwingen könnten, Ihnen bestimmte Angebote zu machen.	
K:	Sie sagen das so hart. ... Aber im Prinzip ist das so.	
T:	Ok. Und ich muss Ihnen sagen, dass Sie wahrscheinlich nicht alles von mir bekommen würden. Ihre Vorstellung, dass mein Angebot seine Grenzen hat, stimmt ja. Ich könnte Ihnen aber versprechen, dass ich prüfe, was geht und was nicht. Und dass ich Ihnen helfe, einen Weg zu finden, mit der Situation umzugehen. ... Wäre das akzeptabel?	Diesen Aspekt bestätigt die Therapeutin: Die interaktionellen Ziele auf der Spielebene werden nicht komplett erfüllt werden. Aber Sie macht deutlich, dass Sie eine hohe Bereitschaft hat, auf die Klientin einzugehen und auch sie zu unterstützen.
K:	Das klingt ganz ok.	
T:	Wollen Sie das das nächste Mal ausprobieren?	
K:	Ja. Das mach ich.	
T:	Dann können wir diesen Punkt erst einmal so stehen lassen?	
K:	Ja.	
T:	Dann würde ich Sie gerne ernsthaft fragen, wie es im Moment mit den Gedanken, sich etwas anzutun, aussieht.	Nachdem der manipulative Teil (erst einmal) bearbeitet ist, klärt die Therapeutin nun noch das reale Ausmaß an Suizidalität ab.
K:	Also. Es geht mir schon häufiger schlecht.	
T:	Das kann ich mir gut vorstellen.	
K:	Aber im Moment denke ich eigentlich nicht ernsthaft darüber nach.	

T: Was heißt denn „eigentlich"?
K: Dass manchmal kurz so ein Gedanke kommt. Dass ich dann aber denke, dass ich mir vorgenommen habe, noch einen richtigen Therapieversuch zu machen.
T: Dass Sie unserer Therapie eine Chance geben wollen?
K: Ja.
T: Und was machen Sie, falls irgendetwas ist und die Gedanken drängender werden?
K: Dann weiß ich ja Bescheid, wohin ich gehen kann. Ist ja nicht so, dass ich keinen Notfallplan hätte.
T: Und den würden Sie dann umsetzen.
K: Das würde ich.

14.1.2 Konkrete Forderungen

Hier ist die Intention, welche die Klientin mit der manipulativen Suizidalität verfolgt nicht, dass sie bestimmte Beziehungswünsche in der Interaktion mit dem Therapeuten befriedigt haben möchte, sondern dass sie konkrete inhaltliche Ziele verfolgt. Bei diesen vermutet sie, dass der Therapeut diesen so einfach nicht nachkommen wird und nur auf sie eingeht, wenn er einen konkreten – in diesem Fall lebensbedrohlichen Grund – hat und der Druck auf ihn dadurch groß genug ist.

Beispiele in der Praxis für solche Forderungen beinhalten häufig, durch den Therapeuten Unterstützung dabei zu bekommen, besondere Regelungen oder Vergünstigungen bei Stellen außerhalb der Therapie zu erhalten. Dies kann ein Angehöriger, der Vermieter, ein Mitarbeiter bei der Agentur für Arbeit etc. sein, dem der Therapeut in Form eines persönlichen Termins, eines Telefonats oder einer Bescheinigung die psychologische Notwendigkeit für spezielle Regelungen deutlich machen soll. Es kann sich aber auch um Sonderregelungen innerhalb der Therapie handeln.

Da die Klientin an dieser Stelle keine Beziehungsmotivation hat, wird eine komplementäre Beziehungsgestaltung auch nicht zur Auflösung der Situation führen. Deshalb wird der Therapeut mit ihr inhaltlich herausarbeiten müssen, dass sie die Suizidalität dazu nutzt, den Therapeuten dazu zu bringen, etwas für sie zu tun, von dem sie vermutet, dass er es eigentlich nicht tun würde. In diesem Prozess kann deutlich werden, dass die Klientin nicht bereit bzw. nicht in der Lage ist, auf ihre Forderung zu verzichten, und dass sie daher versucht, den Therapeuten dazu zu zwingen, ihr bei der Durchsetzung zu helfen. Kann die Klientin diesem Aspekt folgen, kann besprochen werden, dass sich der Therapeut nicht zwingen lassen möchte und sich auch nicht zwingen lassen wird, um dann zu klären, ob sich die Klientin damit abfinden und auf ihre Forderung verzichten kann und möchte. Zusätzlich kann ein Gespräch über die Auswirkungen dieses Verhaltens in Beziehungen außerhalb des therapeutischen Settings (Kosten) stattfinden.

An dieser Stelle würde sich wieder die Frage stellen, ob die Klientin sich glaubhaft von der Suizidalität distanzieren kann und eine Absprache möglich ist. Ist dies nicht der Fall, müsste eine Klinikeinweisung in Erwägung gezogen werden.

Möchte die Klientin mit der manipulativen Suizidalität konkrete Forderungen und Sonderregelungen durchsetzen, kann der Therapeut versuchen, mit der Klientin herauszuarbeiten, dass sie das Thema Suizidalität nutzt, um den Therapeuten dazu zu zwingen, etwas für sie zu tun, was er sonst nicht tun würde, um dann zu klären, ob die Klientin bereit ist, auf ihre Forderung zu verzichten. Danach wird auch in diesem Fall die aktuelle Suizidalität erneut thematisiert. Entweder kann sich die Klientin distanzieren oder es erfolgt eine stationäre Aufnahme.

Beispiel: Umgang mit manipulativer Suizidalität: Konkrete Forderungen		**Kommentar:**
T:	Es sieht aus, als ginge es Ihnen nicht gut.	Da die Klientin bereits aussieht als wäre etwas, greift die Therapeutin dies direkt auf. (Komplementarität zu Wichtigkeit)
K:	Das ist auch so.	
T:	Was ist denn los?	
K:	Ach, es ist alles so schrecklich. Mit meinem Freund läuft es nicht rund. In der Schule habe ich Stress. Und in unserer Clique ist auch dicke Luft. Das nimmt mich alles total mit.	
T:	Das klingt aber auch so, als wäre gerade viel los. Und dass Sie sich im Moment total belastet fühlen.	Die Therapeutin verbalisiert die Aussagen der Klientin.
K:	Belastet ist fast eine Untertreibung. Ich bin verzweifelt und weiß überhaupt nicht, wie ich klar kommen soll.	Image: Es geht mir total schlecht. Mit der ersten Andeutung, verzweifelt zu sein.
T:	Ok. Es fühlt sich also richtig schlimm an. Und Sie sehen im Moment auch noch keine Lösung.	Verbalisierung der Images.
K:	Auf jeden Fall nicht für die ganzen Baustellen, die ich im Moment habe.	
T:	Sollen wir uns dann heute einer dieser Baustellen widmen, damit es nach und nach besser werden kann? Oder meinen Sie, es wäre besser erst noch mal zu überlegen, was Sie machen können, um sich kurzfristig besser zu fühlen.	Die Therapeutin macht ein inhaltliches Arbeitsangebot, dass unmittelbar an den Klagen und Problemen der Klientin ansetzt.
K:	Über die Baustellen zu sprechen, wäre bestimmt ganz gut. Aber ich habe auch schon mal überlegt, was mir akut helfen könnte.	Die Klientin widerspricht zwar nicht, geht aber auch nicht darauf ein. Sie möchte über kurzfristige Hilfen sprechen.

T:	Ok. Was haben Sie sich denn da überlegt?	Die Therapeutin folgt dem Auftrag der Klientin.
K:	Ich dachte, dass es bestimmt gut wäre, wenn ich einen Hund hätte.	Und es wird deutlich, dass diese eine konkrete Idee dazu hat, was sie möchte: Einen Hund.
T:	Der würde Ihnen helfen?	
K:	Ja. Ein treuer Freund, der ganz auf meiner Seite steht und der nur mich hat und sich immer freut, mich zu sehen. Das wäre bestimmt schön.	
T:	Und haben Sie schon konkreter überlegt, ob Sie sich einen Hund anschaffen wollen?	Die Therapeutin exploriert, wie weit die Idee der Klientin fortgeschritten ist.
K:	Zu konkreteren Überlegungen war ich leider nicht in der Lage. Dazu ging es mir zu schlecht. Und ich könnte mir vorstellen, dass ein Hund auch verhindern würde, dass ich verzweifelt werde und mir etwas antue.	Die Klientin stellt den Zusammenhang zwischen Hund und Verzweiflung (Suizidalität) her.
T:	Ein Hund würde Sie hindern, sich etwas anzutun.	
K:	Auf jeden Fall.	
T:	Gibt es noch mehr Dinge, die dazu beitragen könnten?	Die Therapeutin geht inhaltlich auf das Thema ein und versucht weitere Optionen zu explorieren.
K:	Ich fürchte, da gibt es sonst nichts.	Die Klientin geht nicht mit: Der Hund ist die einzige Lösung.
T:	Mh. Das heißt, dass in Ihren Augen der Hund die einzige Lösung ist.	Diese Sicht verbalisiert die Therapeutin.
K:	Ja.	
T:	Ein Hund wäre Ihnen also sehr wichtig.	
K:	Ja.	
T:	Und was hat Sie bislang gehindert, sich einen anzuschaffen?	
K:	Tja. Wissen Sie, in meinem Wohnheim sind keine Haustiere erlaubt. Und die sind sehr streng. Ich habe da schon mal nachgefragt.	Die Klientin entwickelt das Problem schrittweise: Bislang ist klar, dass ein Hund das einzige Mittel gegen Verzweiflung ist. Dieser scheint jedoch nicht erlaubt zu sein.
T:	Ach so. Das ist allerdings ein Problem.	
K:	Ein großes Problem. Zumal ich ohne Hund eigentlich für nichts garantieren kann.	
T:	Aber das würde für uns heißen, dass wir nach Alternativen schauen müssten, die Ihnen das Leben lebenswert erscheinen lassen.	Die Therapeutin folgt der Argumentation der Klientin und schlägt erneut vor, nach Alternativen zu suchen.
K:	Das bringt, glaub ich, nichts.	Dies scheint gegen die Intention der Klientin zu gehen.

T:	Wie kommen Sie denn darauf?	
K:	Ich finde einfach, ein Hund ist die perfekte Lösung.	Es wird deutlich, dass sie trotz Verbotes nicht auf einen Hund verzichten möchte.
T:	Sie wollen wirklich unbedingt einen Hund. ... Mh. Irgendwie hab ich den Eindruck, dass es Ihnen gerade schwer fällt zu akzeptieren, dass dies im Moment nicht möglich ist.	Auch hierzu macht die Therapeutin ein unterstützendes Angebot.
K:	Ich bin da gar nicht so sicher, dass das nicht möglich ist.	Darauf möchte die Klientin nicht hinaus.
T:	Ach. Wie das?	
K:	Naja. Wenn Sie jetzt auch finden würden, dass ich einen Hund brauche, um psychisch stabil zu sein. Und Sie würden mir das bescheinigen. Dann bekomme ich vielleicht eine Ausnahmeregelung.	Hier formuliert sie ihre Forderung: eine Bescheinigung.
T:	Sie meinen, eine Notwendigkeitsbescheinigung von mir würde Ihnen eine Ausnahmeregelung möglich machen.	Die Therapeutin verbalisiert die Forderung.
K:	Genau. ... Und die verzweifelte Alternative wollen Sie ja auch nicht, wie Sie immer sagen.	Die Klientin erhöht den Druck, in dem sie noch einmal andeutet, dass es ohne Bescheinigung u. U. auf Verzweiflung und Suizid herausläuft.
T:	Sie wissen, dass ich gerne mit Ihnen arbeite und nicht möchte, dass Sie sich umbringen.	
K:	Ja.	
T:	Und Sie sagen, dass Sie sich umbringen würden, wenn Sie keinen Hund bekommen.	Diese Andeutung wird von der Therapeutin expliziert.
K:	Fürchte schon.	Und von der Klientin bestätigt.
T:	Mh. Ich habe irgendwie den Eindruck, dass Sie gerade sagen, dass Sie sich umbringen würden, wenn Sie keinen Hund bekommen, damit ich Ihnen diese Bescheinigung ausstelle.	Die Therapeutin konfrontiert sie mit dem Einsatz der Suizidalität, um eine Bescheinigung zu bekommen.
K:	Aber Sie sind ja auch meine Therapeutin.	Die Klientin streitet nicht ab, bestätigt aber auch nicht. Sie appelliert erneut an die Verantwortung einer Therapeutin.
T:	Das bin ich. Aber ich glaube, Sie wissen, dass es nicht meine Aufgabe ist, Ihnen Hundebescheinigungen auszustellen. Auf jeden Fall vermuten Sie, dass ich das nicht einfach so machen würde. Und deshalb führen Sie die Suizidalität an, um mich dazuzubringen, es doch zu tun.	Die Therapeutin macht das Verhalten der Klientin erneut deutlich.
K:	*(empört)* Das klingt ja, als wollte ich Sie erpressen.	Die Klientin versucht durch Empörung, die Therapeutin von der Spur abzubringen.

T:	Ja, das könnte man wohl als Erpressung bezeichnen.	Die Therapeutin bleibt jedoch dran.
K:	*(muss leicht grinsen)* Ja, das hab ich wohl versucht.	Und die Klientin bestätigt die manipulative Erpressung.
T:	Ich hoffe, Sie merken, dass ich Ihnen nicht böse bin oder den Versuch übelnehme. Aber eigentlich ist mir wichtig, dass wir wertschätzend und respektvoll miteinander umgehen. Und ich dachte, das tun wir auch. Und da fände ich es schön, wenn Erpressungsversuche nicht dazu gehören würden.	Die Therapeutin thematisiert, dass sie sich einen anderen Umgang wünschen würde.
K:	Mh. Dann würde ich aber keinen Hund bekommen.	Und die Klientin bemerkt, dass sie bei einem anderen Umgang ihren Wunsch nicht erfüllt bekäme.
T:	Das wird wohl sein. Aber die Frage ist, ob Sie bereit wären, das zu akzeptieren und das Hundeprojekt auf später zu verschieben.	Abklären der Bereitschaft zu verzichten.
K:	Gefallen tut mir das nicht.	
T:	Das verstehe ich.	
K:	Aber dann ist das wohl so.	Die Klientin kann sich für den Moment auf Verzicht einlassen. Dieses Thema könnte später noch einmal aufgegriffen werden.
T:	Mmhm. ... Jetzt würde ich Sie aber gerne noch mal fragen: Haben Sie im Moment Gedanken, sich etwas anzutun?	Erneute Abklärung der Suizidalität, nachdem der manipulative Aspekt der Situation bearbeitet ist.
K:	Auch wenn es mir nicht immer gut geht, denke ich da gerade gar nicht dran.	
T:	Ok. Ich würde dann gerne vorschlagen, dass wir über das Thema, das wir gerade hatten, noch ein bisschen sprechen.	Da aktuell Suizidalität nicht vorliegt, entscheidet sich die Therapeutin das manipulative Verhalten der Klientin ausführlicher zum Inhalt der Sitzung zu machen.
K:	Über Hunde?	
T:	Stimmt. Das hatten wir auch. Ich meinte aber eigentlich darüber, dass Sie Andeutungen in Richtung Selbstmord benutzen, um etwas von anderen zu bekommen.	
K:	Muss das sein?	
T:	Ich finde es wichtig. Weil ich mir vorstellen kann, dass Sie das auch noch an anderen Stellen machen. Ich sehe aber dadurch einige Probleme auf Sie zukommen. Und damit möchte ich sie nicht alleine lassen.	Im ersten Schritt möchte die Therapeutin mit der Klientin über die Kosten ihres Verhaltens sprechen. Sie leitet dies begleitend mit einer Solidaritätsbotschaft ein.
K:	Ok. Was für Probleme meinen Sie?	
	...	

14.1.3 Mischform aus authentischer und manipulativer Suizidalität

In diesem dritten Fall kommt die Klientin authentisch suizidal in die Sitzung. Gleichzeitig koppelt sich an diese Situation jedoch ein Beziehungswunsch oder eine konkrete Forderung. Dies ist für den Therapeuten deshalb schwierig, weil er zwei zu bearbeitende Themen hat. In der Praxis zeigt sich für solche Situationen, dass der Therapeut, wenn er sich (wie für das Thema notwendig) zuerst inhaltlich mit der suizidalen Krise beschäftigen möchte, durch die zudem vorhandene Intention (Beziehung oder Forderung) in der Abklärung und im funktionalen Umgang mit der Suizidalität blockiert wird.

Dementsprechend wird er sich erst dem manipulativen Aspekt der Situation widmen müssen, bevor er sich inhaltlich mit der Krisenintervention beschäftigen kann. Dies lässt sich auch theoretisch erklären: Solange sich die Klientin mit dem manipulativen Aspekt (v. a. wenn es um das Beziehungsverhalten des Therapeuten geht) auf der Beziehungsebene bewegt und damit auf die Beziehung zum Therapeuten fokussiert ist, ist sie nicht offen, inhaltlich an einem Thema zu arbeiten. Deshalb erscheint es hilfreich, wenn der Therapeut sich erst dem oben vorgeschlagenen Vorgehen bedient, um dann während der erneuten Abklärung seine Kenntnisse zum Umgang mit Suizidalität und zur Krisenintervention einzusetzen und am Ende zu entscheiden, ob die Klientin Willens und in der Lage ist, ambulant mit Hilfe z. B. eines Notfallplans und anderer ergänzender Maßnahmen zu überleben oder ob eine Aufnahme in eine stationäre Behandlung indiziert ist.

Bei dem Umgang mit der aktuellen suizidalen Krise kann sich für den Therapeuten das Problem stellen, dass sein für diese Situation vorgesehenes, therapeutisches Angebot (z. B. ein zweiter Termin die Woche, Telefonkontakt, ...) wieder die kompensatorische Spielebenen-Seite in der Klientin aktiviert und sie wieder in den Modus kommt, in dem sie auf diese Ebene fokussiert ist und alle Energie darin investiert, „noch mehr" vom Therapeuten zu bekommen. Dann kann es u. U. notwendig sein, dass der Therapeut sich momentan weniger einbringt als er es sonst bei der Krisenintervention tun würde und mit der Klientin gemeinsam alternative Versorgungsstrukturen entwickelt.

> Liegt eine Mischung aus authentischer und manipulativer Suizidalität vor, erscheint es sinnvoll, sich in der Therapiesitzung zuerst mit der manipulativen Komponente auseinanderzusetzen und dann zur Krisenintervention über zu gehen.

14.2 Inhaltliche therapeutische Arbeit an manipulativen Aspekten

Das Vorliegen von manipulativen Aspekten beim Thema Suizidalität ist für die Klientin ein wichtiger Problembereich, der mit verschiedenen massiven Kosten verbunden ist (z. B. Lebensgefahr, Beziehungsschwierigkeiten/-abbrüche, Hilflosigkeit in Bezug auf die Verbesserung des eigenen Befindens, ...). Aus diesem Grund ist es sinnvoll, diesem Bereich in der Therapie Zeit und Aufmerksamkeit zu widmen und inhaltlich mit der Klientin daran zu arbeiten.

Der Therapeut könnte dies zum Inhalt der Therapie machen, wenn in der Interaktion zwischen Therapeut und Klientin manipulative Aspekte von Suizidalität aufgetreten sind, dies in der Krisensituation mit der Klientin aber nicht zu besprechen gewesen ist. Manchmal ergibt es sich auch, dass die Klientin Situationen schildert, anhand derer deutlich wird, dass sie Suizidalität in Beziehungen außerhalb der Therapie manipulativ einsetzt. Auch dies kann eine Gelegenheit sein, das Thema auf die Agenda zu setzen.

Ziel ist es hierbei, mit der Klientin gemeinsam herauszuarbeiten, dass bei ihr suizidale Erpressung ein typisches Beziehungsmuster ist, also ein spezieller Umgang mit ihren Mitmenschen, wenn sie sich in einer bestimmten inneren Notlage befindet (Giernalczyk & Albrecht, 2011; Giernalczyk & Petersen, 2007). Zur Bearbeitung der Erpressung empfehlen diese Autoren eine therapeutische Arbeit mit folgenden Fragen:

- Aufgrund welcher Ereignisse entstehen negative Gefühle (Angst, Ohnmacht Wut) bei der Klientin?
- Welche Ziele verfolgt sie (bewusst oder unbewusst) bezüglich ihrer Interaktionspartner?
- Wie könnte sie diese Ziele auch ohne Suizidalität erreichen?
- Was nimmt sie über die Haltung ihrer Interaktionspartner an?
- Was sind die negativen Auswirkungen ihrer Strategie (Kosten für sie und andere)?
- Wie könnte sie mit ihren Gefühlen und der Situation anders umgehen bzw. wie könnte sie eine derartige Situation besser ertragen?

Es geht also auch hier darum, dass die Klientin eine bewusste Repräsentation ihres Verhaltens und der damit verbundenen motivationalen Gründe entwickelt und alternative Verhaltensweisen aufgebaut werden.

In diesem Zusammenhang geht es in der Terminologie der Klärungsorientierten Psychotherapie um das Transparentmachen der Spielebene: Interaktionelle Ziele, Strategie und Kosten. Es soll deutlich werden, dass Suizidalität eingesetzt wird, um ein bestimmtes Beziehungsangebot vom Interaktionspartner zu bekommen oder Forderungen durchzusetzen, und dass dieses Verhalten Kosten hat.

In einem integrativen Konzept, das mit verschiedenen Anteilen arbeitet, gibt es einen verletzten Teil, der sich wenn er spürbar wird, traurig und ängstlich fühlt und der bestimmte frustrierte Bedürfnisse hat. Und es gibt einen abwertenden Teil, der vermittelt, dass die Klientin es nicht wert ist, das zu bekommen, was sie sich wünscht. Um mit diesem inneren negativen Zustand umzugehen und die schmerzhaften Gefühle zu regulieren, hat sich ein kompensatorischer Teil gebildet. Dieser versucht, Interaktionspartner dazu zu zwingen, sich in seinen Augen positiv der Klientin gegenüber zu verhalten und bestimmten Forderungen nachzukommen.

Eine erste Idee zum inhaltlichen Aufgreifen von manipulativer Suizidaltät vermitteln die beiden vorhergehenden Beispiele in diesem Kapitel.

Da das Vorliegen von manipulativen Aspekten beim Thema Suizidalität einen wichtigen Problembereich darstellt, empfiehlt es sich, dies zum Inhalt der therapeutischen Arbeit zu machen. Anlass hierzu können sowohl Situationen innerhalb als auch außerhalb des Therapieraums sein. Diese dienen als Ausgangspunkt für eine ausführliche Analyse zur Erarbeitung eines Verständnisses für die dahinter liegenden innerpsychischen Prozesse und von alternativen Möglichkeiten, mit der inneren und äußeren Situation umzugehen.

14.3 Fehlende Verantwortungsübernahme

Ein weiterer schwieriger Aspekt beim Thema Suizidalität besteht in dem Fall, wenn die Klientin nicht hinreichend Verantwortung für ihr eigenes Leben übernimmt.

Dies beobachten wir teilweise in Phasen, in denen es der Klientin sehr schlecht geht. Sie kommt zwar noch in die Therapiesitzung und wirkt auch authentisch belastet, es ist jedoch kaum möglich mit ihr inhaltlich zu arbeiten:

- Die Klientin gibt wenig Informationen darüber, was zu der aktuellen Krise geführt hat.
- Sie ist schon gar nicht bereit, darüber zu sprechen, was sie für Möglichkeiten hat, mit den aktuellen Problemen umzugehen.
- Es gelingt dem Therapeuten nicht, Informationen über das Ausmaß der Suizidalität zu bekommen.
- Die Klientin verweigert sich allen Maßnahmen zum Umgang mit der Suizidalität.

Der Therapeut kann in diesen Situationen den Eindruck bekommen, dass sich die Klientin insgesamt weigert, funktional in Kontakt zu treten. Manchmal wirken Klientinnen dann auch trotzig und reaktant.

Es scheint in diesen Momenten kein Persönlichkeitsanteil aktivierbar zu sein und die Führung zu übernehmen, der willens und in der Lage wäre, konstruktiv in die therapeutische Beziehung zu gehen sowie Lösungen zu finden und umzusetzen.

Eine weitere Situation fehlender Verantwortungsübernahme liegt dann vor, wenn die Klientin trotz zahlreicher Kriseninterventionsangebote durch Behandler, Freunde und Verwandte, welche sie auch nutzt, Substanzen konsumiert (was ihre Selbststeuerungsfähigkeit einschränkt), schwere Selbstverletzungen ausführt und auch suizidale Handlungen initiiert. Dies löst beim Therapeuten das durchaus nicht abwegige Gefühl aus, dass er sich – unabhängig davon, was er der Klientin an Kriseninterventionsstrategien und zusätzlichen Unterstützungsangeboten zur Verfügung stellt – nicht darauf verlassen kann, dass sich die Klientin an Absprachen hält.

An diesen Stellen kann es passieren, dass der Therapeut versucht, die Klientin zu retten und damit zu viel an Verantwortung übernimmt. Er macht dann zunehmend mehr Angebote und macht sich große Sorgen um die Klientin.

In der Regel erleben Therapeuten diese Situationen als kräftezehrend und als Burnout-auslösend.

Statt das Verantwortungsvakuum, welches die Klientin schafft, zu füllen, scheint es mehr Erfolgsaussichten zu geben, wenn der Therapeut versucht, die Verantwortungsübernahme der Klientin wieder zu aktivieren.

Dazu kann er in den Situationen, in denen die Klientin nicht zugänglich ist, versuchen,
- mit dem gerade das System der Klientin dominierenden Anteil Kontakt aufzunehmen, zu klären, was dieser gerade aus welchen Gründen tut, und Kooperation mit diesem herzustellen.
- den erwachsenen Anteil der Klientin anzusprechen, um mit diesem über den trotzig wirkenden Anteil zu sprechen und eine Lösung für die aktuelle Situation zu finden.

Ist dies nicht möglich, muss der Therapeut ggf. durch geeignete Maßnahmen wie eine Klinikeinweisung für die Sicherheit der Klientin sorgen.

Nach Entlassung würde der Therapeut die erlebte Krise erneut zum Thema der Sitzung machen. In diesem Rahmen wäre eine Analyse der beteiligten Anteile erforderlich. Zudem müssten Möglichkeiten für einen alternativen Umgang mit der Situation für die Zukunft erarbeitet werden.

Dasselbe gilt, wenn die Klientin trotz weitreichender Unterstützung, dysfunktional und lebensgefährlich gehandelt hat. Letztendlich verfolgt der Therapeut das Ziel in diesen Gesprächen, mit dem erwachsenen Teil (und ggf. auch anderen Ressourcenanteilen) der Klientin in Kontakt zu treten und diesen zur Verantwortungsübernahme zu motivieren. Falls dieser sich die entsprechenden Kompetenzen nicht zutraut, hieße Verantwortungsübernahme immerhin, diese in den nächsten Sitzungen gemeinsam zu erarbeiten.

In der Praxis zeigt sich, dass das System einiger Klientinnen sehr festgefahren sein kann und die Weigerung zur Verantwortungsübernahme lang und hartnäckig ist. Für eine förderliche Psychotherapie, die nicht innerhalb kürzester Zeit zum Burn out des Therapeuten führt, ist jeder Therapeut aber auf ein gewisses Maß an Kooperation in Bezug auf das Überleben der Klientin angewiesen. Als letzter Schritt kann dies *in seltenen Ausnahmefällen* auch bedeuten, dass der Therapeut deutlich macht, dass er die Behandlung beenden muss, wenn die erwachsene Seite der Klientin nicht Teil der Therapie wird. Dies geschieht natürlich immer unter einem hohen Maß an Beziehungsgestaltung und sollte nie aus einem Ärger heraus entschieden werden.

Insgesamt empfiehlt sich in solch einem Fall eine begleitende Super- oder Intervision. Und gerade die Entscheidung eine Therapie zu beenden, wenn es der Klientin besonders schlecht geht, da sie keinerlei Verantwortung für ihr Überleben übernimmt und die Alternative dann nur wäre, darauf zu warten und zuzusehen, dass die Klientin ihr Leben irgendwann beendet, sollte nicht vorschnell oder leichtfertig getroffen werden.

15 Erneute Traumatisierung

Da traumatisierte Klientinnen (mit Borderline-Persönlichkeitsstörung) aus unterschiedlichen Gründen (Kapitel 15.1) ein erhöhtes Risiko haben, erneut Opfer von Übergriffen zu werden, kann dies ein wichtiges Thema in der psychotherapeutischen Behandlung sein (Kapitel 15.2) und wird in diesem Kapitel beleuchtet.

Wie in Kapitel 1.4 dargestellt, erlebte eine Vielzahl von Klientinnen mit Borderline-Persönlichkeitsstörung in der Kindheit Traumatisierungen. Entsprechend häufig findet sich in dieser Patientinnengruppe das Phänomen der Reviktimisierung.

In der Kindheit viktimisierte Frauen, vor allem, wenn sie als Kind sexuell missbraucht wurden, werden im Erwachsenenalter häufiger erneut Opfer von Missbrauch und Vergewaltigung als nichtviktimisierte Frauen (Arata, 2002; Hetzel & McCanne, 2005; Noll, Horowitz, Bonanno, Trickett & Putnam, 2003). In einer Metaanalyse finden Roodman und Clum (2001), dass 15 % bis 79 % der in der Kindheit sexuell missbrauchten Frauen als Erwachsene vergewaltigt werden. Als Kind sexuell missbrauchte Frauen erleben auch häufiger Reviktimisierung als Frauen, die als Erwachsene missbraucht wurden (Cloitre & Rosenberg, 2006). Bockers und Knaevelsrud (2014) gehen von 10 % bis 69 % Reviktimisierungen im Erwachsenenalter bei in der Kindheit sexuell viktimisierten Frauen aus. Entsprechend sind sexueller Missbrauch in der Kindheit und seine Schwere die am besten untersuchten Prädiktoren für sexuelle Reviktimisierung (Classen, Palesh & Aggarwal, 2005). Männer, die als Kind missbraucht wurden, werden eher Opfer oder Täter von interpersoneller Gewalt (Cloitre, Tardiff, Marzuk, Leon & Portera, 2001).

Da traumatisierte Patienten eine erhöhte Vulnerabilität haben, erneut Opfer zu werden, empfiehlt die American Psychiatric Association (2005) dieses Thema bei Patientinnen mit Borderline-Persönlichkeitsstörung anzusprechen. Es müssen die Ursachen, die zur Reviktimisierung beitragen, geklärt und bearbeitet werden.

Im Folgenden werden mögliche Gründe für eine Reviktimisierung bei der Borderline-Persönlichkeitsstörung diskutiert und ihre Berücksichtigung in der Therapie thematisiert.

15.1 Gründe für eine (erneute) Traumatisierung

Für das Risiko von Personen mit einer Borderline-Persönlichkeitsstörung (erneut) Opfer von Übergriffen zu werden, gibt es verschiedene Gründe. Nach Steinert et al. (2014) trägt die *chaotische Beziehungsgestaltung* und die *Tendenz zu selbstschädigendem*

Verhalten bei Klientinnen mit Borderline-Persönlichkeitsstörung dazu bei, traumatische Erlebnisse der verschiedensten Art zu erleiden.

Darüber hinaus scheint vor allem der Aspekt, dass der Täter eine nahestehende Person ist, relevant zu sein. So besteht das höchste Risiko einer späteren Reviktimisierung bei inzestuösem primären Missbrauch, gefolgt von Missbrauch im Freundeskreis der Familie und einem verhältnismäßig geringen Risiko bei Missbrauch durch fremde Personen (Bockers & Knaevelsrud, 2014). Die Autoren vermuten, dass die *Angst, bedeutsame Bindungen zu verlieren* und dann auch die *Tendenz, Risiken zugunsten von Bindungen zu vernachlässigen,* umso stärker ist, je intensiver das Bindungssystem erschüttert ist und je wichtiger die Personen sind, die das Bindungssystem erschüttern.

Aber noch weitere Ursachen werden als Risiko für eine Reviktimisierung diskutiert. Vor allem *Defizite in der Selbstbehauptung* (z. B. mangelnde Abgrenzungs- und Durchsetzungsfähigkeit, defizitäre Vertretung eigener Interessen) seien ein Risikofaktor für Reviktimisierung (Bockers & Knaevelsrud, 2011). Diese unzureichende Selbstbehauptung kann ihre Ursache in Kompetenzdefiziten haben, aber auch durch dysfunktionale Überzeugungen mitbedingt sein (s. u.).

Kindlicher sexueller Missbrauch ist verbunden mit höheren Raten von *sexuellem Risikoverhalten* (Arriola, Louden, Doldren & Fortenberry, 2005; Senn, Carey & Vanable, 2008), vor allem eine große Anzahl an Sexualpartnern, ungeschützter Geschlechtsverkehr und jüngeres Alter beim ersten Geschlechtsverkehr, bis hin zur Prostitution, was als Prädiktor für Reviktimisierung gesehen wird (Ghimire & Follette, 2012). Die *Probleme beim Einschätzen gefährlicher Situationen* bei Opfern früher Traumatisierung können zu einem sexuellen Risikoverhalten und Reviktimisierung beitragen (Hillis, Anda, Felitti & Marchbanks, 2001). Wiederholte Traumatisierung kann nämlich auch zu einem Fehlen einer angemessenen Reaktion auf Signale von Bedrohung oder dem Risiko eines Angriffs führen (Cloitre & Rosenberg, 2006).

Teilweise wird *sexuelles Verhalten im Übermaß zur Regulation negativer Emotionen* eingesetzt, was mit dem Risiko der Reviktimisierung verbunden ist (Orcutt, 2005).

Weiterhin ist *Alkoholkonsum*, der mit einer Geschichte von sexuellen Übergriffen in der Kindheit verbunden ist, als Risikofaktor für spätere Vergewaltigungen zu sehen (Ghimire & Follette, 2012).

Darüber hinaus kann *Dissoziation*, die bei reviktimisierten Frauen höher ist als bei einfach Traumatisierten, das Risiko für Reviktimisierung erhöhen. Zum einen bedingt Dissoziation fehlende Aufmerksamkeit für das Umfeld oder reduziert die Wahrnehmung von möglichen Gefahrensignalen. Zum anderen kann Dissoziation dazu führen, dass die Person verwirrt oder abgelenkt wirkt, was sie für Angreifer als Opfer attraktiver macht (Fortier et al., 2009). Hinzu kommt, dass Dissoziation vor und während eines Übergriffs behindern kann, dass sich die Person gegen den Angreifer wehren kann.

Zudem trägt das durch die traumatischen Beziehungsmuster mit verursachte, *geringe Selbstwertgefühl* mit einer Neigung zu Schuld- und Schamgefühlen sowie zu Gefühlen der Hilflosigkeit und Hoffnungslosigkeit zur Reviktimisierung bei (Wöller & Mattheß, 2014).

Wie bereits in Kapitel 6.3.2 angedeutet, können *Schemata* insgesamt dazu beitragen, dass es zu (erneuten) Traumatisierungen kommt. Ein Schema, das beinhaltet *Ich kann mich nicht wehren. Wenn ich mich wehre, wird es schlimmer.* kann bewirken, dass die Person in potentiell gefährlichen und grenzüberschreitenden Situationen überhaupt keinen Versuch unternimmt, sich zu schützen, und die schlechte Behandlung und den Übergriff über sich ergehen lässt.

Eine Annahme wie *Ich bin nicht attraktiv, habe nichts zu bieten.* kann dazu führen, dass sich die Person über Flirtsituationen und sexuelle Kontakte gegenteilige Erfahrungen verschafft und dadurch das Schema beruhigt. In diesem Fall kann sich die Person zum einen in Situationen begeben, in denen sie mit einem (fremden) Mann alleine ist und mit diesem flirtet bis dieser sie sexuell begehrt, weiter möchte sie aber nicht mit diesem Mann gehen. Das Risiko besteht darin, dass in dieser Situation andere Mechanismen wie Dissoziation oder die Aktivierung des Schemas „Wenn ich mich wehre, wird es schlimmer" wirksam werden, die dann ein effektives Setzen von Grenzen blockieren. Zum anderen kann es passieren, dass sich die Person für das Gefühl, attraktiv gefunden zu werden, auf sexuelle Praktiken einlässt, die sie eigentlich als unangenehm und/oder grenzüberschreitend empfindet. Zudem besteht in der Situation, in der sich eine Frau alleine mit einem fremden, sexuell erregten Mann befindet und dann versucht, eine Grenze zu setzen und diesen zu stoppen, ein erhöhtes Risiko, dass dieses Stoppsignal ignoriert wird und es zu einem Übergriff kommt.

Die Überzeugungen *Ich kann jeder Zeit verlassen werden. Ich muss die Bedürfnisse meines Partners über meine stellen, sonst verlässt er mich. Ich bin allein nicht lebensfähig.* können ebenfalls im Rahmen von Schemaberuhigung und Abwendung der schemabedingten Katastrophe dazu führen, dass die Person, eigene Grenzen und Bedürfnisse ignoriert und zurückstellt, und sich völlig den Wünschen des Partners unterordnet und den Übergriff über sich ergehen lässt, um die Beziehung zu stabilisieren bzw. nicht zu gefährden. Darüber hinaus können diese Annahmen verhindern, dass sich die Person aus schädlichen Beziehungen löst.

Ein massiv negatives Schema wie *Ich bin verachtenswert. Ich bin schädlich und übel.* kann die Überzeugung bedingen, sich nicht wehren zu dürfen oder eine schlechte Behandlung verdient zu haben. Dementsprechend werden neue Traumatisierungen einfach hingenommen oder sogar als angemessen bewertet. Hier kann eine selbstbestrafende Komponente eine Rolle spielen und dazu führen, dass reviktimisierungsgefährliche Situationen bewusst hergestellt und aufgesucht werden.

Die Annahme *Ich kann meinen Gefühlen nicht trauen.* bewirkt, dass selbst wahrgenommene Gefahrensignale nicht ernst genommen und ignoriert werden.

Schemata, die sich auf den Zusammenhang von der Befriedigung anderer Bedürfnisse mit dem Ausführen sexueller Handlungen beziehen *(Liebe, Schutz und Geborgenheit sind häufig mit Grenzverletzungen und anderen Motivfrustrationen verbunden. Um das zu bekommen, was ich brauche, muss ich meine Grenzen und Bedürfnisse ignorieren und Verletzungen in Kauf nehmen. (Nur) über sexuelle Handlungen bekomme ich Liebe, Zärtlichkeit, Nähe, den Status, etwas Besonderes zu sein.)*, bewirken gerade in Zusammenhang mit einer starken Bedürftigkeit, dass auch bei bestehender Aversion Sex hingenommen oder sogar bewusst aufgesucht wird, um vermeintlich andere Bedürfnisse befriedigt zu bekommen.

Viktimisierung in der Kindheit, vor allem sexueller Missbrauch, erhöht das Risiko, im Erwachsenenalter erneut traumatisiert zu werden.

Ursachen hierfür können sein:
- chaotische Beziehungsgestaltung
- Tendenz zu selbstschädigendem Verhalten
- Angst, bedeutsame Bindungen zu verlieren
- Tendenz, Risiken zugunsten von Bindungen zu vernachlässigen
- Defizite in der Selbstbehauptung
- erhöhtes sexuelles Risikoverhalten
- Probleme beim Einschätzen gefährlicher Situationen
- Regulation negativer Emotionen
- Alkoholkonsum
- Dissoziationen
- Schemata

Doch häufig liegt nicht nur einer der beschriebenen Risikofaktoren vor. Butollo, Krüsmann und Hagl (2002) sehen Reviktimisierung als Folge einer Verkettung verschiedener Defizite, die u. a. auf fehlende Modelle in der Kindheit, die fürsorgliches bzw. selbstverantwortliches Verhalten vermittelt haben, zurückgehen. Zu den möglichen Folgen zählen mangelnde Fähigkeit zur Impulskontrolle und geringer Selbstwert, die zu fehlendem Selbstschutz und geringem Durchsetzungsvermögen führen.

Tabelle 16: Beispielhafte Faktoren, die zur Reviktimisierung beitragen können und dazugehörige therapeutische Strategien (nach Wöller, 2006b)

Faktor	Therapeutische Strategie
Hilflosigkeitsgefühle	Vermittlung von Strategien zur Regulierung und Differenzierung der Hilflosigkeitsaffekte
Kupierung unerträglicher Affektzustände	Vermittlung von Techniken zur Emotionsregulierung
Schuldgefühle	Arbeit an der Differenzierung der Schuldgefühle und Vermittlung von Techniken zur Distanzierung
Selbstwert	Arbeit an generalisierten negativen Kognitionen und Einsatz ressourcenaktivierender Techniken
Schwierigkeiten, sich abzugrenzen	Klärung der Gründe für die Schwierigkeiten und Erarbeitung von Möglichkeiten angemessenen Abgrenzungsverhaltens
Dissoziative Phänomene	Ich-stärkende und ressourcenaktivierende Techniken

Auch Fortier et al. (2009) vermuten komplexe Zusammenhänge zwischen den verschiedenen Risikofaktoren. So können beispielsweise durch sexuellen Missbrauch verursachte Symptome einer Posttraumatischen Belastungsstörung zu ungünstigem Coping-Verhalten wie Vermeidung oder Rückzug führen, die dann mit Schwierigkeiten in der Selbstregulation verbunden sein könnten, was dann Reviktimisierung vorhersagt.

Wöller (2006b) hält die Faktoren, die zur Reviktimisierung beitragen können, ebenfalls für komplex und betont die Notwendigkeit, diese individuell zu analysieren und dann mit geeigneten therapeutischen Strategien zu bearbeiten (s. Tabelle 16).

Beispiel 1: Reviktimisierung als Thema der Klientin

Eine 50-jährige Klientin kam mit der Vordiagnose Borderline-Persönlichkeitsstörung in Therapie. Es gab einen langjährigen sexuellen Missbrauch in der Kindheit durch den Vater.

Die Klientin hatte bereits in Vorbehandlungen Skills erlernt und setzte diese zur Emotionsregulation ein.

Für die aktuelle Behandlung formulierte sie das Ziel, noch zufriedener zu werden. Es zeigte sich, dass es vor allem im zwischenmenschlichen Bereich Schwierigkeiten gab. Die Klientin hatte seit Jahren keine Partnerschaft und es fehlten Freunde. Sie hatte im Vorfeld einige Versuche unternommen, neue Beziehungen einzugehen, gerate aber immer an die falschen Personen. Der Schwerpunkt der Therapie lag auf der Behandlung der Interaktionsprobleme und der damit verbundenen dysfunktionalen Strategien und negativen Schemata. In Sitzung 19 kam die Klientin und sagte: „Heute habe ich mal ein Thema, das wir noch nicht hatten. Ich habe mich gefragt, warum Männer immer denken, mit mir könnten sie es machen." Bei der folgenden Analyse stellte sich heraus, dass die Klientin im Laufe ihres Lebens vier Vergewaltigungsversuche erlebt hatte.

Es wurde im Folgenden genau betrachtet, wie es zu diesen Übergriffen gekommen war. Hierbei zeigte sich, dass die Klientin Gefahrensignale häufig nicht wahrnahm, und wenn sie ein Störgefühl bekam, dieses ignorierte (was auf die Überzeugung zurückging: „Ich kann meinen Gefühlen nicht trauen").

Beispiel 2: Reviktimisierung im Therapieverlauf

Eine 37-jährige Klientin mit Borderline-Persönlichkeitsstörung berichtete in der 12. Sitzung von einer Vergewaltigung in der vergangenen Woche durch einen Mann, der mit der Klientin in deren Wohnung gekommen war. Nachdem Aspekte wie der Schutz der Klientin vor weiteren Übergriffen, Sicherstellung der medizinischen Versorgung, Stabilisierung etc. Inhalt der Therapie waren, analysierten die Therapeutin und die Klientin, wie es zu der Vergewaltigung kommen konnte. Hierbei zeigten sich verschiedene Risikofaktoren, die mit der Klientin im Laufe der Therapie bearbeitet wurden:

Die Klientin lernte einen jüngeren Mann beim Einkaufen kennen, als er ihr anbot, ihre Einkäufe zu tragen. Da die Klientin bereits lange ohne Liebesbeziehung gewesen war *(Bedürftigkeit)* und sie zudem aufgrund ihrer Schemata davon ausging, dass niemand sie attraktiv finde *(Schema „Ich bin nicht attraktiv")*, war sie durch den Flirt sehr geschmeichelt und hatte Lust, mehr Zeit mit dem Mann zu verbringen. Sie folgte dem Vorschlag des Mannes, in eine Kneipe zu gehen, fand es aber merkwürdig, dass er mit ihr nicht in den benachbarten Laden gehen wollte, sondern in eine Bar, die weiter weg lag und wenig besucht war. Dieses Störgefühl ignorierte sie, weil der Mann so nett gewesen sei *(mangelndes Vertrauen in die eigenen Gefühle, Ambivalenz durch widerstrebende Motive)*. Die beiden tranken vier Biere, obwohl die Klientin sonst kaum Alkohol zu sich nahm *(Alkoholkonsum)*. Die Klientin wollte nach dem ersten Getränk sagen, dass sie nicht mehr wolle, der Mann bestellte aber einfach und sagte, sie solle nicht ungesellig sein. Da sie seinen Vorstellungen entsprechen wollte *(Schema „Ich muss die Erwartungen anderer erfüllen" und „So wie ich bin, mag man mich nicht")* und Sorge hatte, dass er sonst das Interesse verlieren würde und sie direkt alleine nach Hause fahren müsse *(Schwierigkeiten, alleine zu sein und gleichzeitig wenige soziale Kontakte)*, konnte sie nicht mehr Nein sagen. Nachdem sie die Kneipe verlassen hatten, begleitete der Mann sie zum Bus. Dies habe sie ebenfalls merkwürdig gefunden, habe aber nichts gesagt. Schließlich bringen nette Männer Frauen zum Bus. Dann fuhr er einfach in dem Bus mit. Das empfand die Klientin dann auch als logisch und nicht merkwürdig *(verminderte Wahrnehmung von Gefahrensignalen)*. Aber selbst wenn, hätte sie in dieser Situation nichts sagen können, weil sie nicht wollte, dass der Busfahrer etwas mitbekommt *(auch hier spielen Schemata eine Rolle)*. An ihrer Haltestelle stieg der Mann mit aus. Auf ihre Verabschiedung sagte er, dass er sich so Freundschaft nicht vorstellen würde. Daraufhin ließ sich die Klientin bis zur Wohnung begleiten. Sie nahm ihn dann auch mit in die Wohnung, damit die Nachbarn nicht gestört werden.

Drinnen küsste er sie, wobei sie dachte: Lass es schnell über dich ergehen. Wer weiß, was er dir noch antut, wenn du dich wehrst. Und verdient habe ich das eh *(Schemata: „Wenn ich mich wehre, wird es schlimmer", „Ich bin verachtenswert und verdiene Bestrafung")*. Das Letzte, woran sie sich erinnere, wäre, dass er sich die Hose aufgeknöpft habe *(Dissoziation)*.

15.2 Umgang mit dem Thema Reviktimisierung in der Therapie

Für die Therapie mit traumatisierten Borderline-Klientinnen bedeutet das bislang zur Reviktimisierung Dargestellte, dass es im ersten Schritt zentral ist, die individuellen Ursachen mit der Klientin zu ergründen. Voraussetzung hierfür ist, dass der Therapeut dieses Thema überhaupt erst einmal als relevant erachtet und es auf seine innere Agenda möglicher Problembereiche setzt. Im Therapieprozess gilt es dann zu prüfen, ob dieser Problembereich für eine Klientin relevant ist, also ob bestimmte Risikofaktoren vorliegen, welche die Wahrscheinlichkeit einer erneuten Traumatisierung erhöhen. Neben einer erhöhten therapeutischen Aufmerksamkeit für entsprechende Hinweise ist eine genaue Analyse und Exploration erforderlich. Zu dieser diagnostischen Analyse muss der Punkt kommen, an dem das Problem mit der Klientin explizit besprochen und ein gemeinsamer Arbeitsauftrag explizit wird. Die Klientin erkennt in diesem Prozess, dass und inwiefern sie selbst das Risiko für eine Reviktimisierung erhöht.

Viele Therapeuten scheuen eine offene Thematisierung, aus der Sorge heraus, dass das Herausarbeiten von Risikofaktoren beinhaltet, der Klientin die Schuld und die Verantwortung für die erlebten Übergriffe zu geben und die Täter zu exkulpieren. Diese Sorge ist insofern berechtigt, weil dies tatsächlich passieren kann und es sich auch extrem negativ auswirken würde, wenn dieser Eindruck aufkäme. Für den Umgang mit dieser Sorge wäre allerdings nicht die Vermeidung des Themas an sich die Empfehlung. Im Gegenteil würde es für die Klientin bedeuten, dass sie sich auch in Zukunft nicht optimal schützen könnte.

Vielmehr erweist es sich als hilfreich, als Therapeut die Gefahr bewusst vor Augen zu haben, dass die Klientin eine Schuldzuschreibung empfinden könnte, und die eigene Haltung bezüglich des Themas zu reflektieren: Denke ich, dass die Klientin schuld oder verantwortlich dafür ist, dass der Täter sie vergewaltigt hat? Oder gehe ich selber davon aus, dass die Thematisierung riskanten Verhaltens bedeutet, dass ich der Klientin die Schuld gebe?

Des Weiteren wäre zu versuchen, diesen Eindruck, wenn möglich, nicht aufkommen zu lassen und diesen ggf. explizit anzusprechen oder vorwegzunehmen und die eigentliche Haltung deutlich zu machen: Es gibt Verhaltensweisen und Fähigkeiten, die sind hilfreich für den Selbstschutz, und es gibt solche, die sind hinderlich. Es ist im Rahmen einer Therapie sinnvoll zu prüfen,

- ob die Klientin in der Biographie die notwendigen Fähigkeiten zum Selbstschutz erlernt hat oder ob diese noch zu verbessern sind.
- und ob die Klientin Verhaltensweisen vermittelt bekommen hat, die dem Selbstschutz entgegenstehen und die reduziert werden können.

Und eben dieses Angebot macht der Therapeut der Klientin.

Sind gemeinsam Risikofaktoren identifiziert worden, dann können die jeweils dazu geeigneten psychotherapeutischen Interventionsmethoden eingesetzt werden, funktionales Verhalten aufzubauen, Fertigkeiten zu trainieren und dysfunktionales Verhalten zu reduzieren.

In der Behandlung ist der Therapeut aufmerksam für eine erhöhte Wahrscheinlichkeit erneuter Traumatisierung und exploriert ggf. die individuellen Ursachen. Hat die Klientin hierdurch ein Bewusstsein für die vorliegenden Risikofaktoren entwickelt, können im nächsten Schritt geeignete therapeutische Methoden zu deren Bearbeitung eingesetzt werden.

16 Transkripte zur Illustration von Therapie

In diesem Kapitel werden Transkripte von Therapiesitzungen (mit entsprechenden Kommentaren) vorgestellt. An den Stellen, an denen wir konkrete therapeutische Vorgehensweisen illustrieren wollten, haben wir entsprechende Beispiele bereits in die vorhergehenden Kapitel eingefügt.

Bei den folgenden Beschreibungen geht es mehr darum, einen Eindruck von dem „normalen" Ablauf einer Therapiesitzung zu bekommen und zu sehen, wie sich bestimmte Interventionen integrieren lassen.

Die Klientin, von der wir Auszüge aus der 6. und 10. Sitzung eingefügt haben, hat die Diagnose Emotional-instabile Persönlichkeitsstörung, Borderline-Typ. Einerseits hat die Klientin Emotionsregulationsschwierigkeiten und zeigt eine Reihe dysfunktionaler Regulationsstrategien (starke Anspannungszustände, Dissoziation, Selbstverletzungen durch Schneiden mit einem Messer). Andererseits gibt es interaktionelle Schwierigkeiten. Sie hat kaum Kontakte, da sie häufig Konflikte provoziert und Beziehungen schnell abbricht. Entsprechend gibt es auch Schwierigkeiten im Beruf. Bei Frau X. sind alle sechs Beziehungsmotive (Anerkennung, Wichtigkeit, Solidarität, Verlässlichkeit, Autonomie und Grenzen) frustriert. Sie ist stark misstrauisch und wird häufig ärgerlich. Im Therapieprozess und auch in ihren Schilderungen zeigen sich paranoide, passiv-aggressive und histrionische Anteile.

16.1 Beziehungsaufbau und Herausarbeiten von Problembereichen

In der 6. Therapiesitzung liegt der therapeutische Schwerpunkt auf dem Aufbau und der Verbesserung der therapeutischen Allianz. Inhaltliche Ziele stehen dahinter zurück. An den Stellen, an denen es möglich ist, auf der Inhaltsebene zu arbeiten, geht es darum, Problembereiche zu definieren und mit der Klientin gemeinsam ein Bild davon zu entwickeln, welche Anteile bei ihr vorhanden sind.

Beispiel: Sitzung 6		Kommentar
T:	Frau X., wie sieht es denn aus?	
K:	*(leicht ärgerlich)* Ja. Wie soll es aussehen? Ne, also, ne also das klappt ja immer noch nicht, da aber da ... Ich ... äh ... ich weiß einfach nicht, was ich machen soll da.	Teilweise reagiert die Klientin auf Fragen direkt verärgert, weil sie diese als einschränkend und grenzüberschreitend erlebt. Entsprechend fällt es der Klientin schwer sich festzulegen.

T:	Ok.	
K:	Ähm, mit dem Gerichtsurteil. Ich hab dem ja gesagt, ... der Anwalt ... ich hab auch den Eindruck, der zieht mich total über den Tisch ... ähm ... und eigentlich hab ich den Eindruck, dass der gar nicht gut ist, ich hätte das gar nicht machen sollen ...	
T:	Das mit dem Gerichtsverfahren?	Die Therapeutin versucht zu verstehen, worum es geht und greift einen oberflächlichen Aspekt auf, um die Klientin nicht weiter zu triggern.
K:	Ja genau. Nee, das hätte ich gar nicht machen sollen. Das war ...	
T:	Ok. Ich höre auch, dass ...	
K:	Das war ein Fehler.	
T:	Das war ein Fehler. Das läuft total scheiße, sagen Sie.	Die Paraphrase der Therapeutin begleitet die Klientin, kommuniziert Verstehen, ohne Druck auszuüben.
K:	Ja.	
T:	Ja. Möchten Sie mir noch ein bisschen erzählen, wie der Stand da ist?	Die Therapeutin formuliert ein offenes Angebot an die Klientin, um zu Autonomie und Grenzen komplementär zu sein.
K:	*(leicht ärgerlich)* Ja. Hab ich ja schon erzählt. Also ... *(Pause)*	Die Distanzseite der Klientin wird dadurch etwas beruhigt, doch scheint die Klientin den Eindruck zu haben, die Therapeutin merke sich nicht genug. Dies kann ein Hinweis auf ein getriggertes Wichtigkeitsschema sein.
T:	Ja.	
K:	Also, das ist halt irgendwie ... Da steht ja jetzt das Gerichtsverfahren an. Irgendwie ... Ja ... Ich weiß auch nicht ... *(längere Pause)* ... es hat ja erst so ausgesehen, als wäre das gut, das zu machen.	Der Klientin fällt es weiterhin schwer, ein klares Thema zu definieren.
T:	Mmhm. Also Sie haben das aus einem guten Grund auch angestrebt das Verfahren.	Die Therapeutin kommuniziert, was sie verstanden hat, ohne die Klientin zu drängen sich festzulegen.
K:	Ja, ich lass mich ja nicht über den Tisch ziehen.	Hier zeigt sich eine der kompensatorischen Seiten der Klientin: Sie wehrt sich, wenn Sie den Eindruck hat, schlecht behandelt zu werden.
T:	Ja ok. Sie sagen, ich lass mir nichts gefallen.	Diese Verbalisierung vermittelt wiederum empathisches Verstehen, greift allerdings gleichzeitig einen wichtigen Aspekt des Klientinnen-Modells auf.

K:	Nee. Das lass ich mir nicht gefallen.	Durch das vorsichtige und gleichzeitig um Verstehen bemühte Vorgehen fühlt sich die Klientin gesehen und es herrscht Einigkeit zwischen Klientin und Therapeutin (Konsensvaldierung).
T:	Ja. Sie sind jemand, die kämpft auch für ihr Recht.	Da über diesen Aspekt Konsens herrscht und er relevant ist, bleibt die Therapeutin noch dabei.
K:	Ja! Muss ich ja!	
T:	Ja ... Also irgendwie fühlen Sie sich auch gezwungen, für Ihr Recht zu kämpfen.	
K:	Ja.	
T:	Weil Sie den Eindruck haben, sonst tut es keiner? Sonst zieht man Sie über den Tisch?	Verbalisierung des Gefühls, ungerecht behandelt, ausgenutzt und hintergangen zu werden (negatives Solidaritätsschema).
K:	Ja genau.	
T:	Das verstehe ich, dass das ein scheiß Gefühl ist und dass Sie denken, wenn es kein anderer macht, dann mache ich es selbst.	Verbalisierung des Eindrucks, auf sich allein gestellt zu sein und sich nur auf sich selbst verlassen zu können.
K:	Ja. Und jetzt macht der Anwalt das halt auch noch.	
T:	Was macht der Anwalt?	
K:	Der Anwalt zieht mich auch übern Tisch.	
T:	Ok. Möchten Sie erzählen?	Die Frage mit „Möchten Sie" einzuleiten ist komplementär zum Autonomie- und Grenzmotiv.
K:	Ich denke einfach, der hat mich nicht gut beraten, ich hätte das nicht machen sollen.	
T:	Ok. Was ist denn die Schwierigkeit aktuell? Das ist ja ein Thema, das belastet Sie, hör ich.	Die Therapeutin versucht weiterhin, die Situation zu verstehen. Die Verbalisierung der Belastung ist komplementär zum Wichtigkeitsmotiv.
K:	Ja, es belastet mich. Also ich will das nicht machen, aber jetzt stecke ich da irgendwie drin, jetzt läuft das.	
T:	Irgendwie so ein Gefühl von „Jetzt hab ich es angefangen, jetzt muss ich's auch durchziehen."	Die Therapeutin hat immer noch kein klares Bild von der Situation, will die Klientin aber auch nicht drängen. Deshalb arbeitet sie mit dem, was sie hat.
K:	Ja. Ich hab auch jetzt diese Ladung vom Gericht. Und da steht auch direkt drin, dass das Strafe kostet, wenn ich da nicht auftauche.	
T:	Ah ok. Dass Sie so ein Gefühl haben, dass Sie das jetzt aus faktischen Gründen nicht machen können, da nicht hinzugehen.	

K:	Jetzt kann ich da nicht mehr wegbleiben, jetzt muss ich da irgendwie hin. Ja ... irgendwie denke ich halt ... ich wollte mir das aber auch nicht gefallen lassen von meinem Vermieter, dass der mich da so über den Tisch ziehen will.	
T:	Ok. Wenn ich das richtig verstehe, gibt es da so zwei Seiten. Eine Seite, die sagt nach wie vor: Das, was der gemacht hat, ist nicht ok; ich lass mich von meinem Vermieter nicht über den Tisch ziehen. Und eine andere Seite, die denkt: Vielleicht war es keine gute Entscheidung. Weil ich weiß nicht genau, wie es ausgehen könnte. Ich würd's lieber lassen.	Die Therapeutin führt hier indirekt das Konzept der verschiedenen Anteile ein. Und markiert, welche sie bereits bei der Klientin wahrgenommen hat.
K:	Ja. Ich überlege schon, ob das gut war.	
T:	Ja ... ja ... Sie sind so hin und hergerissen.	
K:	Ja.	
T:	Und es gibt wahrscheinlich auch für beide Seiten gute Gründe.	
K:	Ja.	
T:	Wenn Sie wollen, kann ich Ihnen anbieten, dass wir noch mal schauen. Sie haben schon ein bisschen erzählt. So ganz gut im Bilde bin ich noch nicht. Sie wissen, Sie entscheiden, was Sie mir erzählen wollen oder nicht. Aber ich bin da. Und wenn Sie wollen, können wir beide Seiten noch mal angucken.	Komplementarität zum Autonomie- und zum Solidaritätsmotiv.
K:	Ja, weiß ich nicht. Ich versuche es jetzt mit dem Mieterschutzbund. Aber da hat mich die Frau ja auch ... Ich hatte da dann ja den Termin und ich war da und der hat nicht stattgefunden.	Die Klientin gibt Informationen nur stückweise.
T:	Ah ja, ok. Das heißt, Sie haben versucht, sich da Unterstützung zu holen.	Und die Therapeutin arbeitet mit dem, was sie hat.
K:	Ja. Ich dachte, es wäre gut, noch eine andere Meinung zu haben, weil ich bei dem Anwalt ... Ich reagiere jetzt auch gar nicht mehr auf den Anwalt. Der versucht, mich anzuschreiben.	Hier zeigt sich ein typisches, problematisches Verhalten der Klientin: Wenn sie sich ärgert, vermeidet sie Kontakt und reagiert nicht mehr. Unabhängig von den negativen Konsequenzen für sie.
T:	Auf Ihren Anwalt?	
K:	Ja.	
T:	Ok.	
K:	Der versucht, mich anzurufen. Ich geh da aber auch nicht dran. Ich reagiere da auch gar nicht mehr. Ich will, dass der mich erst mal in Ruhe lässt.	

T:	D.h. irgendwie sind Sie von dem auch ein bisschen angepisst?	Da die Therapeutin bislang nur sehr wenig Beziehungskredit hat, bleibt sie in Bezug auf die Thematisierung des Verhaltens der Klientin zurückhaltend.
K:	Ja schon.	
T:	Ja. Ok. Von dem sind Sie angepisst. Und dann haben Sie gedacht: So genau weiß ich aber nicht, deshalb gehe ich mal dahin und versuche, mir da noch mal eine Meinung einzuholen.	
K:	Ja.	
T:	Ja. Ok. Aber irgendwie haben Sie sich da auch nicht gut beraten gefühlt.	
K:	Ich bin da gar nicht beraten worden! Und da habe ich jetzt einen zweiten Termin ausgemacht und da gehe ich jetzt einfach nicht hin.	Da es sich um ein allgemeines Muster der Klientin handelt, zeigt sich der Kontaktabbruch auch an dieser Stelle.
T:	Ok.	
K:	Also da gehe ich nicht hin.	
T:	Sie haben entschieden, dass – wenn die Sie einmal hängen lassen – gehen Sie da auch nicht mehr hin.	Die Therapeutin versucht jetzt doch, das Verhalten der Klientin, bei einer vermeintlichen Kränkung den Kontakt direkt abzubrechen, aufzugreifen.
K:	Nee. Ich will da schon hin. Aber heute schaffe ich das nicht.	Die Intervention der Therapeutin ging der Klientin zu weit und sie geht nicht mit.
T:	Ach, heute wäre der Termin.	Die Therapeutin lässt zu, dass die Klientin nicht mitgeht, und macht keinen Druck.
K:	Aber heute kriege ich das nicht hin.	
T:	Das ist Ihnen zu viel?	
K:	Ja, das ist mir heute eigentlich zu viel.	
T:	Wenn das ok ist – einfach, weil es mich interessiert – mit Ihrem Anwalt, der hat Sie ja erst unterstützt. Aber irgendwie haben Sie den Eindruck, der hat Scheiße gebaut?	Komplementarität zu Autonomie/Grenzen und Wichtigkeit. Die Therapeutin vermutet, dass sich das Muster der Klientin in beiden Situationen zeigt. Es wäre für die Klientin wichtig, diese Muster zu erkennen. Deshalb versucht die Therapeutin, dies anhand der Situation mit dem Anwalt zu besprechen.
K:	Der hat halt ... Der hat ja dann das Verfahren angestrebt.	
T:	Ja.	
K:	Und ... ähm ... Ich glaub, das ist keine gute Idee.	
T:	Womit hat der Sie denn so verärgert?	Die Therapeutin versucht, die Kränkung der Klientin zu verstehen.

K:	Damit, dass der das Verfahren in die Wege geleitet hat. Und dass ich jetzt denke, dass es gut sein kann, dass ich da nicht gewinne.	
T:	Ach so. Ok.	
K:	Der hat mir gesagt, ich habe gute Chancen zu gewinnen und ich glaub dem nicht mehr.	
T:	Ok. Ist irgendwas vorgefallen, dass sie sagen: Erst hab ich dem geglaubt und jetzt bin ich skeptisch?	Da das vermeintliche Fehlverhalten des Anwalts, das die Klientin gekränkt hat, noch nicht klar geworden ist, fragt die Therapeutin erneut nach.
K:	Das war so, dass mein Vermieter noch mal mit mir sprechen wollte. Und ... ähm ... der wollte eigentlich einen Vergleich.	
T:	Ok.	
K:	Mein Anwalt hat davon abgeraten. Er hat gesagt, wir gehen vor Gericht.	Die Klientin bleibt defensiv. Ihr Fokus ist: Die *anderen* machen es falsch.
T:	Und hätten Sie sich gern verglichen?	Die Therapeutin versucht trotzdem, einen Schritt weiter zu gehen und den Wunsch der Klientin zu verstehen.
K:	Naja, ... *(Pause)* ... ich wollte das schon auch nicht so stehen lassen. Ich hab mich von dem schon sehr ... der hat mir ja mit Klage gedroht ...	Die Klientin ist zögerlich, eigene Anteile in der Situation zu berichten, geht aber ein kleines Stück mit.
T:	Ah.	
K:	Und das wollte ich nicht auf mir sitzenlassen.	
T:	Ok. Dann haben Sie gedacht, das lasse ich mir nicht gefallen.	Durch die Paraphrase wird ein wichtiger Aspekt, der die Klientin betrifft, in den Fokus gerückt, ohne dass weiter Druck ausgeübt wird.
K:	Ja! Ich wollte mir das nicht bieten lassen.	Die Klientin fühlt sich verstanden.
T:	Ok. Ihre kämpferische Seite war da total entschieden und hat gesagt: Nee. Mit einem Vergleich lasse ich den jetzt nicht davon kommen.	Die Therapeutin führt den Aspekt weiter und greift auf, dass die Klientin selber entschieden hat, sich nicht zu vergleichen.
K:	Genau.	An dieser Stelle kann die Klientin dies dann auch bestätigen.
T:	Der soll schon merken, dass er es mit mir nicht machen kann.	Die Therapeutin versucht, über empathisches Verstehen auch der Klientin ein Modell über sich zu vermitteln.
K:	Ja. Genau.	
T:	Ich weiß überhaupt nicht, ob es stimmt, aber Sie wissen ja auch, ich sage Ihnen was ich denke, aber es klingt so, als gäbe es so ein Gefühl von: Es ist auch wichtig,	Da die Klientin bei den letzten Schritten mitgehen konnte, versucht die Therapeutin inhaltlich einen kleinen, zusätzlichen, weiteren Schritt zu machen und

	sich nichts gefallen zu lassen, weil sonst machen die anderen was die wollen.	expliziert, dass sich die Klientin nichts gefallen lässt aus Angst, sonst den anderen ausgeliefert zu sein.
K:	... Das weiß ich nicht.	Den Schritt kann die Klientin nicht mitgehen.
T:	Ok. Wenn es nicht stimmt.	
K:	Es ist mehr so, dass ich mir das nicht gefallen lassen kann.	
T:	Ja. Dass Sie sagen, Sie müssen sich wehren.	
K:	Ja.	
T:	Das ist eine Seite in Ihnen, die ist total stark. Die ist wehrhaft, die ist stark, die lässt sich nichts bieten. Ich höre aber auch, dass es eine Seite gibt, vielleicht ist das sogar die gleiche, das weiß ich gar nicht, wo Sie sagen, Sie stehen jetzt gerade ziemlich alleine da ... Mit dem Anwalt sind Sie unzufrieden. Der Mieterschutzbund, da läuft's auch nicht gut.	Verbalisierung der kompensatorischen wehrhaften Seite. Verbalisierung der verletzten, bedürftigen Seite.
K:	Ja.	
T:	Ok. Ehrlich, wenn ich das so sagen darf, ich hoffe, das tritt Ihnen nicht zu nah, ich finde das super, dass Sie zu mir kommen, weil, wenn Sie das möchten, ich würde Sie total gern unterstützen. Weil ich stelle es mir als schlimmes Gefühl vor, ganz alleine zu stehen.	Autonomie- und Grenzkomplementarität. Solidaritätskomplementarität. Wichtigkeitskomplementarität.
K:	*(ruhiger, leicht betroffen)* Ja. Das ist auch so.	Die Beziehungsbotschaften der Therapeutin treffen die frustrierten Gefühle der Klientin und es wird für sie spürbar, was ihr fehlt.
T:	Ja.	
K:	Da ist auch niemand. Also ... Ja. Ich hab ja auch keinen.	
T:	Ja. Ich weiß das auch, dass Sie sagen: Ich hab insgesamt wenig Leute, denen ich vertrauen kann in meinem Leben. Und die, die Sie dann professionell aufsuchen, die machen auch immer irgendwelche Sachen, die Sie ärgerlich machen.	
K:	Ja.	
T:	Ok.	
K:	Das hab ich Ihnen ja auch erzählt mit dem Gutachten, das gemacht wurde. Für die Schwerbehinderten-Sache. Und ich wollte das Gutachten ja lesen.	Für die Klientin ist es schwer, in dem betroffenen Modus ihre Verletzung und Bedürftigkeit auszuhalten. Deshalb reguliert sie das Gefühl etwas, indem sie eine neue Situation schildert.

T:	Ja.	
K:	Und da stehen einfach ganz schlimme Sachen drin.	Sie bleibt aber bei einem relevanten Thema.
T:	Ok. Da hat der Gutachter irgendwas reingeschrieben, was Sie nicht wollen?	
K:	Naja, es gab ja ein anderes Gutachten, das nicht so gut ausgefallen ist. Und irgendwie ... das stimmt vielleicht schon so ... *(Pause)* ... Das ist einfach schlimm, was da drin steht.	Und es fällt ihr schwer, die problematischen Aspekte auszusprechen.
T:	Ok. Irgendwie sind beide Gutachten nicht so, wie Sie sich das vorgestellt haben. Und Sie finden das richtig schlimm, was drin steht.	Die Therapeutin hilft der Klientin, indem sie sie durch Paraphrasen und Verbalisierungen begleitet, ohne Druck auszuüben.
K:	Ja.	
T:	Und irgendwie ist das auch ein richtig schweres Thema.	
K:	Ja.	
T:	Ja. Ich weiß nicht, ob Sie mir das erzählen wollen. Aber wenn Sie wollen, wissen Sie, ich bin da. Mich würde es interessieren, wenn Sie sagen möchten, was da drin steht.	Komplementäre Botschaften zu Autonomie, Wichtigkeit und Solidarität ...
	Und ich kann Ihnen auch versprechen, ich würde jetzt nicht denken, das, was da drin steht, stimmt auf jeden Fall oder stimmt auf keinen Fall. Mich interessiert einfach, was schreiben die. Und wie Sie die Sachen sehen.	... und zu Anerkennung.
K:	Da steht z. B. drin, dass ich beziehungsunfähig bin.	Die Klientin deutet hier erstmals eine internale Problemdefinition an, die aber noch als Aussage anderer beschrieben wird.
T:	Dass Sie beziehungsunfähig sind ...	
K:	Ja. Ganz viele schlimme Sachen. Dass ich eigentlich nicht ... Dass es auch nicht besser werden kann.	
T:	Ich kann verstehen, dass Sie das schlimm finden, wenn jemand schreibt, dass Sie beziehungsunfähig sind und dass es auch aussichtslos ist.	
K:	Ja.	
T:	Und Sie sagen, Sie finden das schlimm. Darf ich noch einmal fragen, was Sie schlimm finden? Dass das jemand schreibt oder dass Sie auch denken, das könnte so sein?	Mit dieser Frage will die Therapeutin klären, ob es sich um eine internale Problemdefinition der Klientin handelt.
K:	Ich glaube schon, dass das stimmt. Und dass der das schon richtig gesehen hat.	

T:	Dass sie auch selber denken, Sie haben Schwierigkeiten in Beziehungen.	
K:	Ja.	
T:	Ok. ... Und dass Sie selber auch denken, das kann nicht besser werden.	
K:	Ja. Ist ja immer wieder das Gleiche.	
T:	Dass Sie sagen, Sie machen immer wieder die Erfahrung, dass das auch nicht funktioniert.	
K:	Ja.	
T:	Ja. Ok. Ich verstehe, dass das ein resigniertes Gefühl macht, wenn es eine Seite in Ihnen gibt, die denkt, das wird auch nie besser werden.	Dass es nicht zu ändern ist, will die Therapeutin nicht bestätigen, validiert durch die Verbalisierung aber das Gefühl der Klientin.
K:	Ja, das wird ja auch nicht besser.	
T:	Ok. Ich weiß gar nicht, ob Sie das sagen können und wollen, aber würden Sie sich denn wünschen, dass sich da was ändert?	Durch die Frage nach dem Änderungswunsch der Klientin steuert die Therapeutin sanft in Richtung eines Arbeitsauftrags.
K:	... *(Pause)* ... Ja.	
T:	Ok.	
K:	Ja.	
T:	D.h. Sie sagen, das wäre schön, wenn das ginge?	
K:	Ja. Das wäre schon schön, wenn das anders wäre.	
T:	Ja.	
K:	Aber geht halt nicht.	Durch das Aufgreifen der Unveränderbarkeit beendet die Klientin das Thema Beziehungsfähigkeit erst mal.
T:	Ok. Also ehrlich gesagt, ich verstehe das total, dass Ihr Gefühl sagt, das geht überhaupt nicht. Sie sagen ja auch, Sie haben ganz viele Erfahrungen gemacht, die dafür sprechen, dass das nicht geht.	Die Therapeutin validiert das Gefühl der Klientin, ...
K:	Ja.	
T:	Aber wenn ich das so aus meiner Sicht sagen darf, ich kann das noch gar nicht beurteilen. Ich höre, dass Sie sagen, ich habe Schwierigkeiten in Beziehungen. Ich weiß gar nicht, ob wir die schon so 100%ig verstehen. Und ich kann aus meiner Erfahrung sagen, mit Menschen, die sagen, ich habe Schwierigkeiten in Beziehungen, dass da was geht, wenn man sich Zeit nimmt und in Ruhe gemeinsam guckt.	... und realisiert Komplementarität zum Grenz- und Autonomiemotiv, ... bezieht dann aber eine Gegenposition: Sowohl fachlich, auf das Thema bezogen ...
K:	Ja.	

T: Und ehrlich gesagt – ich hoffe, auch damit trete ich Ihnen nicht zu nah – so wie ich Sie kennengelernt habe, hab ich auch nicht so ein Gefühl von „Das ist aussichtslos".	... als auch persönlich, auf die Klientin bezogen.
K: Da kennen Sie mich schlecht.	Der persönliche Aspekt geht der Klientin zu weit.
T: Ok. Sie meinen, wenn ich Sie besser kennen würde, dann würde ich es für aussichtslos halten?	
K: Ja.	
T: Möchten Sie sagen, warum?	Die Therapeutin versucht, das Hindernis im Prozess zu verstehen, kombiniert mit einer Autonomie- und Grenzbotschaft.
K: ... *(Pause)* ... Ne.	
T: Ok. Wenn Sie sagen, Sie möchten das nicht sagen, ist das ok. Das entscheiden Sie. Worum es hier geht und wie weit Sie gehen möchten. Würden Sie denn sagen, dass ein Angebot von meiner Seite zu weit gehen würde, dass wir uns, wenn Sie das wollen, das Thema Beziehungen anschauen können? Natürlich immer soweit Sie wollen. Sie entscheiden das jeder Zeit. Und wir gucken einfach mal, was geht?	Dass sich die Therapeutin hier entsprechend ihrer expliziten Botschaft verhält, ist für das Bilden von Vertrauen sehr wichtig. Verbunden mit weiteren Autonomie- und Grenzbotschaften versucht die Therapeutin, das Thema „Beziehungen" als Problembereich festzuhalten.
K: Ja, ich hab da halt gerade auch noch das andere Thema.	Die Klientin stimmt zwar zu, wechselt dann aber das Thema.
T: Ja.	
K: Dass ich zum Amtsarzt muss und ...	

16.2 Herausarbeiten der kompensatorischen Strategien und ihrer Funktion

Der Schwerpunkt der 10. Sitzung ist das Herausarbeiten der kompensatorischen Strategien und Ansprechen der negativen Selbstschemata als Grund dafür. Im therapeutischen Prozess zeigt die Klientin Zweifel an der therapeutischen Beziehung und wird ärgerlich auf die Therapeutin.

Beispiel: Sitzung 10	**Kommentar:**
T: Sie haben gesagt, das mit der Arbeit ist noch mal Thema. Möchten Sie erzählen?	Unter der Berücksichtigung von Autonomie und Grenzen („Möchten Sie") macht die Therapeutin der Klientin ein Bearbeitungsangebot.

K:	Ja. Da ist es einfach schwierig …	Der Klientin fällt es schwer, frei heraus Informationen zu geben.
	…	…
T:	Und irgendwie stresst Sie das auch mit den Kollegen?	Die Therapeutin verbalisiert das Stress-Gefühl.
K:	Ja. Das stresst mich sehr. Wenn die dann blöde Bemerkungen machen. Und ich lass mir das dann auch nicht gefallen.	Konsens-Validierung: Dass die Therapeutin sie ohne Druck begleitet und sich – ohne zu tief zu gehen – um Verstehen bemüht, ermöglicht es der Klientin, sich nach und nach zu öffnen und relevante Problemsituationen einzubringen.
T:	Ok. Möchten Sie mir einfach mal ein Beispiel geben, damit ich mir vorstellen kann, was die gemacht haben und wie Sie reagiert haben?	Kombiniert mit Autonomiekomplementarität fragt die Therapeutin nach einer Konkretisierung.
K:	Die waren einfach nicht mehr nett! Die haben dann nicht mehr mit mir gesprochen oder Bemerkungen über mich gemacht.	
T:	Ok. Die Sie dann auch mitbekommen haben?	
K:	Ja.	
T:	Was haben die denn gesagt?	Da die Klientin bislang mitgeht, versucht die Therapeutin es weiter mit konkretisierenden Fragen.
K:	Die haben gesagt: „Ach, ist sie mal wieder da. Kommt sie mal wieder arbeiten?“ Und da bin ich direkt wieder nach Hause gegangen. Da hab ich mich direkt wieder krank gemeldet.	Die Klientin berichtet dann auch über das Verhalten der Kollegen und benennt auch eine ihrer (für sie typische) Reaktionen auf Schwierigkeiten und Kränkungen: Sie geht nicht in den offenen Konflikt, sondern verlässt die Situation mit einem Vorwand.
T:	Ok. Das ist ja spannend. Sie haben den Eindruck, denen passt das nicht, dass Sie oft krank waren.	
K:	Ja.	
T:	Ok.	
K:	Ja. Ich war dann ja auch krank. Mir ging's auch nicht gut. Das ging dann ja auch nicht. Ich war dann depressiv und es ging mir sehr schlecht.	Nachdem die Klientin diesen Aspekt von sich preisgegeben und sich in ihrem Gefühl dadurch angreifbar gemacht hat, muss sie sich erst einmal rechtfertigen. Darüber reguliert sie sich auch.
T:	Ja.	Die Therapeutin gibt ihr dafür den Raum.
K:	Und dann bin ich natürlich nicht arbeiten gegangen.	
T:	Ja.	
K:	Und dann komme ich wieder. Dann macht der Chef noch eine blöde	Nachdem die Klientin sich innerlich etwas beruhigt hat, erwähnt sie von sich

	Bemerkung. Und fragt, ob ich nicht gleich wieder nach Hause gehen will. Und dann bin ich natürlich gleich wieder nach Hause gegangen.	aus erneut das problematische Verhalten.
T:	Haben Sie gedacht: Da kann er mal sehen, was er von seiner patzigen Art hat?	Die Therapeutin verbalisiert den Bestrafungsaspekt des Verhaltens.
K:	Ja!	Die Klientin geht mit.
T:	Ok. Das ist Ihre Seite, die sagt: Ich lasse mir das nicht bieten!	Die Therapeutin ordnet dies einem Anteil der Klientin zu.
K:	Ja.	
T:	Ja. Ok. Das ist ja so die Seite, die in so einer Situation auch total hilfreich ist. Stelle ich mir vor. Weil die stark und unabhängig ist und sagt: Die können mich mal. Und wenn die schlecht über mich denken, ist es mir egal.	Die Therapeutin expliziert Aspekte dieses Anteils.
K:	Die denken ja sowieso schlecht über mich. Dann ist es ja auch egal.	
T:	Ja. Und ich weiß gar nicht, ob mein Eindruck stimmt, aber irgendwie ist die ständig kampfbereit und denkt sich: Ich pass hier auf! Ich lasse das nicht mit mir machen! Und wenn Ihr nicht ernst nehmt, was mit mir los ist, dann könnt Ihr mich mal?	Da die Klientin bislang mitgehen kann, arbeitet die Therapeutin daran, gemeinsam mit der Klientin ein Verständnis dieser Seite zu entwickeln. Sie leitet dies aber behutsam mit einer widerspruchsermöglichenden Autonomie-/Grenzbotschaft ein.
K:	Ja. Kann man schon so sagen. Ja.	
T:	Ok ... Ich weiß gar nicht, ob Sie die Frage sinnvoll finden, aber ich frage mich das schnell und ich würde Ihnen die Frage gerne mal zur Verfügung stellen und Sie gucken, ob Sie was damit anfangen können ... Die Seite muss ja einen Grund haben, warum die so kämpft. Und ich habe noch nicht ganz verstanden, was der Grund eigentlich ist. Und verstehen Sie mich nicht falsch, ich will den nicht in Frage stellen, sondern es ist so, dass ich denke, die hat bestimmt einen guten Grund, aber welcher ist das wohl?	Da die Therapeutin noch einen Schritt weiter gehen möchte, um das System der Klientin zu verstehen, und nach dem Grund für das kämpferische Verhalten fragen möchte, dies aber noch persönlicher ist, kombiniert sie ihre Frage mit Autonomie- und Grenzkomplementarität.
K:	Was ist denn das wieder für eine blöde Frage? Das ist doch wieder so eine typische Psychologenfrage!	Trotz der Einbettung der Frage in Komplementarität reagiert die Klientin durch die Frage getriggert und verärgert. Diese Frage scheint ihre Grenzen überschritten zu haben.
T:	Ja.	

K:	Wollen Sie mich verarschen? Was soll das denn?	
T:	Ok. Die Frage, die ich gerade gestellt habe, fanden Sie richtig scheiße.	Die Therapeutin greift den Ärger der Klientin auf und nimmt ihn ernst. Wichtig ist, dass sie dabei nicht aggressiv, sondern gelassen und zugewandt reagiert.
K:	Ja. Ist doch klar!	
T:	Ok. Und Sie ärgern sich total. Und was ich jetzt schon sagen kann, ist: Ich will Sie auf gar keinen Fall verarschen. Aber was ich gerne würde – wenn das für Sie ok ist – ich würde gerne genau verstehen, womit ich Sie verärgert habe. Möchten Sie noch mal sagen?	Im nächsten Schritt bietet die Therapeutin an, die Gründe für den Ärger zu klären. Weiterhin in Kombination mit Autonomie- und Grenzkomplementarität.
K:	Ja, das ist doch klar!!! Sie stellen so eine bescheuerte Frage.	
T:	Ok.	
K:	Was soll ich damit anfangen?	
T:	Ja. Dass Sie sagen: „Die Frage hilft mir nicht"?	
K:	Ja klar, hilft die mir nicht.	
T:	Ok. ... Aber irgendwie ist da noch mehr, oder? Irgendwas an der Frage ... Die ist nicht nur nicht hilfreich, die ist auch ... Ich sag einfach mal, was sein könnte, und Sie gucken, was passt. Die ist zu persönlich?	Die Therapeutin hilft der Klientin mit Explizierungen.
K:	Ja.	
T:	Dass es so ein Gefühl gibt, das geht mir auch viel zu nah?	
K:	Ja.	
T:	Ok. D.h. aber auch, dass es so ein Gefühl gibt, dass die Frau X. gerade fett über Ihre Grenze gelatscht ist.	
K:	... *(längere Pause)* ... Ja.	
T:	Ok. Wenn das Ihr Gefühl ist, dann muss ich erst einmal eine ganz dicke Entschuldigung aussprechen. Denn mir ist es total wichtig, dass Ihre Grenzen hier sicher sind. Und ich möchte das überhaupt nicht, Ihre Grenzen zu überschreiten. Aber das ist offensichtlich gerade passiert. Und das tut mir leid. Das liegt möglicherweise daran, dass ich gerade nicht gemerkt habe, dass da eine Grenze ist. Und ich weiß nicht, ob das für Sie ok ist: Ich verspreche Ihnen, ich bin da vorsichtig. Ich hoffe, das ist auch	Die Therapeutin entschuldigt sich für die Grenzüberschreitung und sendet entsprechende komplementäre Beziehungsbotschaften. Und sie bittet die Klientin, sie auf unabsichtliche Grenzüberschreitungen hinzuweisen.

	schon deutlich geworden. Aber Sie dürfen jeder Zeit sagen: Das war nicht vorsichtig genug.	
K:	Das war nicht vorsichtig genug!	Dies macht die Klientin auch direkt.
T:	Ok. Und jetzt soll ich den Mund halten? Oder was wäre gut?	Dies gibt der Therapeutin die Gelegenheit, direkt zu beweisen, dass sie das, was sie verspricht, auch hält: Die Klientin bestimmt, was in der Therapie passiert und wie weit sie gehen möchte.
K:	Ja.	
T:	Ok. D. h. es wäre gut, Sie nehmen sich einen Moment und gucken einfach, wann Sie wieder reden möchten, ob Sie wieder reden möchten?	
	(Vierminütiges Schweigen)	Und die Klientin prüft, ob sich die Therapeutin daran hält, indem sie erst schweigt ...
K:	Und was machen wir jetzt?	... und die Therapeutin dann auffordert, sie wieder einzuschränken.
T:	Das, was Sie wollen.	Die Therapeutin folgt dieser Aufforderung aber nicht, sondern bleibt konsequent bei ihrer Beziehungsgestaltung.
K:	Ja. Ich mein ... jetzt hätte ich ja später den Termin. Ich weiß auch nicht, was ich machen soll.	Daraufhin bringt die Klientin ein neues Thema ein.
T:	Ja. Ok. D. h., das mit dem Termin beschäftigt Sie schon?	Und die Therapeutin geht vorsichtig darauf ein.
K:	Ja.	
T:	Ok. Möchten Sie denn, dass wir über das Thema noch mal sprechen?	
K:	Ja.	
T:	Und Sie überlegen, ob Sie dahin gehen wollen, zu dem Termin?	
K:	Ja.	
T:	Wenn Sie wollen, sagen Sie noch mal, was die Gründe dafür und dagegen sind.	Sie macht der Klientin ein Arbeitsangebot (verbunden mit Komplementarität).
K:	Vielleicht können die mir helfen. Vielleicht wissen die was, was ich machen kann, um da wieder rauszukommen.	Dieses Angebot nimmt die Klientin auch an.
T:	Ok. Es wäre schon gut, da noch mehr Unterstützung zu haben. Und vielleicht wäre das eine Anlaufstelle.	
K:	Ja ... Aber es ist da ja das letzte Mal so blöd gelaufen. Dass ich schon denke, ist das gut?	
T:	Wenn es ok ist, würde ich da gerne noch mal nachfragen. Es gibt irgendwie auch	Die Therapeutin nutzt auch dieses neue Thema, um behutsam und schrittweise

	eine Seite, die sagt: Nach dem, was die gemacht haben, will ich die nicht mehr sehen.	das System der Klientin zu verstehen und die verschiedenen Anteile der Klientin zu markieren.
K:	Bisschen schon.	
T:	Ja. Und ist das die kämpferische Seite, die sagt: So lasse ich nicht mit mir umgehen?	
K:	Ja. Kann man schon sagen.	
T:	Und sagen Sie noch mal – immer wenn Sie wollen, Sie gucken einfach, was Sie sagen wollen und was nicht – was haben die denn gemacht, dass Ihre kämpferische Seite jetzt denkt: Das geht gar nicht!	Da die Klientin wieder mitgeht, versucht die Therapeutin weiterhin, mit der Klientin diese Seite kennenzulernen.
K:	Naja. Ich hatte einen Termin ausgemacht. Und als ich dann da war, haben die gesagt, das geht nicht, es ist was dazwischen gekommen. Und dann denke ich: Ja. So ist das.	Die Klientin deutet an, was in diesem Fall die Kränkung gewesen ist.
T:	So ist das. Die sind nicht zuverlässig? Die machen Zusagen, die die nicht einhalten.	
K:	Ja. Und irgendwie auch, dass die ...	
T:	... Ihr Problem gar nicht so ernst zu nehmen scheinen.	Die Therapeutin versucht durch eine Explizierung die Klientin darin zu unterstützen, sich und ihre Kränkung und damit ihre Motivation besser zu verstehen.
K:	Ja. Und dass ich mir auch denke: Wollen die mir überhaupt helfen?	
T:	Ah. Ok. Dass Sie auch so ein Gefühl haben, die haben gar keinen Bock auf Sie?	In der eingebrachten Situation scheint sich die Klientin durch die Aktivierung ihres Wichtigkeits- und ihres Soldiaritätsschemas verletzt zu fühlen.
K:	Bisschen schon. Ja.	
T:	Ja. Und dann denkt Ihre kämpferische Seite: Wenn die keinen Bock auf mich haben, dann sind die mir auch scheißegal! Dann scheiß ich auf die!	Daraufhin wird die kompensatorische, kämpferische Seite aktiviert, die andere Personen schnell abschreibt. Dies expliziert die Therapeutin.
K:	Ja.	
T:	Ok. Und ich weiß gar nicht, ob das für Sie passt. Aber ich versuche mich ja immer so einzufühlen ... Ich finde es cool, dass es Ihre kämpferische Seite gibt, die denkt: Wenn Leute keinen Bock auf mich haben, können die mich mal. Denn wenn die anspringt, fühlen Sie sich stark. Aber ich glaub, das könnte auch so was auslösen wie: Ich brauche aber Hilfe und	Die Therapeutin validiert die Ressource, die in der Kompensation enthalten ist, greift aber auch die verletzte Seite noch mal auf.

	selbst die, deren Job das ist, haben keinen Bock auf mich. Ich könnte mir vorstellen, dass mich das auch treffen würde. Aber ich weiß nicht, ob das bei Ihnen auch der Fall ist.	
K:	Ja klar, trifft mich das.	Jetzt kann die Klientin mitgehen und sehen, dass es auch eine Verletzung gibt.
T:	Ja.	
K:	Aber wenn das so ist ...	
T:	Ja. Ich sag mal meinen Eindruck und Sie schauen, ob das passt. Mein Eindruck ist, es gibt diese Seite, die getroffen ist und dann gibt es diese kämpferische Seite, die stellt sich direkt davor und denkt: Wenn das so ist, dann bin ich raus.	Die Therapeutin versucht, den Zusammenhang zwischen beiden Seiten (verletzte und kompensatorische) deutlich zu machen.
K:	Ja. Und ich brauche die halt. Ich brauche die Informationen.	Die Klientin kann dies bestätigen und bringt einen weiteren Aspekt ein.
T:	Ah. Sie sagen: Dass die kämpferische Seite da so einen Cut macht, hat auch Nachteile für Sie. Dass Sie nämlich keine Unterstützung bekommen.	Diesen greift die Therapeutin direkt auf: Der kompensatorische Anteil beinhaltet nicht nur Ressourcen, sondern verursacht auch Kosten.
K:	... Das verstehe ich nicht.	Die Klientin kann an dieser Stelle nicht mitgehen.
T:	Soll ich noch mal erklären, was ich meine?	Die Therapeutin holt sich die Erlaubnis, dabei zu bleiben (als Autonomie- und Grenzkomplementarität).
K:	Ja.	
T:	Mein Eindruck ist, ich bin aber nicht sicher, ob Sie den teilen, die machen was, was einen Teil von Ihnen trifft. Und dann gibt es die kämpferische Seite, die sagt: Ihr könnt mich mal. Ich will mit Euch nichts zu tun haben. Und die schützt den Teil davor, so verletzt zu sein. Indem die denkt: Die brauchen wir überhaupt nicht. Das ist ja gut. Aber in der Realität brauchen Sie Unterstützung für den konkreten Fall, der jetzt ansteht.	Die Therapeutin fasst das bisher Erarbeitete noch einmal zusammen.
K:	Ja.	
T:	D. h., die Seite schützt Sie vor dem Scheiß-Gefühl, verhindert aber, dass Sie real Unterstützung bekommen können.	Und arbeitet noch mal Vor- und Nachteile der Kompensation heraus.
K:	Aber ich würde ja gar keine Unterstützung bekommen.	Dieser Punkt ist für die Klientin schwierig, da sie in ihrem Erleben „hängen gelassen" wird.

T:	Ja? … Eigentlich wissen Sie es nicht, oder?	Da die Klientin zu diesem Zeitpunkt in der Sitzung gut mitgehen kann, traut sich die Therapeutin, der Klientin eine alternative Sichtweise zur Verfügung zu stellen.
K:	Ja. Eigentlich weiß ich es nicht.	
T:	Aber ich könnte mir vorstellen, dass Ihre kämpferische Seite das sagt. Denn das ist ja auch ein Schutz, wenn die sagt: Die taugen eh nichts. Die werden mir eh nicht helfen. Dann müssen Sie auch nicht noch einmal hingehen und laufen Gefahr, noch mal verletzt zu werden.	Weil die Klientin nach wie vor inhaltlich folgen kann, arbeitet die Therapeutin weiter mit der Klientin in die eingeschlagene Richtung: Hier wird der Aspekt aufgegriffen, dass die Weltsicht des kompensatorischen Anteils vor Verletzungen schützt, aber nicht unbedingt der Realität entsprechen muss.
K:	Ja.	
T:	Sie haben ja am Anfang gesagt, dass Sie sich so hin- und hergerissen fühlen bezüglich des Termins. Würden Sie sagen, das könnte es ein Stück weit erklären. Dass die kämpferische Seite sagt: Geh nicht hin. Hinterher verletzen die dich wieder. Das haben wir nicht nötig.	Die Therapeutin wendet das über das System der Klientin Erarbeitete auf die aktuelle Problemsituation an. Ziel ist es weiterhin, dass die Klientin ein Verständnis dafür entwickelt, wie sie funktioniert.
K:	Ja.	
T:	Und gleichzeitig gibt es eine andere Seite, die denkt: Unterstützung wäre gut.	
K:	Ja … Aber hinterher haben die wieder keine Zeit für mich. Dann sollen die jetzt erst mal warten.	Das Fokussieren auf das Bedürfnis nach Unterstützung aktiviert hier die kämpferische Seite.
T:	D. h., die kämpferische Seite ist eigentlich richtig sauer, oder?	Auf diese geht die Therapeutin dann direkt ein.
K:	Ist doch klar, oder? … Würden Sie gerne warten, wenn Sie da extra hingehen?	Durch die Triggerung motiviert fordert die Klientin die Therapeutin auf, ihre Sichtweise zu bestätigen.
T:	Wissen Sie, ich weiß gar nicht, ob mich Warten an der Stelle so stören würde. Ich finde aber auch, dass das nicht das Wichtige ist. Weil ich höre, dass es Sie total stört. Und das ist für mich das Relevante, dass Sie sagen, das geht für mich gar nicht. Und so wie ich Ihre kämpferische Seite bislang kenne, finde ich das total nachvollziehbar. Denn ich glaube, die hat ein ganz feines Alarmsystem. Und die hat irgendwann entschieden: Ich lass mich nicht schlecht behandeln.	Eine Bestätigung der Realitätssicht wäre allerdings für die Therapie ungünstig. Deshalb macht die Therapeutin deutlich, dass sie diese Sicht nicht teilt, allerdings ohne die Sicht der Klientin in Frage zu stellen. Vielmehr äußert sie Interesse an der Sicht der Klientin und macht deutlich, dass diese (auch wenn es nicht die einzig mögliche Sicht ist) in sich logisch und verstehbar ist. Dies wirkt validierend.
K:	Ne. Lass ich auch nicht.	Bei der Klientin ist weiterhin die kämpferische Seite dominierend.

T:	Ja. Ganz genau. Und wenn die Seite schlechte Behandlung auch nur ahnt, dann schlägt sie Alarm.	Die Therapeutin nutzt diese Aktivierung, um diese Seite besser zu verstehen.
K:	Ja.	
T:	Ja. Und ich glaube, die hat auch scharfe Waffen.	
K:	Ja.	
T:	Ja. Und wissen Sie, dass, wenn die Überlegung stimmt, dass es dahinter eine verletzte Seite gibt, dann ist das ja auch gut, dass die scharfe Waffen hat. Weil sie die verletze Seite schützt. Dummerweise hat die kämpferische Seite offensichtlich den Nachteil, dass sie dann auch wenig kompromissbereit ist.	Wieder werden Nutzen und Kosten der Kompensation herausgearbeitet. Mit den Kosten wird aber auch spürbar, dass diese Seite Teil des Problems ist.
K:	Ja. Das sind die anderen dann ja auch selber schuld.	Diesem Aspekt will oder kann sich die Klientin an diesem Punkt noch nicht stellen. Deshalb fokussiert sie auf andere Personen als Problem.
T:	Ok. Es geht mir auch gar nicht um die anderen. Es geht mir um Sie. Und mein Eindruck ist, Sie selber haben auch einen Nachteil. Dass Sie nämlich in dem Gerichtsverfahren keine Unterstützung haben.	Ein Aspekt, den die Therapeutin nicht bestätigen kann. Gleichzeit verhält sie sich aber komplementär zum Wichtigkeitsmotiv.
K:	Ja. Da hat mich dieser Rechtsanwalt echt in die Scheiße geritten.	Die Klientin bleibt dabei: Die anderen machen etwas falsch und sind das Problem. Nicht sie.
T:	Ja. Sie haben den Eindruck, der hat Sie richtig schlecht beraten.	Da die Klientin dies gerade stark betonen muss, greift die Therapeutin den Aspekt in einer Verbalisierung (ohne Bestätigung) auf.
K:	Ja. Das hat er. Der wollte Geld verdienen.	
T:	Ja. Der macht seinen Job wahrscheinlich, um Geld zu verdienen. Und ich kann das nicht beurteilen, was juristisch der beste Rat ist. Aber ich weiß auch, dass Sie deswegen nicht bei mir sind. D.h., ich kann nicht beurteilen, was der richtig oder falsch gemacht hat, oder ob das Gerichtsverfahren Aussicht hat oder nicht. Aber was ich sehe ist, dass Ihre kämpferische Seite total wichtig für Sie ist, dass die aber gleichzeitig auch verhindert, dass Sie sich die Unterstützung holen können, die Sie brauchen.	Die Therapeutin macht noch einmal deutlich, dass sie die Sicht der Klientin nicht bestätigt, und versucht, wieder auf das innere System der Klientin zu lenken.
K:	Ja. Das stimmt.	Jetzt kann die Klientin dem folgen.

T:	Und das finde ich schade. Weil das heißt – obwohl die total für Sie einsteht –, sorgt die auch dafür, dass Sie an bestimmten Stellen zu kurz kommen.	Da es für die Klientin bisher schwer war zu sehen, dass die Kompensation Vor-, aber auch Nachteile hat, geht die Therapeutin erneut darauf ein.
K:	Ja. Aber die wollen mir ja nicht helfen.	Und es bleibt für die Klientin schwierig: Die anderen sind das Problem, nicht sie.
T:	Ich weiß nicht. Ich könnte mir vorstellen – wenn Sie doof finden, was ich sage, sagen Sie es einfach – aber ich könnte mir vorstellen, dass Ihre kämpferische Seite gut darin ist, die mal eben einen Kopf kürzer zu machen. Und ich könnte mir auch vorstellen, dass die dann nicht mehr besonders hilfreich sind.	Die Therapeutin versucht nun herauszuarbeiten, dass das Verhalten anderer auch eine Reaktion auf das Verhalten der kompensatorischen Seite der Klientin ist, die auf massive Strategien zurückgreift.
K:	Ja. Aber ich lass mir das auch nicht gefallen.	Dem kann die Klientin ein Stück weit folgen. Betont aber noch mal die Motivation dieses Anteils.
T:	Ja. Ich verstehe das auch. Aber was Sie eigentlich sagen ist: Das stimmt. Ich mach die einen Kopf kürzer und dann helfen die mir nicht mehr. Aber ich habe einen guten Grund dafür. Und der gute Grund ist, dass ich für meine Rechte kämpfe.	Diesen Grund greift die Therapeutin auch auf. Gleichzeit ist es ihr aber auch wichtig, dass die Erkenntnis, dass die Strategien zu negativen Reaktionen anderer Personen beitragen, stärker wird.
K:	Ja. Spricht da was dagegen?	Durch diesen Aspekt fühlt sich die Klientin angegriffen und greift indirekt zurück an.
T:	Ich will das nicht in Frage stellen. Mein Punkt ist nur: Ich sehe, es geht Ihnen nicht gut. Und so wie die Situation ist, kann sie irgendwie nicht bleiben. Und ich glaube, wir sind da gerade an einem wichtigen Punkt gewesen. Und wenn wir den genauer verstehen und einen Fuß in die Tür kriegen würden, ob es dann nicht viel besser laufen könnte.	Die Therapeutin reagiert wieder gelassen und zugewandt und betont, dass sie die Klientin nicht angreifen, sondern ihr helfen möchte. Darüber hinaus macht sie der Klientin Hoffnung, dass etwas für die Klientin Gutes aus der Auseinandersetzung mit den schwierigen Aspekten resultieren kann.
K:	Ja … ok.	Dies besänftigt die Klientin wieder.
T:	Und was wir bislang wissen ist: Sie haben eine kämpferische Seite, die schützt Sie und die ist radikal. Die macht andere einen Kopf kürzer. Das führt dazu, dass Sie keine Unterstützung haben, dass Sie den Kontakt abbrechen oder die anderen dazu bringen, gar nicht mehr bemüht zu sein. Und damit sag ich nicht, die kämpferische Seite soll aufhören. Weil ich glaube, die hat gute Gründe.	Die Therapeutin führt durch eine Zusammenfassung der Aspekte (Strategien, Nutzen, Kosten) der kompensatorischen Seite zurück zum Thema und versucht, die Klientin zu motivieren, weiter ihr System zu erforschen, um neue Ansatzpunkte zu erhalten.

	Aber – ich sag mal meine Idee und Sie sagen, wenn es Quatsch ist – meine Idee ist, wenn wir die Gründe verstehen und verstehen, warum sich die Seite so entwickelt hat und das so macht, dann könnten wir überlegen, ob wir die nutzen können. Denn da ist ja viel Energie hinter. Dass Sie sich anders schützen können. Vielleicht in einer Art und Weise, die weniger Kosten macht.	
K:	Wie? Die bauen doch da Scheiße. Und jetzt soll ich was anders machen?	Die Klientin reagiert erneut getriggert.
T:	Ok. Wenn ich das richtig verstehe, ist bei Ihnen gerade angekommen: Die versauen es und Sie müssen sich drum kümmern.	Die Therapeutin versucht zu verstehen und herauszuarbeiten, was die Klientin getriggert hat.
K:	Die bauen doch da Scheiße. Und jetzt soll ich mir das gefallen lassen? ... Ne! ... Wie kommen Sie bloß darauf?	
T:	Ich bin nicht sicher, ob ich das schon ganz verstehe. Aber irgendwie finden Sie meinen Vorschlag gerade total blöd.	
K:	Also ... offensichtlich!	
T:	Ja. Und möglicherweise finden Sie auch unterschiedliche Aspekte daran blöd. Und einer scheint zu sein, dass Sie den Eindruck haben, ich würde sagen, Sie sollen sich das gefallen lassen. Schlechte Behandlung.	Aufgrund ihrer Schemata hat die Klientin verstanden: „Lassen Sie sich negative Dinge gefallen." Und dies aktiviert die kämpferische Seite.
K:	Ja. Haben Sie ja gerade gesagt.	
T:	Ja. Das ist das, was Sie gehört haben. Das war allerdings nicht der Punkt, um den es mir ging. Ich verstehe, dass Ihre kämpferische Seite gerade sagt: Jetzt ist die Frau X. auch noch so eine. Ich soll mich schlecht behandeln lassen.	Die Therapeutin stellt richtig, dass sie das nicht gemeint hat, kommuniziert aber auch Verständnis mit der kämpferischen Seite und greift deren Erleben auf.
K:	Ja.	
T:	Weil das ja heißen würde, dass ich sage, die soll weg, die soll nicht mehr kämpfen, mit Ihnen soll man machen können, was man will?	
K:	... Das ist ein Scheiß-Vorschlag!	
T:	Ja. Das würde ich auch einen Scheiß-Vorschlag finden, wenn ich das so gesagt hätte. Mein Eindruck ist – aber vielleicht liege ich falsch – mein Eindruck ist, dass es	Die Therapeutin validiert das Erleben der Klientin als in sich nachvollziehbar, macht aber auch deutlich, dass sie das von der Klientin gehörte nicht so gemeint hat.

	für die Seite nur zwei Möglichkeiten gibt. Die eine ist: Maximales Feuerschwert und jeder der zuckt, zuckt nicht mehr. Und die Alternative ist, sich alles gefallen zu lassen.	Darüber hinaus nutzt die Therapeutin die aktuelle Situation dazu, die Sicht der kämpferischen Seite herauszuarbeiten.
K:	Ja.	
T:	Und meine Idee ist, ob man gucken kann, ob man was dazwischen findet.	Dann bietet sie eine alternative Sicht an.
K:	Mh ...	
T:	Irritierend?	
K:	Ja. Weil das heißt, dass ich irgendwas machen soll.	Eine Irritation des Systems kann für die Entwicklung neuer Sichtweisen und Ansatzpunkte hilfreich sein. Dies beinhaltet aber auch, dass die Klientin Teil des Problems ist und zur Lösung beitragen kann.
T:	Ja. Das würde es heißen. Das finden Sie scheiße.	
K:	Das ist scheiße!	
T:	Sagen Sie mal, was finden Sie scheiße dran?	
K:	... Ich kann ja nichts dafür, dass die mich so behandeln ...	Der Aspekt, dass sie Teil des Problems ist, und nicht nur die anderen, ist für die Klientin aber schwer anzunehmen.
T:	Dass die Seite sagt: Die behandeln mich schlecht. Aber ich ziehe mir den Schuh nicht an. Dafür gibt es keinen Grund.	
K:	Ja. Auf jeden Fall. Ich lass mich nicht schlecht behandeln. Und wenn die blöd zu mir sind, dann kriegen sie das zurück.	
T:	Und irgendwie ist Ihr Gefühl, dass Sie denen, wenn Sie weniger kämpfen, Recht geben? Dass man Sie zu Recht schlecht behandelt.	Da dieser Punkt bereits häufiger aufgetreten ist, versucht die Therapeutin herauszufinden, was es der Klientin so schwer macht.
K:	Ja. Ich würde das dann ja auch zulassen und mir das gefallen lassen.	
T:	Das hat in Ihrem Gefühl auch etwas Demütigendes. So als würden Sie sich klein machen und unter die anderen stellen?	Dies hat unmittelbar mit den Funktionen der Kompensation zu tun. Die im Folgenden weiter exploriert und expliziert werden.
K:	Ja.	
T:	Und irgendwann hat sich die kämpferische Seite entschieden: Das passiert mir nie wieder. Ich lasse mich nicht mehr demütigen.	
K:	Ja!	
T:	Und es sich gefallen lassen, hat etwas von „Dem anderen zustimmen"? Dass das auch rechtens ist, Sie zu demütigen.	

K:	Ja.	Dabei kann die Klientin mitgehen und die kämpferische Seite wird zunehmend klarer.
T:	Ja. Ich möchte Ihnen nicht zu nahetreten. Aber ich möchte auch gerne, dass Sie wissen, was ich denke und Sie gucken dann, was damit ist. Das könnte heißen, es gibt in Ihnen auch eine Seite, die sich gedemütigt fühlt, die vielleicht auch gedemütigt wurde und die das ganz schlimm fand.	Die Therapeutin versucht daraufhin, auf die verletzte Seite zu fokussieren.
K:	... Ja. Das ist so.	
T:	Und Demütigung ist ein schlimmes Gefühl. Und man hat das Gefühl, man ist so klein. Und fühlt sich total wertlos und verachtet.	Da die Klientin mitgeht, bleibt die Therapeutin bei diesem Anteil und expliziert dessen Gefühle und damit Aspekte des Schemas.
K:	*(traurig und stark angespannt)* Ja.	Dies führt bei der Klientin zu einer Schemaaktivierung.
T:	Und die Seite meldet sich auch gerade.	
K:	Ja.	
T:	Und die macht ein schlimmes Gefühl und Druck.	
K:	Ja. Macht ein totales Scheiß-Gefühl.	
T:	Ja. Ok. Und das ist wahrscheinlich auch ein Gefühl, das Sie von früher kennen und das Sie häufiger hatten.	
K:	Ja.	
T:	Und auch jetzt, wo ich das so mitfühle ... Es ist umso besser, dass irgendwann die Kämpferin entstanden ist und gesagt hat: Nee. Nicht noch einmal. Das sehe ich ganz anders. Ich habe auch ein Recht darauf, gut behandelt zu werden.	Weil die Klientin auch Emotionsregulationsschwierigkeiten hat und offensichtlich sehr schnell in eine starke Aktivierung kommt, mit der die Klientin dann aber nicht mehr funktional umgehen kann, beruhigt die Therapeutin hier von außen das Schema und reguliert die Anspannung herunter, indem Sie auf die Kompensation fokussiert.
K:	Ja!	
T:	Was denkt die denn über Sie? Die sieht Sie ja eher positiv. Die denkt: Es steht mir auch zu, gut behandelt zu werden?	Durch ihre Fragen versucht die Therapeutin, die Ressourcen (positive Sicht ihrer Person) der Klientin zu aktivieren.
K:	Ja.	Dies gelingt auch.
T:	Täusche ich mich, oder geht die noch ein Stück weiter und sagt: An mir darf man gar nichts kritisch sehen!?	Und die Therapeutin verfolgt wieder die Spur, die kompensatorische Seite besser zu verstehen. An dieser Stelle greift sie einen möglicherweise für die Klientin konfrontativen Aspekt auf: Sich völlig unkritisch und fehlerfrei sehen und das von anderen auch zu fordern.

K:	... Was meinen Sie damit?	Dies ist für die Klientin dann auch erst einmal nicht anzunehmen.
T:	Ja, ich kann das erklären, was ich meine und wie ich drauf komme. Ich habe ja gerade so ein kleines bisschen die Seite mitbekommen, die sich so klein und gedemütigt gefühlt hat. Die fühlt sich richtig mies, richtig krass. Und ich kann mir vorstellen, um sich davor zu schützen und diese Seite auch zu schützen, brauch's auch einen krassen Gegenpol. Und dazu würde passen zu denken: Kritik ist verboten. Mich hat man nicht negativ zu sehen. An mir darf man keinen Fehler sehen. Weil jeder Fehler würde die verletzte Seite direkt wieder verletzen.	Da es konfrontativ und schwierig anzunehmen ist, greift die Therapeutin erst die Not der verletzten Seite als Grund für die Kompensation auf.
K:	Ja. Das passt schon.	Dadurch kann die Klientin besser mitgehen.
T:	Ja. Würden Sie sagen, es geht zu weit zu sagen, es gibt eine kleine verletzte Seite, die auch schlecht über sich denkt. Und die kämpferische Seite, die mit dem Feuerschwert durch die Lande zieht und die denkt: Ich lass mir nichts gefallen. Ich lasse mich nicht ungerecht behandeln und bei der kleinsten Kritik und wenn man einen kleinen Fehler bei mir sieht, dann mache ich das nicht mit.	Um die Erkenntnis über das System wirklich explizit zu haben, benennt die Therapeutin beide Seiten noch einmal.
K:	Ja. Kann man sagen, find ich.	Darüber besteht nun auch Konsens.
T:	Ja. Sind schon zwei Extreme. ... Ich meine das nicht negativ, ist nur eine Feststellung: Die Kleine, die sieht nicht viel Gutes an sich, und als Ausgleich sagt die Kämpferin: An mir darf man nichts Negatives sehen.	Die Therapeutin betont, dass beide Seiten (verletzte und kompensatorische) jeweils eine einseitige Sicht vertreten.
K:	Mh.	
T:	Ich weiß gar nicht, ob es geht und ob Sie es sinnvoll finden, aber wenn Sie jetzt von außen auf die beiden gucken: Welche hat denn Recht? Welche trifft die Realität?	Sie versucht, die erwachsene Seite der Klientin zu aktivieren.
K:	Beide nicht.	
T:	Beide nicht. Was meinen Sie?	
K:	Die sind beide zu stark.	
T:	Haben Sie eine Idee, was ein realistisches Bild wäre, was Sie treffen würde, was sich auch ok anfühlen würde?	
K:	Treffen würde?	

T:	Ein Bild, von dem Sie sagen würden, das beschreibt mich. Ich habe Sie so verstanden, dass Sie sagen, die beiden Seiten treffen es beide nicht ganz. Aber als Gegenpol passen die.	
K:	Ob es was anderes gibt?	
T:	Ob es etwas gibt, von dem Sie sagen würden: Das ist eine Sicht über mich, die trifft es realistisch. Ohne traurig zu sein, ohne kämpferisch zu sein, sondern in einem entspannten Zustand.	
K:	Kenne ich gar nicht.	Und es zeigt sich, dass dieser Teil bei der Klientin schwer zu aktivieren und nicht stark ausgeprägt ist.
T:	Ja. Das finde ich ganz wichtig, dass Sie sagen, das kenne ich gar nicht. ... Soll ich was vorschlagen und Sie gucken mal, was Sie davon halten?	
K:	Ok.	
T:	Ich frag mich, ob nicht eine Sicht oder, besser, ein tiefes Gefühl tragen könnte, dass Sie so wie sind in Ordnung sind und dass Sie jemand sind, den man – so wie Sie sind – gerne haben kann. Und den man gerne haben kann, mit den ganzen Stärken und Kompetenzen, die Sie haben, aber auch möglicherweise mit den Fehlern, die Sie haben, und den Dingen, die Sie machen, die nicht immer super laufen. Dass das Gesamtpaket gespürt aber gut ist.	Die Therapeutin unterstützt die Klientin darin, diesen Teil zu entwickeln, indem sie ihr ein Modell einer solchen Sichtweise gibt.
K:	Könnte ich mir nicht vorstellen.	
T:	Ja. Warum nicht?	
K:	...	
T:	Noch nie erlebt?	
K:	Nee.	Bislang scheint es keinen zugänglichen Teil in der Klientin zu geben, der diese Sichtweise teilt. Dies geht zum Teil auf fehlende positive Beziehungserfahrungen zurück.
T:	Wie würden Sie das denn finden, wenn ich sage, ich sehe Sie so?	Diese stellt die Therapeutin der Klientin zur Verfügung.
K:	Glaub ich nicht.	
T:	Glauben Sie nicht? Ich kann mir auch vorstellen, dass Sie das gar nicht glauben können.	
K:	Das nehme ich Ihnen auch nicht ab.	

T:	Ja. Da sind Sie richtig skeptisch. Kann ich mir auch vorstellen. Denn Ihre beiden extremen Seiten sehen das auch anders. Und Sie sagen, ich habe das auch noch nie so erfahren. Und selber sehe ich es auch nicht so. Da müssen Sie ja skeptisch sein.	Die Therapeutin validiert die Skepsis der Klientin als in ihrem System nachvollziehbar. Es ist auch klar, dass neue, korrigierende Beziehungserfahrungen Zeit brauchen, um zu wirken.
K:	Ja.	
T:	Was machen wir denn mit der Situation? Ich sehe es so, und Sie sagen, Sie sind skeptisch. Was völlig in Ordnung ist. Aber ehrlich gesagt fände ich es doof, wenn ich Ihnen jetzt vormachen würde, ich sehe es anders. Wäre es ok, das so nebeneinander stehen zu lassen? Und Sie gucken einfach mal, was Ihre skeptischen Seiten so für Erfahrungen mit mir machen. … Möchten Sie sagen, was Sie denken?	Die Therapeutin hält trotz der Skepsis die positive Haltung der Klientin gegenüber aufrecht, vermeidet aber gleichzeitig, Druck auszuüben, dass die Klientin dieser jetzt trauen muss. Sie schlägt vor, sich Zeit zu nehmen und zu schauen, was passiert.
K:	… *(Pause)* … Sie wollen mich wohl kennenlernen.	Die Klientin bleibt skeptisch und misstrauisch.
T:	Ja. Ich würde Sie gerne kennenlernen. Aber mir ist beim Kennenlernen wichtig, dass es nur so weit geht, wie Sie das auch wollen. Für mich heißt es immer, dass Sie entscheiden, wie weit ich Sie kennenlerne. Aber wenn Sie mich fragen, es gibt einen Teil, der ist neugierig, ohne dass ich Druck mache.	Damit geht die Therapeutin entspannt um: Sie sendet positive Beziehungsbotschaften an das Wichtigkeits- („möchte Sie kennenlernen"), das Autonomie- („kein Druck, sie entscheiden") und das Grenzmotiv („Sie sagen, wie weit").
K:	Ich weiß ja nicht, ob das mit uns passt.	
T:	Es gibt eine Seite die sagt: Vielleicht passt das gar nicht mit der Frau X.	
K:	Ja. Sie stellen mir einfach nicht die richtigen Fragen.	
T:	Ok. Es gibt einen Teil, der sagt, es läuft scheiße hier.	Da es in den letzten Minuten einen sehr nahen Prozess gegeben hat, muss die Klientin nun wieder Distanz schaffen. Sie kritisiert die Therapeutin und die Therapie.
K:	Ja. Finden Sie nicht?	
T:	Wissen sie, mein Gefühl ist ein anderes, ich arbeite total gerne mit Ihnen. Aber das heißt ja nichts für Ihr Gefühl. Das kann ja ein ganz anderes sein. Und Ihr Gefühl scheint gerade zu sagen: Nee. Die Frau X. stellt nicht die richtigen Fragen. Und wenn's ok ist, frag ich noch mal: Was heißt denn das? Ich stelle keine Fragen, die Sie weiterbringen?	Die Therapeutin betont weiterhin ihre positive Haltung der Klientin gegenüber, nimmt aber die gegenteilige Sicht der Klientin validierend ernst und bietet an, das, was die Klientin stört, genauer zu klären.
K:	Ja.	

T:	Ok.	
K:	Die falschen Fragen. Ich mein, ich hab ja nicht viel erwartet als ich hier hingekommen bin. Also mein anderer Psychiater, da bin ich ja schon lange, und der kennt mich ja auch besser, und ich wollte ja EMDR hier machen, aber kein Wort davon.	
T:	Ok. Dass Sie eigentlich sagen: Ich hab nicht viel erwartet, aber ich bin schon ziemlich enttäuscht.	
K:	Ja klar!	
T:	Darf ich noch mal fragen, was Sie enttäuscht hat? Einen Aspekt, den ich gehört habe, ist, ob ich Sie gut unterstützen kann, bei dem was Sie brauchen, bei dem was Sie wollen.	Die Therapeutin bemüht sich, die Kritik der Klientin zu verstehen. Sie expliziert einen Solidaritäts- und einen Kompetenzzweifel.
K:	Ja.	Dies bestätigt die Klientin.
T:	Ok. Ob ich das kann, muss sich natürlich erst zeigen. Was ich Ihnen aber sagen kann, ist: Ich würde gern. Und ich möchte nicht, dass es arrogant klingt, aber so wie ich mich kenne, hat es oft funktioniert. Aber mir ist auch wichtig, Sie nicht zu überreden. Mein Angebot ist: Sie testen es einfach.	Dementsprechend sendet die Therapeutin eine explizite Beziehungsbotschaft an das Solidaritätsmotiv. Bezüglich der Kompetenzfrage macht die Therapeutin deutlich, dass sie sich durchaus als kompetent einschätzt, dass sie sich aber gerne der Überprüfung durch die Klientin stellt.
K:	Ok.	
T:	Ich bin aber nicht sicher, ob es noch mehr Aspekte gibt, bei denen Sie sagen: Ob das mit der Frau X. so passt? Weil die sollten wir ja alle ernst nehmen.	
K:	Ja. Ich frage mich schon, wie das dann so ist, wenn Sie in den Urlaub fahren. Und dann haben Sie keine Zeit für mich.	Der Solidaritätszweifel ist noch nicht ausgeräumt. Er äußert sich hier in der indirekten Forderung auf der Spielebene, dass die Therapeutin keinen Urlaub machen sollte.
T:	Würden Sie sagen, dass geht in eine ähnliche Richtung. Das Sie sagen: Ist die Frau X. eigentlich die Unterstützung, die ich brauche? Kann und will die mich auch so unterstützen?	
K:	Ja.	
T:	Ok. Und ehrlich gesagt: Ich will total gerne! Ich hoffe, es ist deutlich, dass ich mich freue, dass Sie zu mir gekommen sind. Und ich biete Ihnen total gerne meine Unterstützung an. Ich will Ihnen aber auch nichts vormachen. Ich hab auch Urlaubszeiten.	Dem Solidaritätszweifel begegnet die Therapeutin wieder mit einer expliziten Beziehungsbotschaft an das Solidaritätsmotiv. Gleichzeit macht die Therapeutin aber auch deutlich, dass sie der Erwartung, während der Therapie nicht in den Urlaub zu fahren, nicht nachkommen wird.

K:	Sehen Sie! Ich hab mir das schon gedacht.	
T:	Das macht Sie skeptisch, dass ich Urlaubszeiten hab?	
K:	Ja!	
T:	Was sagt denn Ihre skeptische Seite?	
K:	Was mache ich denn, wenn es mir schlecht geht?	
T:	Ja. Dass Sie den Eindruck haben, dann lasse ich Sie hängen?	Die Therapeutin klärt, was die Klientin am Urlaub triggert.
K:	Ja.	
T:	Dass Sie dann gar nicht wissen, was Sie machen sollen?	
K:	Ja.	
T:	Ja. Wissen Sie, ich finde, das ist auch ein Thema. Ich kann Ihnen anbieten: In dem Rahmen, den ich zur Verfügung stellen kann, bin ich ganz für Sie da. Und dazu gehört für mich auch, dass wir gemeinsam gucken, was brauchen Sie darüber hinaus und wie können wir das sicherstellen. Wie können wir das organisieren. Und ich sehe, die Seite bleibt skeptisch. Und vielleicht sagt die: Die hat ja gut reden. Aber die macht trotzdem Urlaub.	Die Therapeutin wiederholt ihr Angebot an Unterstützung im Rahmen der Therapie. Zudem bietet sie Unterstützung an, mit den entsprechenden Grenzen umzugehen und die Klientin damit nicht allein zu lassen.
K:	Ja.	
T:	Das stimmt ja auch. Meine Unterstützung kommt echt von Herzen, aber die hat bestimmte Grenzen. Ich kann Ihnen aber auch sagen, wofür die Grenzen wichtig sind. Dass ich z.B. Urlaub mache. Denn, wenn ich hier mit Ihnen sitze, möchte ich topfit sein. Sonst kann ich nicht gut für Sie da sein. Deshalb sehe ich es auch als meine Aufgabe an, dass ich das sicherstelle, dass Sie sich darauf verlassen können: Die Angebote, die ich Ihnen mache, die stehen. Wenn ich für Sie da bin und das ist alles offen und transparent, dann können Sie sich auf mich verlassen. Und dass ich nichts Falsches zusage, z.B. dann fahre ich nicht in den Urlaub und in einem halben Jahr habe ich Burn-out und bin gar nicht mehr für Sie da. Das fände ich richtig scheiße.	
K:	Ich finde es trotzdem scheiße.	Die Frustration der Spielebene gefällt der Klientin selbstverständlich nicht.
T:	Anders wäre schöner.	

K:	Ja.	
T:	Welche Seite ist denn das, die sich gerade meldet, die sagt: Ich will aber mehr. Ich brauche aber mehr.	Die Therapeutin versucht, diese Seite zum Inhalt des Gesprächs zu machen.
K:	Es ist halt so, dass ... Ich muss ja auch gucken, ob ich mir das mit Ihnen vorstellen kann.	
T:	Sie haben jeder Zeit das Sagen. Aber ich kann mir vorstellen, dass es zwei Seiten in Ihnen gibt, die mit dem Rahmen, den es gibt, etwas Schwierigkeiten haben. Ich kann mir vorstellen, dass es die Seite ist, die oft im Stich gelassen wurde, und die sich dann ganz alleine fühlt. Die ist traurig, wenn sie daran denkt, dass ich Urlaub mache. Und ich glaube, es gibt eine andere Seite, und die ist vielleicht Teil der kämpferischen Seite, die denkt: Ich sorge einfach dafür, dass ich Beziehungen habe, in denen ich das bekomme. Z. B. ich will 365 Tage im Jahr. Ist ja auch schlau. Denn dann muss sich die kleine Seite nicht schlecht fühlen.	Weil es der Klientin alleine nicht leicht fällt, diese Seiten explizit zu machen, bietet die Therapeutin ihr Hypothesen an: Es gibt wieder eine verletzte und eine kompensatorische Seite.
K:	Hab ich so nie gesehen. Find ich passend.	Dies kann die Klientin für sich annehmen.
T:	Ok. D. h., es gibt eine Seite in Ihnen, die um die kleine Seite zu schützen, einen relativ hohen Anspruch hat. Ohne dass ich das wertend meine, rein beschreibend. 365 Tage im Jahr sind viel.	
K:	Ja.	
T:	Und ich fürchte, dass der Anspruch nicht zu leisten ist. Ich verstehe aber die Not dahinter. Und ich kann Ihnen anbieten, dass wir gukken können, was braucht die kleine Seite, damit das aushaltbar ist.	Die Therapeutin macht deutlich, dass sie den extremen kompensatorischen Ansprüchen nicht nachkommen kann, dass sie die verletzte Seite aber auch nicht im Stich lässt.
K:	Mh.	
T:	Ist das soweit erst mal akzeptabel.	
K:	Ja.	Dies genügt für den Moment, um mit der Situation umzugehen.

Literatur

Adams, H.E., Bernat, J.A. & Luscher, K.A. (2001). Borderline personality disorder: an overview. In P.B. Sutker & H.E. Admas (Eds.), *Comprehensive handbook of psychopathology* (pp. 491–507). New York: Kluwer Academic Publishers/Plenum Press.

Agrawal, H.R., Gunderson, J., Bjarne, M., Holmes, B.M. & Lyons-Ruth, K. (2004). Attachment studies with borderline patients: a review. *Harvard review psychiatry, 12*, 94–143. http://doi.org/10.1080/10673220490447218

Aguirre, B. (2014). *Borderline personality disorder in adolescents: what to do when your teen has BPD. A complete guide for families*. Beverly: Fair Winds Press.

American Psychiatric Association (2005). *Leitlinien zur Behandlung der Borderline Persönlichkeitsstörung*. Bern: Hans Huber.

American Psychiatric Association (2013). *Diagnostic and statistical manual of mental disorders (DSM-V)*. Arlington.

American Psychiatric Association (2015). *Diagnostisches und Statistisches Manual Psychischer Störungen DSM-5*. Dt. Ausgabe P. Falkai & H.U. Wittchen. Göttingen: Hogrefe.

Arata, C.M. (2002). Child sexual abuse and sexual revictimization. *Clinical psychology: science and practice, 9*, 135–164. http://doi.org/10.1093/clipsy.9.2.135

Arkowitz, H., Westra, H.A., Miller, W.R. & Rollnick, S. (2008). *Motivational interviewing in the treatment of psychological problems*. New York: Guilford Press.

Arntz, A. (1994). Treatment of borderline personality disorder: a challenge for cognitive-behavioural therapy. *Behaviour research and therapy, 32*, 419–430. http://doi.org/10.1016/0005-7967(94)90005-1

Arntz, A. (2004). Borderline personality disorder. In A.T. Beck, A. Freemann, D.D. Davis, J. Pretzer, B. Fleming, A. Arntz, A. Butler, G. Fusco, K.M. Simon, J.S. Beck, A. Morrison, C.A. Padesky & J. Renton (Eds.), *Cognitive therapy of personality disorders* (pp. 187–215). New York: Guilford Press.

Arntz, A. (2005). Introduction to special issue: cognition and emotion in borderline personality disorder. *Journal of behavior therapy and experiential psychiatry, 36*, 167–172. http://doi.org/10.1016/j.jbtep.2005.06.001

Arntz, A., Dietzel, R. & Dreessen, L. (1999). Assumptions in borderline personality disorder: specificity, stability and relationship with etiological factors. *Behaviour research and therapy, 37*, 545–557. http://doi.org/10.1016/S0005-7967(98)00152-1

Arntz, A., Dreessen, L., Schouten, E. & Weertman, A. (2004). Beliefs in personality disorders: a test with the Personality Disorder Belief Questionnaire. *Behaviour research and therapy, 42*, 1215–1225. http://doi.org/10.1016/j.brat.2003.08.004

Arntz, A., Klokman, J. & Sieswerda, S. (2005). An experimental test of therapy schema mode model of borderline personality disorder. *Journal of behavior therapy and experimental psychiatry, 36*, 226–239. http://doi.org/10.1016/j.jbtep.2005.05.005

Arntz, A. & van Genderen, H. (2010). *Schematherapie bei Borderline-Persönlichkeitsstörung*. Weinheim: Beltz.

Arriola, K.R., Louden, T., Doldren, M.A. & Fortenberry, R.M. (2005). A meta-analysis of the relationship of child sexual abuse to HIV risk behavior among women. *Child abuse & neglect, 29*, 725–746. http://doi.org/10.1016/j.chiabu.2004.10.014

Asarnow, J.R., Porta, G., Spirito, A., Emslie, G., Clarke, G., Wagner, K.D., Vitiello, B., Keller, M., Birmaher, B., McCracken, J., Mayes, T., Berk, M. & Brent, D.A. (2011). Suicide attempts and nonsuicidal self-injury in the treatment of resistant depression in adolescents: findings from the TORDIA study. *Journal of the american academy of child & adolescent psychiatry, 50*, 772–781. http://doi.org/10.1016/j.jaac.2011.04.003

Bales, D., van Beek, N., Smits, M., Willemsen, S., Busschbach, J.J.V., Verheul, R. & Andrea, H. (2012). Treatment outcome of 18-month, day hospital mentalization-based treatment (MBT) in patients with severe borderline personality disorder in the netherlands. *Journal of personality disorders, 26*, 568–582. http://doi.org/10.1521/pedi.2012.26.4.568

Bandelow, B., Krause, J., Wedekind, D., Broocks, A., Hajak, G. & Rüther, E. (2005). Early traumatic life events, parental attitudes, family history, and birth risk factors in patients with borderline personality disorder and healthy controls. *Psychiatry research, 134*, 169–179. http://doi.org/10.1016/j.psychres.2003.07.008

Barnicot, K., Katsakou, C., Marougka, S. & Priebe, S. (2011). Treatment completion in psychotherapy for borderline personality disorder – a systematic review and meta-analysis. *Acta psychiatrica scandinavica, 123*, 327–338. http://doi.org/10.1111/j.1600-0447.2010.01652.x

Barnow, S., Herpertz, S., Spitzer, C., Dudeck, M., Grabe, H.J. & Freyberger, H.J. (2006). Kategoriale versus dimensionale Klassifikation von Persönlichkeitsstörungen: Sind dimensionale Modelle die Zukunft?. *Fortschritte der Neurologie und Psychiatrie, 74*, 706–713. http://doi.org/10.1055/s-2005-915593

Barnow, S., Rüge, J., Spitzer, C. & Freyberger, H.J. (2005). Temperament und Charakter bei Personen mit Borderline-Persönlichkeitsstörung. *Nervenarzt, 76*, 839–848. http://doi.org/10.1007/s00115-004-1810-8

Bateman, A.W. & Fonagy, P. (2008). *Psychotherapie der Borderline-Persönlichkeitsstörung: Ein mentalisierungsgestütztes Behandlungskonzept*. Gießen: Psychosozial-Verlag.

Bateman, A.W. & Fonagy, P. (2011). Borderline-Persönlichkeitsstörung und Mentalisierungsbasierte Therapie (MBT). In B. Dulz, S.C. Herpertz, O.F. Kernberg & U. Sachsse (Hrsg.), *Handbuch der Borderline-Störungen* (S. 566–575). Stuttgart: Schattauer.

Baumann, N. & Kuhl, J. (2003). Self-infiltration: Confusing assigned tasks as self-selected in memory. *Personality and social psychology bulletin, 29*, 487–497. http://doi.org/10.1177/0146167202250916

Beck, A.T., Freemann, A., Pretzer, J., Davis, D.D., Fleming, B., Ottaviani, R., Beck, J.S., Simon, K.M., Padesky, C.A., Meyer, J. & Trexler, L. (1999). *Kognitive Therapie der Persönlichkeitsstörungen*. Weinheim: Beltz.

Beck, A.T., Rush, A.J., Shaw, B.F. & Emery, G. (1981). *Kognitive Therapie der Depression*. München: Urban & Schwarzenberg.

Beck, J. (2014). *Probleme in der Therapie – was tun? Kognitive Therapie für schwierige Fälle*. Tübingen: dgvt-Verlag.

Becker, D.F., Grilo, C.M., Edell, W.S. & McGlashan, T.H. (2000). Comorbidity of borderline personality disorder with other personality disorders in hospitalized adolescents and adults. *American journal of psychiatry, 157*, 2011–2016. http://doi.org/10.1176/appi.ajp.157.12.2011

Berg, I.K. & Miller, S.D. (2009). *Kurzzeittherapie bei Alkoholproblemen. Ein lösungsorientierter Ansatz*. Heidelberg: Carl-Auer.

Bockers, E. & Knaevelsrud, C. (2011). Reviktimisierung: Ein bio-psycho-soziales Vulnerabilitätsmodell. *Psychotherapie, Psychosomatik, medizinische Psychologie, 61*, 389–397. http://doi.org/10.1055/s-0030-1270519

Bockers, E. & Knaevelsrud, C. (2014). Sexuelle Reviktimisierung. Bindungsbezogene Angst als zugrundeliegender Mechanismus. *Psychotherapie im Dialog, 1*, 78–80.

Bohus, M. (2002). *Borderline-Störungen*. Göttingen: Hogrefe.

Bohus, M. (2007a). Zur Versorgungssituation von Borderline-Patienten in Deutschland. *Persönlichkeitsstörungen Theorie und Therapie, 11*, 149–153.

Bohus, M. (2007b). Die dialektisch-behaviorale Therapie für Borderline-Störungen – ein störungsspezifisches Behandlungskonzept. In G. Dammann & P.L. Janssen (Hrsg.), *Psychotherapie der Borderline-Störungen. Krankheitsmodelle und Therapiepraxis – störungsspezifisch und schulenübergreifend* (S. 109–128). Stuttgart: Thieme.

Bohus, M. (2008). Borderline-Persönlichkeitsstörungen. In M. Hermer & B. Röhrle (Hrsg.), *Handbuch der therapeutischen Beziehung, Band 2, Spezieller Teil* (S. 1079–1104). Tübingen: dgvt.

Bohus, M. (2011). Die dialektisch-behaviorale Therapie für Borderline-Störungen. In B. Dulz, S.C. Herpertz, O.F. Kernberg & U. Sachsse (Hrsg.), *Handbuch der Borderline-Störungen* (S. 619–639). Stuttgart: Schattauer.

Bohus, M., Dyer, A., Priebe, K., Krüger, A., Kleindienst, N., Schmahl, C., Niedtfeld, I. & Steil, R. (2013). Dialectical behaviour therapy for posttraumatic stress disorder after childhood sexual abuse in patients with and without borderline personality disorder: a randomised controlled trial. *Psychotherapy and psychosomatics, 82*, 221–233. http://doi.org/10.1159/000348451

Bohus, M., Dyer, A., Priebe, K., Krüger, A. & Steil, R. (2011). Dialektisch Behaviorale Therapie für Posttraumatische Belastungsstörung nach sexualisierter Gewalt in der Kindheit und Jugend (DBT-PTSD). *Psychotherapie, Psychosomatik, Medizinische Psychologie, 61*, 140–147. http://doi.org/10.1055/s-0030-1263162

Bohus, M., Haaf, B., Simms, T., Limberger, M.F., Schmahl, C., Unckel, C., Lieb, K. & Linehan, M.M. (2004). Effectiveness of inpatient dialectical behavioral therapy for borderline personality disorder: a controlled trial. *Behaviour research & therapy, 42*, 487–499. http://doi.org/10.1016/S0005-7967(03)00174-8

Bohus, M. & Höschel, K. (2006). Psychopathologie und Behandlung der Borderline-Störung. *Psychotherapeut, 51*, 261–270. http://doi.org/10.1007/s00278-006-0497-7

Bohus, M., Limberger, M.F., Frank, U., Sender, I., Gratwohl, T. & Stieglitz, R.D. (2001). Entwicklung der Borderline-Symptom-Liste. *Psychotherapie, Psychosomatik, Medizinische Psychologie, 51*, 201–211. http://doi.org/10.1055/s-2001-13281

Bohus, M. & Remmel, A. (2004). Zum Umgang mit Suizidalität in der Borderline-Therapie. *Persönlichkeitsstörungen: Theorie und Therapie, 8*, 11–16.

Bohus, M. & Schmahl, C. (2006). Psychopathologie und Therapie der Borderline-Persönlichkeitsstörung. *Ärzteblatt, 103*, 3345–3352.

Bohus, M. & Schmahl, C. (2007). Psychopathologie und Therapie der Borderline-Persönlichkeitsstörung. *Nervenarzt, 78*, 1069–1081. http://doi.org/10.1007/s00115-007-2341-x

Bohus, M. & Wagner, A.W. (2005). Dialektisch-behaviorale Therapie früh traumatisierter Patientinnen mit Borderline-Störung. In U.T. Egle, S.O. Hoffmann & P. Joraschky (Hrsg.), *Sexueller Missbrauch, Misshandlung, Vernachlässigung. Erkennung, Therapie und Prävention der Folgen früher Stresserfahrungen* (S. 570–596). Stuttgart: Schattauer.

Bohus, M. & Wolf-Arehult, M. (2012). *Interaktives Skillstraining für Borderline-Patienten. Das Therapeutenmanual.* Stuttgart: Schattauer.

Bradley, R., Conklin, C.Z. & Westen, D. (2007). Borderline personality disorder. In W. O'Donohue, K.A. Fowler & S.O. Lilienfield (Eds.), *Personality disorders. Towards the DSM-V* (pp. 167–202). Thousand Oaks: Saga Publications.

Breil, J. & Sachse, R. (2011). Klärungsorientierte Verhaltenstherapie der Borderline Persönlichkeitsstörung. In B. Dulz, S.C. Herpertz, O.F. Kernberg & U. Sachsse (Hrsg.), *Handbuch der Borderline-Störung* (S. 652–666). Stuttgart: Schattauer.

Bronisch, T. (2001). Neurobiologie der Persönlichkeitsstörungen mit dem Schwerpunkt Borderline-Persönlichkeitsstörungen. *Psychotherapie, 6*, 233–246.

Brown, M.Z., Comtois, K.A. & Linehan, M.M. (2002). Reasons for suicide attempts and nonsuicidal self-injury in women with borderline personality disorder. *Journal of abnormal psychology, 111*, 198–202. http://doi.org/10.1037/0021-843X.111.1.198

Brunner, R., v. Ceumern-Lindenstjerna, I., Renneberg, B. & Resch, F. (2003). Borderline Persönlichkeitsstörung im Jugendalter: Klinische und klassifikatorische Probleme der Diagnosesicherung. *Verhaltenstherapie & Verhaltensmedizin, 24*, 365–381.

Brunstein, J.C. (1993). Personal goals and subjective well-being: A longitudinal study. *Journal of personality and social psychology, 65*, 1061–1070. http://doi.org/10.1037/0022-3514.65.5.1061

Brunstein, J.C. (1995). *Motivation nach Mißerfolg*. Göttingen: Hogrefe.

Brunstein, J.C. (2001). Persönliche Ziele und Handlungs- versus Lageorientierung: Wer bin- det sich an realistische und bedürfniskongruente Ziele? *Zeitschrift für Differentielle und Diagnostische Psychologie, 22*, 1–12. http://doi.org/10.1024//0170-1789.22.1.1

Brunstein, J.C., Lautenschlager, U., Nawroth, B., Pöhlmann, K. & Schultheiß, O. (1995). Persönliches Anliegen, soziale Motive und emotionales Wohlbefinden. *Zeitschrift für Differentielle und Diagnostische Psychologie, 16*, 1–10.

Buchheim, A. (2011). Borderline-Persönlichkeitsstörung und Bindungserfahrungen. In B. Dulz, S.C. Herpertz, O.F. Kernberg & U. Sachsse (Hrsg.), *Handbuch der Borderline-Störungen* (S. 158–167). Stuttgart: Schattauer.

Buchheim, P., Benecke, C., Dammann, G. & Buchheim, A. (2003). Impulsivität und Affekt bei Patienten mit einer Borderline-Persönlichkeitsstörung: Phänomenologie, Bindungsmuster, Affektentwicklung und Patient-Therapeut-Interaktion. In G. Nissen (Hrsg.), *Affekt und Interaktion*. (S. 122–136). Stuttgart: Kohlhammer.

Butler, A.C., Brown, G.K., Beck, A.T. & Grisham, J.R. (2002). Assessment of dysfunctional beliefs in borderline personality disorder. *Behaviour research & therapy, 40*, 1231–1240. http://doi.org/10.1016/S0005-7967(02)00031-1

Butollo, W., Krüsmann, M. & Hagl, M. (2002). *Leben nach dem Trauma: Über den psychotherapeutischen Umgang mit dem Entsetzen*. Stuttgart: Klett-Cotta.

Caspar, F. & Berger, T. (2011). Allgemeine Psychotherapie. In B. Dulz, S.C. Herpertz, O.F. Kernberg & U. Sachsse (Hrsg.), *Handbuch der Borderline-Störungen* (S. 667–680). Stuttgart: Schattauer.

Castaneda, R. & Franco, H. (1985). Sex and ethnic distributions of borderline personality disorders in an inpatient sample. *American journal of psychiatry, 142*, 1202–1203. http://doi.org/10.1176/ajp.142.10.1202

Chapman, A.L. & Gratz, K.L. (2014). *Borderline-Persönlichkeitsstörung. Ein Wegweiser für Betroffene*. Paderborn: Jungfermann.

Chapman, A.L., Gratz, K.L. & Brown, M. (2006). Solving the puzzle of deliberate self harm: the experiential avoidance model. *Behavior research and therapy, 44*, 371–394. http://doi.org/10.1016/j.brat.2005.03.005

Chen, E.Y., Brown, M.Z., Harned, M.S. & Linehan, M.M. (2009). A comparison of borderline personality disorder with and without eating disorders. *Psychiatry research, 170*, 86–90. http://doi.org/10.1016/j.psychres.2009.03.006

Clarkin, J.F., Hull, J.W. & Hurt, S.W. (1993). Factore structure of borderline personality disorder criteria. *Journal of personality disorders, 7*, 137–143. http://doi.org/10.1521/pedi.1993.7.2.137

Clarkin, J.F., Widiger, T.A., Frances, A., Hurt, S.W. & Gilmore, M. (1983). Prototypic typology and the borderline personality disorder. *Journal of abnormal psychology, 92*, 263–275. http://doi.org/10.1037/0021-843X.92.3.263

Clarkin, J.F., Yeomans, F.E. & Kernberg, O.F. (1999). *Psychotherapy for borderline personality*. New York: Wiley.

Classen, C.C., Palesh, O.G. & Aggarwal, R. (2005). Sexual revictimization: a review of the empirical literature. *Trauma, violence, abuse, 6*, 103–129. http://doi.org/10.1177/1524838005275087

Clifton, A. & Pilkonis, P.A. (2007). Evidence for a single latent class of Diagnostic and Statistical Manual of Mental Disorders borderline personality pathology. *Comprehensive psychiatry, 48*, 70–78. http://doi.org/10.1016/j.comppsych.2006.07.002

Cloitre, M. & Rosenberg, A. (2006). Sexual revictimization: risk factors and prevention. In V.M. Follette & J. Ruzek (Eds.), *Cognitive-behavioral therapies for trauma* (pp. 321–361). New York: Guilford Press.

Cloitre, M., Tardiff, K., Marzuk, P.M., Leon, A.C. & Portera, L. (2001). Consequences of childhood abuse among male psychiatric inpatients: dual roles as victims and prepetrators. *Journal of traumatic stress, 14*, 47–61. http://doi.org/10.1023/A:1007883414776

Coid, J.W. (1993). An affective syndrome in psychopaths with borderline personality disorder?. *British journal of psychiatry, 162*, 641–650. http://doi.org/10.1192/bjp.162.5.641

Comtois, K.A., Cowley, D.S., Dunner, D.L. & Roy-Byrne, P.P. (1999). Relationship between borderline personality disorder and axis I diagnosis in severity of depression and anxiety. *Journal of clinical psychiatry, 60*, 752–758. http://doi.org/10.4088/JCP.v60n1106

Conklin, C.Z., Bradley, R. & Westen, D. (2006). Affect regulation in borderline personality disorder. *The journal of nervous and mental disease, 194*, 69–77. http://doi.org/10.1097/01.nmd.0000198138.41709.4f

Conklin, C.Z. & Westen, D. (2005). Borderline personality disorder in clinical practice. *American journal of psychiatry, 162*, 867–875. http://doi.org/10.1176/appi.ajp.162.5.867

Dahl, A.A. (1986). Some aspects of the DSM-III personality disorders illustrated by consecutive sample of hospitalized patients. *Acta psychiatrica scandinavica, 328*, 61–67. http://doi.org/10.1111/j.1600-0447.1986.tb10526.x

Dammann, G. (2007). Bausteine einer „Allgemeinen Psychotherapie" der Borderline-Störung. In G. Dammann & P.L. Janssen (Hrsg.), *Psychotherapie der Borderline-Störungen. Krankheitsmodelle und Therapiepraxis – störungsspezifisch und schulenübergreifend* (S. 155–163). Stuttgart: Thieme.

DeGroot, E.R., Verheul, R. & Trijsburg, R.W. (2008). An integrative perspective on psychotherapeutic treatments for borderline personality disorder. *Journal of personality disorders, 22*, 332–352. http://doi.org/10.1521/pedi.2008.22.4.332

De Jong, C.A.J., van der Brink, W., Harteveld, F.M. & van der Wielen, E.G.M. (1993). Personality disorders in alcoholics and drug addicts. *Comprehensive psychiatry, 34*, 87–94. http://doi.org/10.1016/0010-440X(93)90052-6

De Jong, P. & Berg, I.K. (2014). *Lösungen (er-)finden. Das Werkstattbuch der lösungsorientierten Kurztherapie*. Dortmund: modernes lernen.

De Shazer, S. (2015). *Der Dreh. Überraschende Wendungen und Lösungen in der Kurzzeittherapie*. Heidelberg: Carl-Auer.

Deutsche Gesellschaft für Kinder- und Jugendpsychiatrie, Psychosomatik und Psychotherapie u.a. (Hrsg.) (2007). *Leitlinien zur Diagnostik und Therapie von psychischen Störungen im Säuglings-, Kindes- und Jugendalter*. Köln: Deutscher Ärzte Verlag.

Deutsche Gesellschaft für Psychiatrie, Psychotherapie & Nervenheilkunde, DGPPN (Hrsg.). (2009). *S2-Leitlinien für Persönlichkeitsstörungen (S2 Praxisleitlinien in Psychiatrie und Psychotherapie)*. Dresden: Steinkopff.

Dick, A., Grawe, K., Regli, D. & Heim, P. (1999). Was soll ich tun, wenn ...? Empirische Hinweise für die adaptive Feinsteuerung des Therapiegeschehens innerhalb einzelner Sitzungen. *Verhaltenstherapie & psychosoziale Praxis, 31*, 253–279.

Diesbrock, T. (2014). *Hermann! Vom klugen Umgang mit dem inneren Kritiker*. Freiburg im Breisgau: Herder.

Dilling, H., Mombour, W., Schmidt, M.H. & Schulte-Markwort, E. (2006). *Internationale Klassifikation psychischer Störungen. ICD-10 Kapitel V (F). Diagnostische Kriterien für Forschung und Praxis*. Bern: Hans Huber.

Dimeff, L.A. & Körner, K. (eds.) (2008). *Dialectical behavior therapy in clinical practice*. New York: Guilford.

Dimeff, L.A. & Linehan, M.M. (2008). Dialectical behavior therapy for substance abusers. *Addiction science & clinical practice, 4*, 39–47. http://doi.org/10.1151/ascp084239

Doering, S. (2009). Sexueller Missbrauch: Nur einer von vielen ätiologischen Faktoren der Borderline-Persönlichkeitsstörung. In B. Dulz, C. Benecke & H. Richter-Appelt (Hrsg.), *Borderline-Störungen und Sexualität. Ätiologie – Störungsbild – Therapie* (S. 96–109). Stuttgart: Schattauer.

Doering, S., Stoffers, J. & Lieb, K. (2011). Psychotherapieforschungsanalyse. In B. Dulz, S.C. Herpertz, O.F. Kernberg & U. Sachsse (Hrsg.), *Handbuch der Borderline-Störungen* (S. 836–853). Stuttgart: Schattauer.

Dorrmann, W. (2012). *Suizid. Therapeutische Interventionen bei Selbsttötungsabsichten*. Stuttgart: Klett-Cotta.

Earley, J. & Weiss, B. (2015). *Befreiung vom Inneren Kritiker. Konstruktive Dialoge führen. Systemische Therapie mit der Inneren Familie*. Paderborn: Jungfermann.

Ebner-Priemer, U.W., Mauchnik, J., Kleindienst, N., Schmahl, C., Peper, M., Rosenthal, M.Z., Flor, H. & Bohus, M. (2009). Emotional learning during dissociative states in borderline personality disorder. *Journal of psychiatry & neuroscience, 34*, 214–222.

Eifert, G.H. (2011). *Akzeptanz- und Commitment-Therapie (ACT)*. Göttingen: Hogrefe.

Eink, M. & Haltenhof, H. (2012). *Umgang mit suizidgefährdeten Menschen*. Bonn: Psychiatrie-Verlag.

Farrell, J. & Shaw, I. (2013). *Schematherapie in Gruppen. Therapiemanual für die Borderline-Persönlichkeitsstörung*. Weinheim: Beltz.

Faßbinder, E., Rudolf, S., Bussiek, A., Kröger, C., Arnold, R., Greggersen, W., Hüppe, M., Sipos, V. & Schweiger, U. (2007). Effektivität der dialektischen Verhaltenstherapie bei Patienten mit Borderline-Persönlichkeitsstörung im Langzeitverlauf. Eine 30-Monats-Katamnese nach stationärer Behandlung. *Psychotherapie, Psychosomatik, Medizinische Psychologie, 57*, 161–169. http://doi.org/10.1055/s-2006-952015

Faßbinder, E., Schweiger, U. & Jacob, G. (2011). *Therapie-Tools Schematherapie*. Weinheim: Beltz.

Fergusson, B. & Tyrer, P. (1991). Personality disorder: the flamboyant group. *Current opinion in psychiatry, 4*, 200–204. http://doi.org/10.1097/00001504-199104000-00002

Fiedler, P. (2007). *Persönlichkeitsstörungen*. Weinheim: Beltz.

Fiedler, P. (2008). *Dissoziative Störungen und Konversion: Trauma und Traumabehandlung*. Weinheim: Beltz.

Fiedler, P. & Renneberg, B. (2007). Ressourcenorientierte Psychotherapie der Borderline-Persönlichkeitsstörung. In G. Dammann & P.L. Janssen (Hrsg.), *Psychotherapie der Borderline-Störungen. Krankheitsmodelle und Therapiepraxis – störungsspezifisch und schulenübergreifend* (S. 155–163). Stuttgart: Thieme.

Finke, J. (2008). Beziehungsklären. In M. Linden & M. Hautzinger (Hrsg.), *Verhaltenstherapiemanual* (S. 20–23). Heidelberg: Springer.

Finke, J. (2010). *Gesprächspsychotherapie. Grundlagen und spezifische Anwendungen*. Stuttgart: Thieme.

First, M.B., Bell, C.B., Cuthbert, B., Krystal, J.H., Malison, R., Offord, D.R., Reiss, D., Shea, M.T., Widiger, T.A. & Wisner, K.L. (2002). Personality disorders and relational disorders: a research agenda for addressing crucial gaps in DSM. In D.J. Kupfer, M.B. First & D.A. Regier (Eds.), *A research agenda for DSM-V* (pp. 123–199). Washington, DC: American Psychiatric Association.

Flick, S.N., Roy-Byrne, P.P., Cowley, D.S., Shores, M.M. & Dunner, D.L. (1993). DSM-III-R personality disorders in a mood and anxiety disorders clinic: prevalence, comorbidity, and clinical correlates. *Journal of affective disorders, 27*, 71–79. http://doi.org/10.1016/0165-0327-(93)90079-Y

Fortier, M.A., DiLillo, D., Messman-Moore, T.L., Peugh, J., DeNardi, K.A. & Gaffey, K.J. (2009). Severity of child sexual abuse and revictimization: the mediating role of coping and trauma symptoms. *Psychology of women quarterly, 33*, 308–320. http://doi.org/10.1177/036168430903300306

Fossati, A., Maffei, C., Bognato, M., Donati, D., Namia, C. & Novella, L. (1999). Latent structure analysis of DSM-IV borderline personality disorder criteria. *Comprehensive psychiatry, 40*, 72–79. http://doi.org/10.1016/S0010-440X(99)90080-9

Frances, A., Clarkin, J.F., Gilmore, M., Hurt, S.W. & Brown, R. (1984). Reliability of criteria for borderline personality disorder: a comparison of DSM-III and the diagnostic interview for borderline patients. *American journal of psychiatry, 141*, 1080–1084. http://doi.org/10.1176/ajp.141.9.1080

Frances, A., Fyer, M. & Clarkin, J.F. (1986). Personality and suicide. *Annual of New York Academy of sciences, 487*, 281–293. http://doi.org/10.1111/j.1749-6632.1986.tb27907.x

Fritzsche, K. (2014). *Praxis der Ego-State-Therapie*. Heidelberg: Carl-Auer.

Fritzsche, K. & Hartmann, W. (2014). *Einführung in die Ego-State-Therapie*. Heidelberg: Carl-Auer.

Fydrich, T. (2001). Motiviertes Indikations- und Interventionsmodell für die kognitive Verhaltenstherapie bei Persönlichkeitsstörungen (MIIM). *Psychotherapie, 6*, 247–255.

Gast, U. (2011). Dissoziative (Identitäts-)Störungen und Borderline-Persönlichkeitsstörung – Diagnostik, Differentialdiagnostik und therapeutische Implikationen. In B. Dulz, S.C. Herpertz, O.F. Kernberg & U. Sachsse (Hrsg.), *Handbuch der Borderline-Störungen* (S. 412–428). Stuttgart: Schattauer.

Ghimire, D. & Follette, V.M. (2012). Revictimization: experience related to child, adolescent, and adult sexual trauma. In M.P. Duckworth & V.M. Follette (Eds.), *Retraumatization. Assessment, treatment, and prevention*. New York: Routledge.

Giernalczyk, T. & Albrecht, C. (2011). Psychodynamische Beratung in Lebenskrisen und bei akuter Suizidalität. In H. Schnorr (Hrsg.), *Psychodynamische Beratung* (S. 117–136). Göttingen: Vandenhoeck & Ruprecht.

Giernalczyk, T. & Petersen, G.-K. (2007). Krisenintervention bei Borderline-Persönlichkeitsstörungen. *Psychotherapie, 12*, 288–296.

Giesen-Bloo, J. & Arntz, A. (2005). World assumption and the role of trauma in borderline personality disorder. *Journal of behavior therapy and experiential psychiatry, 36*, 197–208. http://doi.org/10.1016/j.jbtep.2005.05.003

Giesen-Bloo, J., van Dyck, R., Spinhoven, P., van Tilburg, W., Dirksen, C., van Asselt, T., Kremers, I., Nadort, M. & Arntz, A. (2006). Outpatient psychotherapy for borderline personality disorder. Randomized trial of schema-focused therapy vs transference-focused psychotherapy. *Archiv of general psychiatry, 63*, 649–658. http://doi.org/10.1001/archpsyc.63.6.649

Glasenapp, J. (2013). *Emotionen als Ressource. Manual für Psychotherapie, Coaching und Beratung*. Weinheim: Beltz.

Glenn, C.R. & Nock, M.K. (2014). Improving the prediction of suicidal behavior in youth. *International journal of behavioral consultation an therapy, 9*, 7–10.

Golier, J.A., Yehuda, R., Bierer, L.M., Mitropoulou, V., New, A.S., Schmeidler, J., Silverman, J.M. & Siever, L.J. (2003). The relationship of borderline personality disorder to posttraumatic stress disorder and traumatic events. *American journal of psychiatry, 160*, 2018–2024. http://doi.org/10.1176/appi.ajp.160.11.2018

Grant, B.F., Chou, S.P., Goldstein, R.B., Huang, B., Stinson, F.S., Saha, T.D. Smith, S.M. Dawson, D.A., Pulay, A.J., Pickering, R.P. & Ruan, W.J. (2008). Prevalence, correlates, disability, and comorbidity of DSM-IV borderline personality disorder: results from the Wave 2 National Epidemiologic Survey on Alcohol and Related Conditions. *The Journal of Clinical Psychiatry, 69*, 533–545. http://doi.org/10.4088/JCP.v69n0404

Gratz, K.L., Rosenthal, M.Z., Tull, M.T., Lejuez, C.W. & Gunderson, J.G. (2006). An experimental investigation of emotion dysregulation in borderline personality disorder. *Journal of abnormal psychology, 115*, 850–855. http://doi.org/10.1037/0021-843X.115.4.850

Grawe, K. (1995). Grundriss einer Allgemeinen Psychotherapie. *Psychotherapeut, 40*, 130–145.

Grawe, K. (1996). Klärung und Bewältigung. Zum Verhältnis der beiden wichtigsten therapeutischen Veränderungsprinzipien. In H.S. Reinecker & D. Schmelzer (Hrsg.), *Verhaltenstherapie, Selbstregulation, Selbstmanagement. Frederick H. Kanfer zum 70. Geburtstag* (S. 49–74). Göttingen: Hogrefe.

Grawe, K. (1998). *Psychologische Therapie*. Göttingen: Hogrefe.

Grawe, K. (1999). Wie kann Psychotherapie noch wirksamer werden? *Verhaltenstherapie & psychosoziale Praxis, 31*, 185–199.

Grawe, K. (2004). *Neuropsychotherapie*. Göttingen: Hogrefe.

Grawe, K., Donati, R. & Bernauer, F. (1994). *Psychotherapie im Wandel. Von der Konfession zur Profession*. Göttingen: Hogrefe.

Grawe, K. & Grawe-Gerber, M. (1999). Ressourcenaktivierung. Ein primäres Wirkprinzip der Psychotherapie. *Psychotherapeut, 44*, 63–73.

Grawe, K., Regli, D., Smith, E. & Dick, A. (1999). Wirkfaktorenanalyse – ein Spektroskop für die Psychotherapie. *Verhaltenstherapie & psychosoziale Praxis, 31*, 201–225.

Graybar, S.R. & Boutilier, L.R. (2002). Non-traumatic pathways to borderline personality disorder. *Psychotherapy: theory, research, practice and training, 39*, 152–162. http://doi.org/10.1037/0033-3204.39.2.152

Greenberg, L.S. & Rice, L.N. (2003). *Emotionale Veränderung fördern: Grundlagen einer prozeß- und erlebensorientierten Therapie*. Paderborn: Jungfermann.

Grilo, C.M., Sanislow, C.A., Gunderson, J.G., Pagano, M.E., Yen, S., Zanarini, M.C., Shea, M.T., Skodol, A.E., Stout, R.L., Morey, L.C. & McGlashan, T.H. (2004). Two-year stability and change of schizotypal, borderline, avoidant, and obsessive-compulsive personality disorders. *Journal of consulting and clinical psychology, 72*, 767–775. http://doi.org/10.1037/0022-006X.72.5.767

Gunderson, J.G. (2001). *Borderline personality disorder: A clinical guide*. Washington, DC: American Psychiatric Publishing.

Gunderson, J.G., Daversa, M.T., Grilo, C.M., McGlashan, T.H., Zanarini, M.C., Shea, M.T., Skodol, A.E., Yen, S., Sanislow, C.A., Bender, D.S., Dyck, I.R., Morey, L.C. & Stout, R.L. (2006). Predictors of 2-year outcome for patients with borderline personality disorder. *American journal of psychiatry, 163*, 822–826. http://doi.org/10.1176/ajp.2006.163.5.822

Gunderson, J.G. & Sabo, A.N. (1993). The phenomenological and conceptual interface between borderline personality disorder and PTSD. *American journal of psychiatry, 150*, 19–27. http://doi.org/10.1176/ajp.150.1.19

Gunderson, J.G., Zanarini, M.C. & Kisiel, C.L. (1991). Borderline personality disorder: a review of data on DSM-III-R descriptions. *Journal of personality disorders, 5*, 340–352. http://doi.org/10.1521/pedi.1991.5.2.167

Heffernan, K. & Cloitre, M. (2000). A comparison of posttraumatic stress disorder with and without borderline personality disorder among women with a history of childhood sexual abuse: etiological and clinical characteristics. *Journal of nervous and mental disease, 188*, 589–595. http://doi.org/10.1097/00005053-200009000-00005

Heidenreich, T. & Michalak, J. (2009). *Achtsamkeit und Akzeptanz in der Psychotherapie: Ein Handbuch*. Tübingen: dgvt-Verlag.

Henry, K.A. & Cohen, C.I. (1983). The role of labeling processes in diagnosing borderline personality disorder. *American journal of psychiatry, 140*, 1527–1529. http://doi.org/10.1176/ajp.140.11.1527

Herpertz, S. (1999). Schulenübergreifende Psychotherapie bei der Borderline-Persönlichkeitsstörung. In H. Saß & S. Herpertz (Hrsg.), *Psychotherapie von Persönlichkeitsstörungen. Beiträge zu einem schulenübergreifenden Vorgehen* (S. 116–132). Stuttgart: Thieme.

Hesse, P.U. (2009). *Teilearbeit: Konzepte von Multiplizität in ausgewählten Bereichen moderner Psychotherapie*. Heidelberg: Carl-Auer Verlag.

Hetzel, M.D. & McCanne, T.R. (2005). The roles of peritraumatic dissociation, child physical abuse, and child sexual abuse in the development of posttraumatic stress disorder and adult victimization. *Child abuse & neglect, 29*, 915–930. http://doi.org/10.1016/j.chiabu.2004.11.008

Hillis, S.D., Anda, R.F., Felitti, V.J. & Marchbanks, P.A. (2001). Adverse childhood experiences and sexual risk behaviors in women: a retrospective cohort study. *Family planning perspectives, 33*, 206–211. http://doi.org/10.2307/2673783

Hilt, L.M., Cha, C.B. & Nolen-Hoeksema, S. (2008). Non-suicidal self-injury in young adolescent girls: moderators of the distress-function relationship. *Journal of consulting and clinical psychology, 76*, 63–71. http://doi.org/10.1037/0022-006X.76.1.63

Horowitz, M., Marmar, C., Krupnick, J., Willner, N., Kaltreider, H. & Wallerstein, R. (1984). *Personality styles and brief psychotherapy*. New York: Guilford.

Hörz, S. & Zanarini, M.C. (2012). Zehn-Jahresverlauf der Posttraumatischen Belastungsstörung bei Patienten mit Borderline-Persönlichkeitsstörung und bei Patienten mit anderen Persönlichkeitsstörungen. In I. Özkan, U. Sachsse & A. Streeck-Fischer (Hrsg.), *Zeit heilt nicht alle Wunden. Kompendium zur Psychotraumatologie* (S. 39–52). Göttingen: Vandenhoeck & Ruprecht.

Huber, M. (2010). *Der innere Garten: Ein achtsamer Weg zur persönlichen Veränderung*. Paderborn: Jungfermann.

Hurt, S.W., Clarkin, J.F., Munroe-Blum, H. & Marziali, E. (1992). Borderline behavioral clusters and different treatment approaches. In J.F. Clarkin, E. Marziali & H. Munroe-Blum (Eds.), *Borderline personality disorder: clinical and empirical perspectives*. New York: Guilford.

Jacob, G. & Arntz, A. (2014). *Schematherapie*. Göttingen: Hogrefe.

Jacob, G. & Arntz, A. (2015). *Schematherapie in der Praxis*. Weinheim: Beltz.

Jacob, G., Lieb, K. & Arntz, A. (2011). Schematherapie bei Borderline-Persönlichkeitsstörung. In B. Dulz, S.C. Herpertz, O.F. Kernberg & U. Sachsse (Hrsg.), *Handbuch der Borderline-Störungen* (S. 640–651). Stuttgart: Schattauer.

Jerschke, S., Meixner, K., Richter, K.H. & Bohus, M. (1998). Zur Behandlungsgeschichte und Versorgungssituation von Patientinnen mit Borderline-Persönlichkeitsstörung. *Fortschritte der Neurologie und Psychiatrie, 66*, 545–552. http://doi.org/10.1055/s-2007-995297

Johansen, M., Karterud, S., Pedersen, G., Gude, T. & Falkum, E. (2004). An investigation of the prototype validity of the borderline DSM-IV construct. *Acta psychiatrica scandinavica, 109*, 289–298. http://doi.org/10.1046/j.1600-0447.2003.00268.x

Johnson, D.M., Shea, M.T., Yen, S., Battle, C.L., Zlotnick, C., Sanislow, C.A., Grilo, C.M., Skodol, A.E., Bender, D.S., McGlashan, T.H., Gunderson, J.G. & Zanarini, M.C. (2003). Gender differences in borderline personality disorder: findings from the Collaborative Longitudinal Personality Disorders Study. *Comprehensive psychiatry, 44*, 284–292. http://doi.org/10.1016/S0010-440X(03)00090-7

Keil, W.W. & Stölzl, N. (2001). Beziehung, Methodik und Technik in der Klientenzentrierten Therapie. In P. Frenzel, W.W. Keil, P.F. Schmid & N. Stölzl (Hrsg.), *Klienten-/Personzentrierte Psychotherapie: Kontexte, Konzepte, Konkretisierungen* (S. 226–271). Wien: Facultas.

Keil, W.W. & Stumm, G. (2014). Arbeit mit der Beziehung. In G. Stumm & W.W. Keil (Hrsg.), *Praxis der Personenzentrierten Psychotherapie* (S. 57–72). Wien: Springer.

Keller, A. & Joraschky, P. (2009). Klinik für Psychotherapie und Psychosomatik am Universitätsklinikum Dresden. In E. Fabian, B. Dulz & P. Martius (Hrsg.), *Stationäre Psychotherapie der Borderline-Störungen: Therapiespektrum und klinikspezifische Behandlungskonzepte* (S. 11–22). Stuttgart: Schattauer.

Kind, J. (2011). *Suizidal. Die Psychoökonomie einer Suche*. Göttingen: Vandenhoeck & Ruprecht. http://doi.org/10.13109/9783647457499

Kleindienst, N., Limberger, M.F., Schmahl, C., Steil, R., Ebner-Priemer, U.W. & Bohus, M. (2008). Do improvements after inpatient dialectial behavioral therapy persist in the long term? A naturalistic follow-up in patients with borderline personality disorder. *Journal of nervous and mental diseases, 196*, 847–851. http://doi.org/10.1097/NMD.0b013e31818b481d

Klonsky, E.D. & Glenn, C.R. (2009). Assessing the functions of non-suicidal self-injury: psychometric properties of the Inventory of Statements About Self-injury (ISAS). *Journal of psychopathology and behavioral assessment, 31*, 215–219. http://doi.org/10.1007/s10862-008-9107-z

Klonsky, E.D., May, A.M. & Glenn, C.R. (2013). The relationship between nonsuicidal self-injury and attempted suicide: converging evidence from four samples. *Journal of abnormal psychology, 122*, 231–237. http://doi.org/10.1037/a0030278

Klonsky, E.D. & Olino, T. (2008). Identifying clinically distinct subgroups of self-injurers among young adults: a latent class analysis. *Journal of consulting and clinical psychology, 76*, 22–27. http://doi.org/10.1037/0022-006X.76.1.22

Korzekwa, M.I., Dell, P.F., Links, P.S., Thabane, L. & Fougere, P. (2009). Dissociation in borderline personality disorder: a detailed look. *Journal of trauma and dissociation, 10*, 346–367. http://doi.org/10.1080/15299730902956838

Kramer, U., Berger, T., Kolly, S., Marquet, P., Preisig, M., de Roten, Y., Despland, J.-N. & Caspar, F. (2011). Effects of motive-oriented therapeutic relationship in early-phase treatment of borderline personality disorder: a pilot study of a randomized trial. *Journal of nervous and mental desease, 199*, 244–250. http://doi.org/10.1097/NMD.0b013e3182125d19

Kramer, U., Kolly, S., Berthoud, L., Keller, S., Preisig, M., Caspar, F., Berger, T., de Roten, Y., Marquet, P. & Despland, J.-N. (2014). Effects of motive-oriented therapeutic relationship in a ten-session general psychiatric treatment of borderline personality disorder: a randomized controlled trial. *Psychotherapy and psychosomatics, 83*, 176–186. http://doi.org/10.1159/000358528

Kreger, R. (2008). *The essential family guide to borderline personality disorder: new tools and techniques to stop walking on eggshells*. Minnesota: Hazelden Publishing.

Kröger, C. (2002). *Komorbidität und Prädiktoren für den Therapieerfolg bei der Borderline-Persönlichkeitsstörung*. Dissertation Universität Bamberg.

Kuhl, J. (2001). *Motivation und Persönlichkeit: Interaktionen psychischer Systeme*. Göttingen: Hogrefe.

Kuhl, J. & Beckmann, J. (1994). *Volition and personality: Action versus state orientation*. Göttingen: Hogrefe.

Kuhl, J. & Kaschel, R. (2004). Entfremdung als Krankheitsursache: Selbstregulation von Affekten und integrative Kompetenz. *Psychologische Rundschau, 55*, 61–71. http://doi.org/10.1026/0033-3042.55.2.61

Kuhl, J. & Kazén, M. (2009). *Persönlichkeits-Stil-und-Störungs-Inventar (PSSI). Manual*. Göttingen: Hogrefe.

Kvarstein, E.H., Pedersen, G., Urnes, Ø., Hummelen, B., Wilberg, T. & Karterud, S. (2015). Changing from a traditional psychodynamic treatment programme to mentalization-based treatment for patients with borderline personality disorder – Does it make a difference? *Psychology and psychotherapy, 88*, 71–86. http://doi.org/10.1111/papt.12036

Lammers, C.-H. (2011). *Emotionsbezogene Psychotherapie: Grundlagen, Strategien und Techniken*. Stuttgart: Schattauer.

Lammers, C.-H. (2015). *Psychotherapie narzisstisch gestörter Patienten. Ein verhaltenstherapeutisch orientierter Ansatz*. Stuttgart: Schattauer.

Lammers, C.-H. & Jacob, G.A. (2011). Selbstwert, Scham und Narzissmus bei Borderline-Persönlichkeitsstörung. In B. Dulz, S.C. Herpertz, O.F. Kernberg & U. Sachsse (Hrsg.), *Handbuch der Borderline-Störungen* (S. 449–456). Stuttgart: Schattauer.

Langens, T.A. (2009). Das Motivkonzept: Ein Vergleich zwischen Klärungsorientierter Psychotherapie und allgemeiner Motivationspsychologie. In R. Sachse, J. Fasbender, J. Breil & O. Püschel (Hrsg.), *Grundlagen und Konzepte Klärungsorientierter Psychotherapie* (S. 117–141). Göttingen: Hogrefe.

Langley, G.C. & Klopper, H. (2005). Trust as a foundation for the therapeutic intervention for patients with borderline personality disorder. *Journal of psychiatric and mental health nursing, 12*, 23–32. http://doi.org/10.1111/j.1365-2850.2004.00774.x

Lenzenweger, M.F., Lane, M.C., Loranger, A.W. & Kessler, R.C. (2007). DSM-IV personality disorders in the National Comorbidity Survey Replication. *Biological psychiatry, 62*, 533–564. http://doi.org/10.1016/j.biopsych.2006.09.019

Levine, D., Marziali, E. & Hood, J. (1997). Emotion processing in borderline personality disorders. *Journal of nervous and mental disease, 185*, 240–246. http://doi.org/10.1097/00005053-199704000-00004

Levy, K.N., Clarkin, J.F., Yeomans, F.E., Scott, L.N., Wasserman, R.H. & Kernberg, O.F. (2006). The mechanisms of change in the treatment of borderline personality disorder with transference focused psychotherapy. *Journal of clinical psychology, 62*, 481–501. http://doi.org/10.1002/jclp.20239

Lewis, G. & Appleby, L. (1988). Personality disorder: the patients psychiatrists dislike. *British journal of psychiatry, 153*, 44–49. http://doi.org/10.1192/bjp.153.1.44

Lieb, K., Zanarini, M.C., Schmahl, C., Linehan, M.M. & Bohus, M. (2004). Borderline personality disorder. *Lancet, 364*, 453–461. http://doi.org/10.1016/S0140-6736(04)16770-6

Linehan, M.M. (1993). *Cognitive-behavioral treatment of borderline personalitiy disorder*. New York: Guilford.

Linehan, M.M. (1996a). *Dialektisch-Behaviorale Therapie der Borderline-Persönlichkeitsstörung*. München: CIP-Medien.

Linehan, M.M. (1996b). *Trainingsmanual zur Dialektisch-Behavioralen Therapie der Borderline-Persönlichkeitsstörung*. München: CIP-Medien.

Linehan, M.M., Armstrong, H.E., Suarez, A., Allmon, D. & Heard, H.L. (1991). Cognitive-behavioral treatment of chronically parasuicidal borderline patients. *Archives of general psychiatry, 48*, 1060–1064. http://doi.org/10.1001/archpsyc.1991.01810360024003

Linehan, M.M., Bohus, M. & Lynch, T.R. (2007). Dialectical behavior therapy for pervasive emotion dysregulation: theoretical and practical underpinnings. In J.J. Gross (Ed.), *Handbook of emotion regulation* (pp. 581–605). New York: Guilford.

Linehan, M.M., Comtois, K.A., Murray, A.M., Brown, M.Z., Gallop, R.J., Heard, H.L., Korslund, K.E., Tutek, D.A., Reynolds, S.K. & Lindenboim, N. (2006). Two-year randomized controlled trial and follow-up of dialectical behavior therapy vs therapy by experts for suicidal behavior and borderline personality disorder. *Archiv of general psychiatry, 63*, 757–766. http://doi.org/10.1001/archpsyc.63.7.757

Linehan, M.M. & Dimeff, L.A. (1997). *Dialectical behavior therapy manual of treatment interventions for drug abusers with borderline personality disorder*. Seattle: University of Washington.

Linehan, M.M. & Heard, H.L. (1999). Borderline personality disorder: costs, course and treatment outcomes. In N. Miller & K. Magruder (Eds.), *The cost-effectiveness of psychotherapy: a guide for practitioners, researchers and policy makers* (pp. 291–305). New York: Oxford University Press.

Livesley, W. J., Jang, K. L. & Vernon, P. A. (1998). Phenotypic and genetic structure of traits delineating personality disorder. *Archives of general psychiatry, 55*, 941–948. http://doi.org/10.1001/archpsyc.55.10.941

Ludäscher, P., Bohus, M., Lieb, K., Philipsen, A., Jochims, A. & Schmahl, C. (2007). Elevated pain thresholds correlate with dissociation and aversive arousal in patients with borderline personality disorder. *Psychiatry research, 149*, 291–296. http://doi.org/10.1016/j.psychres.2005.04.009

McKay, M., Lev, A. & Skeen, M. (2013). *ACT und Schematherapie Interpersonales Verhalten durch Achtsamkeit, Akzeptieren und Schemagewahrsein verändern*. Lichtenau: Probst.

Mayer-Bruns, F., Böhme, R. & Frank, U. (2003). Supervision in der Dialektisch-Behavioralen Therapie der Borderline-Persönlichkeitsstörung (DBT). *Verhaltenstherapie & Verhaltensmedizin, 24*, 307–328.

Martin, D. J., Garske, J. P. & Davis, M. K. (2000). Relation of the therapeutic alliance with outcome and other variables: a meta-analytical review. *Journal of consulting and clinical psychology, 68*, 438–450. http://doi.org/10.1037/0022-006X.68.3.438

McGlashan, T. H., Grilo, C. M., Skodol, A. E., Gunderson, J. G., Shea, M. T., Morey, L. C., Zanarini, M. C. & Stout, R. L. (2000). The Collaborative Longitudinal Personality Disorders Study: baseline Axis I/II and II/II diagnostic co-occurrence. *Acta psychiatrica scandinavica, 102*, 256–264. http://doi.org/10.1034/j.1600-0447.2000.102004256.x

Mehlum, L., Friis, S., Irion, T., Johns, S., Karterud, S., Vaglum, P. & Vaglum, S. (1991). Personality disorders 2–5 years after treatment: a prospective follow-up study. *Acta psychiatrica scandinavica, 84*, 72–77. http://doi.org/10.1111/j.1600-0447.1991.tb01423.x

Michalak, J., Heidenreich, T. & Williams, J. M.G. (2012). *Achtsamkeit*. Göttingen: Hogrefe.

Miller, W. R. & Rollnick, S. (2002). *Motivational interviewing: Preparing people for change*. New York: Guilford Press.

Millon, T. (1996). *Disorders of personality. DSM IV and beyond*. New York: Wiley.

Moggi, F. & Donati, R. (2003). *Psychische Störungen und Sucht: Doppeldiagnosen*. Göttingen: Hogrefe.

Morey, L. C. (1991). *Personality assessment inventory: professional manual*. Odessa: Psychological Assessment Resources.

Morey, L. C. & Boggs, C. D. (2003). Personality assessment instruments. In M. J. Hilsenroth & D. L. Segal (Eds.), *Comprehensive handook of psychological assessment, personality assessment* (pp. 15–29). New York: Wiley.

Muehlenkamp, J., Brausch, A., Quigley, K. & Whitlock, J. (2013). Interpersonal features and functions of nonsuicidal self-injury. *Suicide and life-threatening behavior, 43*, 67–80. http://doi.org/10.1111/j.1943-278X.2012.00128.x

Nadolny, A. & Meyer, R. (2011). Krankenpflegepersonal und der Borderline-Patient auf einer psychodynamisch-beziehungsorientiert arbeitenden Spezialstation – Herausforderung oder Überforderung?. In B. Dulz, S. C. Herpertz, O. F. Kernberg & U. Sachsse (Hrsg.), *Handbuch der Borderline-Störungen* (S. 610–618). Stuttgart: Schattauer.

New, A. S., Triebwasser, J. & Charney, D. S. (2008). The case for shifting borderline personality disorder to Axis I. *Biological psychiatry, 64*, 653–659. http://doi.org/10.1016/j.biopsych.2008.04.020

Nijenhuis, E. R., Spinhoven, P., Van Dyck, R., Van der Hart, O. & Vanderlinden, J. (1996). The development and psychometric characteristics of the Somatoform Dissociation Questionnaire (SDQ-20). *Journal of nervous and mental disease, 184*, 688–694. http://doi.org/10.1097/00005053-199611000-00006

Nock, M.K. (2008). Actions speak louder than words: an elaborated theoretical model of the social functions of self-injury and other harmful behaviors. *Applied and preventive psychology, 12*, 159–168. http://doi.org/10.1016/j.appsy.2008.05.002

Nock, M.K. (2009). Why do people hurt themselves? New insights into the nature and functions of self-injury. *Current directions in psychological science, 18*, 78–83. http://doi.org/10.1111/j.1467-8721.2009.01613.x

Nock, M.K. (2010). Self-injury. *Annual review of clinical psychology, 6*, 339–363. http://doi.org/10.1146/annurev.clinpsy.121208.131258

Nock, M.K., Joiner, T.E., Gordon, K.H., Lloyd-Richardson, E. & Prinstein, M.J. (2006). Nonsuicidal self-injury among adolescents: diagnostic correlates and relation to suicide attempts. *Psychiatry research, 144*, 65–72. http://doi.org/10.1016/j.psychres.2006.05.010

Nock, M.K. & Mendes, W.B. (2008). Physiological arousal, distress tolerance, and social problem-solving deficits among adolescent self-injurers. *Journal of consulting and clinical psychology, 76*, 28–38. http://doi.org/10.1037/0022-006X.76.1.28

Nock, M.K. & Prinstein, M.J. (2004). A functional approach to the assessment of self-mutilative behavior. *Journal of consulting and clinical psychology, 72*, 885–890. http://doi.org/10.1037/0022-006X.72.5.885

Nock, M.K. & Prinstein, M.J. (2005). Clinical features and behavioral functions of adolescent self-mutilation. *Journal of abnormal psychology, 114*, 140–146. http://doi.org/10.1037/0021-843X.114.1.140

Nock, M.K., Prinstein, M.J. & Sterba, S.K. (2009). Revealing the form and function of self-injurious thoughts and behaviors: a real-time ecological assessment study among adolescents and young adults. *Journal of abnormal psychology, 118*, 816–827. http://doi.org/10.1037/a0016948

Noll, J.G., Horowitz, L.A., Bonanno, G.A., Trickett, P.K. & Putnam, F.W. (2003). Revictimization and self-harm in females who experienced childhood sexual abuse. *Journal of interpersonal violence, 18*, 1452–1471. http://doi.org/10.1177/0886260503258035

Norcross, J.C. (2002). Empirically supported therapy relationship. In J.C. Norcross (Ed.), *Psychotherapy relationships that work* (pp. 1–16). Oxford: University Press.

Nowacki, K. (2009). Klärungsorientierte Psychotherapie aus bindungstheoretischer Sicht. In R. Sachse, J. Fasbender, J. Breil & O. Püschel (Hrsg.), *Grundlagen und Konzepte Klärungsorientierter Psychotherapie* (S. 165–183). Göttingen: Hogrefe.

Nurnberg, H.G., Raskin, M., Levine, P.E., Pollack, S., Siegel, O. & Prince, R. (1991). The comorbidity of borderline personality disorder and other DSM-III-R Axis II personality disorders. *American journal of psychiatry, 148*, 1371–1377. http://doi.org/10.1176/ajp.148.10.1371

Oldham, J.M. (2006). Borderline personality disorder and suicidality. *American journal of psychiatry, 163*, 20–26. http://doi.org/10.1176/appi.ajp.163.1.20

Orcutt, H.K. (2005). Use of sexual intercourse to reduce negative affect as a prospective mediator of sexual revictimization. *Journal of traumatic stress, 18*, 729–739. http://doi.org/10.1002/jts.20081

Orlinsky, D.E., Ronnestad, M.H. & Willutzki, U. (2004). Fifty years of psychotherapy process-outcome research: continuity and change. In M.J. Lambert (Ed.), *Bergin and Garfield's handbook of psychotherapy and behavioral change* (pp. 307–389). New York: Wiley.

Pagura, J., Stein, M.B., Bolton, J.M., Cox, B.J., Grant, B.F. & Sareen, J. (2010). Comorbidity of posttraumatic stress disorder and borderline personality disorder in the US population. *Journal of psychiatric research, 44*, 1190–1198. http://doi.org/10.1016/j.jpsychires.2010.04.016

Paris, J. (2003). Personality disorders over time: precursors, course and outcome. *Journal of personality disorders, 17*, 179–488. http://doi.org/10.1521/pedi.17.6.479.25360

Paris, J. (2007). The nature of borderline personality disorder: multiple symptoms, multiple dimensions, but one category. *Journal of personality disorders, 21*, 457–473. http://doi.org/10.1521/pedi.2007.21.5.457

Paris, J. (2011). Aversive Kindheitserlebnisse und Borderline-Persönlichkeitsstörung. In B. Dulz, S.C. Herpertz, O.F. Kernberg & U. Sachsse (Hrsg.), *Handbuch der Borderline-Störungen* (S. 192–196). Stuttgart: Schattauer.

Paris, J., Silk, K.R., Gunderson, J., Links, P.S. & Zanarini, M. (2009). Formal rebuttal. The case for retaining borderline personality disorder as a psychiatric diagnosis. *Personality and mental health, 3*, 96–100. http://doi.org/10.1002/pmh.73

Peichl, J. (2013). Das Verhältnis des Selbst zu seinen Teilen: Basisdemokratische Vielfalt oder hierarchische Struktur – ein Vergleich der Theoriekonzepte. *Psychotherapie in Psychiatrie, psychotherapeutischer Medizin und klinischer Psychologie, 18*, 199–213.

Peichl, J. (2014). *Rote Karte für den inneren Kritiker: Wie aus dem ewigen Miesmacher ein Verbündeter wird*. München: Kösel.

Pfohl, B., Coryell, W., Zimmerman, M. & Stangl, D. (1986). DSM-III personality disorders: diagnostic overlap and internal consistency of individual DSM-III criteria. *Comprehensive psychiatry, 27*, 21–34. http://doi.org/10.1016/0010-440X(86)90066-0

Pope, H.G., Jonas, J.M., Hudson, J.I., Cohen, B.M. & Gunderson, J.G. (1983). The validity of DSM-III borderline personality disorder: a phenomenologic, family history, treatment response, and long-term follow-up study. *Archives of general psychiatry, 40*, 23–30. http://doi.org/10.1001/archpsyc.1983.01790010025003

Prochaska, J.O. & DiClemente, C.C. (1982). Transtheoretical therapy: Toward a more integrative model of therapy. *Psychotherapy: Theory, research and practice, 19*, 267–288.

Prochaska, J.O. & DiClemente, C.C. (1992). Stages of change in the modification of problem behaviors. In M. Hersen, R.M. Eisler & P. Miller (Eds.), *Progress on behavior modification* (pp. 184–214). Sycamore: Sycamore Press.

Prochaska, J.O. & Velicer, W.F. (1997). The transtheoretical model of health behavior change. *American journal of health promotion, 12*, 38–48. http://doi.org/10.4278/0890-1171-12.1.38

Pretzer, J. (1990). Borderline personality disorder. In A.T. Beck & A. Freeman (Eds), *Cognitive therapy of personality disorders* (pp. 176–207). New York: Guilford.

Priebe, K., Krüger, A. & Bohus, M. (2012). Posttraumatische Belastungsstörung. Psychotherapie bei komorbider Borderline-Persönlichkeitsstörung. *Info Neurologie & Psychiatrie, 14*, 44–52. http://doi.org/10.1007/s15005-012-0363-9

Priebe, K., Schmahl, C. & Stiglmayr, C. (2013). *Dissoziation. Theorie und Praxis*. Heidelberg: Springer. http://doi.org/10.1007/978-3-642-35066-5

Püschel, O. & Sachse, R. (2009). Eine motivationstheoretische Fundierung Klärungsorientierter Psychotherapie. In R. Sachse, J. Fasbender, J. Breil & O. Püschel (Hrsg.), *Grundlagen und Konzepte Klärungsorientierter Psychotherapie* (S. 89–110). Göttingen: Hogrefe.

Rafaeli, E., Bernstein, D.P. & Young, J.E. (2013). *Schematherapie*. Paderborn: Jungfermann.

Rallis, B.A., Deming, C.A., Glenn, J.J. & Nock, M.K. (2012). What is the role of dissociation and emptiness in the occurence of nonsuicidal self-injury?. *Journal of cognitive psychotherapy: an international quarterly, 26*, 287–298. http://doi.org/10.1891/0889-8391.26.4.287

Reddemann, L. (2007). *Imagination als heilsame Kraft. Zur Behandlung von Traumafolgen mit ressourcenorientierten Verfahren*. Stuttgart: Klett-Cotta.

Reddemann, L. (2014). *Psychodynamisch imaginative Traumatherapie. PITT – Das Manual*. Stuttgart: Klett-Cotta.

Reiss, N., Farrell, J.M. & Shaw, I.A. (2015). *Schematherapie erfolgreich anwenden: Ressourcen für Aufbau und Umsetzung in Einzel-, Gruppen- und kombinierten Settings*. Paderborn: Junfermann.

Reiss, N. & Vogel, F. (2014). *Empathische Konfrontation in der Schematherapie*. Weinheim: Beltz.

Renn, D., Höfer, S., Schüßler, G., Rumpold, G., Smrekar, U., Janecke, N. & Doering, S. (2008). Dimensionale Diagnostik mit dem Fragebogen zur Erfassung von DSM-IV-Persönlichkeitsstörungen (ADP-IV). *Zeitschrift für Psychosomatische Medizin und Psychotherapie, 54*, 214–226. http://doi.org/10.13109/zptm.2008.54.3.212

Renneberg, B. (2001). Borderline Persönlichkeitsstörung. In A. Franke & A. Kämmerer (Hrsg.) *Klinische Psychologie der Frau. Ein Lehrbuch.* (S. 397–422). Göttingen: Hogrefe.

Renneberg, B., Weiß, M., Unger, J., Fiedler, P. & Brunner, R. (2003). Ätiologische Faktoren bei der Borderline Persönlichkeitsstörung. *Verhaltenstherapie & Verhaltensmedizin, 24*, 347–364.

Remmel, A. & Bohus, M. (2006). Pharmakologische und psychotherapeutische und Behandlung der Borderline-Störung. *Zeitschrift für Psychiatrie, Psychotherapie und Psychologie, 54*, 185–197. http://doi.org/10.1024/1661-4747.54.3.185

Richter-Appelt, H. (2011). Borderline-Störung und Sexualität. In B. Dulz, S.C. Herpertz, O.F. Kernberg & U. Sachsse (Hrsg.), *Handbuch der Borderline-Störungen* (S. 493–498). Stuttgart: Schattauer.

Ritz-Schulte, G., Schmidt, P. & Kuhl, J. (2008). *Persönlichkeitsorientierte Psychotherapie*. Göttingen: Hogrefe.

Roediger, E. (2011). *Praxis der Schematherapie: Lehrbuch zu Grundlagen, Modell und Anwendung.* Stuttgart: Schattauer.

Rohde-Dachser, C. (2004). *Das Borderline-Syndrom*. Bern: Verlag Hans Huber.

Roodman, A.A. & Clum, G.A. (2001). Revictimization rates and method variance: a meta-analysis. *Clinical psychology review, 21*, 183–204. http://doi.org/10.1016/S0272-7358(99)00045-8

Rosenberger, P.H. & Miller, G.A. (1989). Comparing borderline definitions: DSM-III borderline and schizotypal personality disorders. *Journal of abnormal psychology, 98*, 161–169. http://doi.org/10.1037/0021-843X.98.2.161

Rosenthal, M.Z., Gratz, K.L., Kosson, D.S., Cheavens, J.S., Lejuez, C.W. & Lynch, T.R. (2008). Borderline personality disorder and emotional responding: a review of the research literature. *Clinical psychology review, 28*, 75–91. http://doi.org/10.1016/j.cpr.2007.04.001

Rüsch, N., Schiel, S., Corrigan, P.W., Leihener, F., Jacob, G.A., Olschewski, M., Lieb, K. & Bohus, M. (2008). Predictors of dropout from inpatient dialectical behavior therapy among women with borderline personality disorder. *Journal of behavior therapy and experimental psychiatry, 39*, 497–503. http://doi.org/10.1016/j.jbtep.2007.11.006

Sachse, R. (1992). *Zielorientierte Gesprächspsychotherapie – Eine grundlegende Neukonzeption.* Göttingen: Hogrefe.

Sachse, R. (1993). Empathie. In A. Schorr (Hrsg.), *Handwörterbuch der Angewandten Psychologie. Die Angewandte Psychologie in Schlüsselbegriffen* (S. 170–173). Bonn: Deutscher Psychologen-Verlag.

Sachse, R. (1996). Empathisches Verstehen. In M. Linden & M. Hautzinger (Hrsg.), *Verhaltenstherapie: Techniken, Einzelverfahren und Behandlungsanleitungen* (S. 24–30). Berlin: Springer.

Sachse, R. (1997). *Persönlichkeitsstörungen. Psychotherapie dysfunktionaler Interaktionsstile*. Göttingen: Hogrefe.

Sachse, R. (1999). *Persönlichkeitsstörungen. Psychotherapie dysfunktionaler Interaktionsstile*. Göttingen: Hogrefe.

Sachse, R. (2001). *Psychologische Psychotherapie der Persönlichkeitsstörungen*. Göttingen: Hogrefe.

Sachse, R. (2002). *Histrionische und Narzisstische Persönlichkeitsstörungen*. Göttingen: Hogrefe.

Sachse, R. (2003). *Klärungsorientierte Psychotherapie*. Göttingen: Hogrefe.

Sachse, R. (2004a). Histrionische und Narzisstische Persönlichkeitsstörungen. In R. Merod (Hrsg.), *Behandlung von Persönlichkeitsstörungen* (S. 357–404). Tübingen: dgvt-Verlag.

Sachse, R. (2004b). *Persönlichkeitsstörungen. Leitfaden für eine Psychologische Psychotherapie.* Göttingen: Hogrefe.

Sachse, R. (2005). Motivklärung durch Klärungsorientierte Psychotherapie. In J. Kosfelder, J. Michalak, S. Vocks & U. Willutzki (Hrsg.), *Fortschritte der Psychotherapieforschung* (S. 217–231). Göttingen: Hogrefe.

Sachse, R. (2006a). *Persönlichkeitsstörungen verstehen – Zum Umgang mit schwierigen Klienten.* Bonn: Psychiatrie-Verlag.
Sachse, R. (2006b). *Psychologische Psychotherapie bei chronisch entzündlichen Darmerkrankungen.* Göttingen: Hogrefe.
Sachse, R. (2007). Therapie der narzisstischen und histrionischen Persönlichkeitsstörungen: Zwei Fallberichte. In S. Barnow (Hrsg.), *Persönlichkeitsstörungen: Ursachen und Behandlungen* (S. 404–410). Bern: Huber.
Sachse, R. (2008). Histrionische und narzisstische Persönlichkeitsstörung. In M. Hermer & B. Röhrle (Hrsg.), *Handbuch der therapeutischen Beziehung,* Bd. 2 (S. 1105–1125). Tübingen: dgvt-Verlag.
Sachse, R. (2011). Empathie. In M. Linden & M. Hautzinger (Hrsg.), *Verhaltenstherapiemanual* (S. 121–126). Berlin: Springer.
Sachse, R. (2013). *Persönlichkeitsstörungen. Leitfaden für die Psychologische Psychotherapie.* Göttingen: Hogrefe.
Sachse, R. (2014). Klärungsorientierte Verhaltenstherapie der schizoiden Persönlichkeitsstörung. *Psychotherapie im Dialog, 3,* 56–59.
Sachse, R. (2016a). *Therapeutische Beziehungsgestaltung.* Göttingen: Hogrefe. http://doi.org/10.1026/02718-000
Sachse, R. (2016b). *Klärungsprozesse in der Klärungsorientierten Psychotherapie.* Göttingen: Hogrefe. http://doi.org/10.1026/02789-000
Sachse, R., Breil, J. & Fasbender, J. (2009). Beziehungsmotive und Schemata: Eine Heuristik. In R. Sachse, J. Fasbender, J. Breil & O. Püschel (Hrsg.), *Grundlagen und Konzepte Klärungsorientierter Psychotherapie* (S. 66–88). Göttingen: Hogrefe.
Sachse, R., Breil, J., Sachse, M. & Fasbender, J. (2013). *Klärungsorientierte Psychotherapie der dependenten Persönlichkeitsstörung.* Göttingen: Hogrefe.
Sachse, R., Fasbender, J. & Breil, J. (2009). Klärungsprozesse: Was soll im Therapieprozess wie geklärt werden?. In R. Sachse, J. Fasbender, J. Breil & O. Püschel (Hrsg.), *Grundlagen und Konzepte Klärungsorientierter Psychotherapie* (S. 36–64). Göttingen: Hogrefe.
Sachse, R., Fasbender, J., Breil, J. & Sachse, M. (2012). *Klärungsorientierte Psychotherapie der histrionischen Persönlichkeitsstörung.* Göttingen: Hogrefe.
Sachse, R., Fasbender, J. & Sachse, M. (2011). Die Bearbeitung von Vermeidung in der Klärungsorientierten Psychotherapie. In R. Sachse, J. Fasbender, J. Breil & M. Sachse (Hrsg.), *Perspektiven Klärungsorientierter Psychotherapie II* (S. 156–183). Lengerich: Pabst.
Sachse, R., Fasbender, J. & Sachse, M. (2014). *Klärungsorientierte Psychotherapie der selbstunsicheren Persönlichkeitsstörung.* Göttingen: Hogrefe.
Sachse, R. & Langens, T. (2014). *Emotionen und Affekte in der Psychotherapie.* Göttingen: Hogrefe.
Sachse, R., Langens, T. & Sachse, M. (2012). *Klienten motivieren. Therapeutische Strategien zur Stärkung der Änderungsmotivation.* Bonn: Psychiatrie-Verlag.
Sachse, R., Püschel, O., Fasbender, J. & Breil, J. (2008). *Klärungsorientierte Schemabearbeitung. Dysfunktionale Schemata effektiv verändern.* Göttingen: Hogrefe.
Sachse, R., Sachse, M. & Fasbender, J. (2011a). *Klärungsorientierte Psychotherapie von Persönlichkeitsstörungen.* Göttingen: Hogrefe.
Sachse, R., Sachse, M. & Fasbender, J. (2011b). *Klärungsorientierte Psychotherapie der narzisstischen Persönlichkeitsstörung.* Göttingen: Hogrefe.
Sachsse, U. (2011). Selbstverletzende Verhalten (SVV) als somatopsychosomatische Schnittstelle der Borderline-Persönlichkeitsstörung. In B. Dulz, S.C. Herpertz, O.F. Kernberg & U. Sachsse (Hrsg.), *Handbuch der Borderline-Störungen* (S. 390–405). Stuttgart: Schattauer.
Sack, M., Sachsse, U. & Dulz, B. (2011). Ist die Borderline-Persönlichkeitsstörung eine Traumafolgestörung?. In B. Dulz, S.C. Herpertz, O.F. Kernberg & U. Sachsse (Hrsg.), *Handbuch der Borderline-Störungen* (S. 197–202). Stuttgart: Schattauer.

Sack, M., Sachsse, U., Overkamp, B. & Dulz, B. (2013). Traumafolgestörungen bei Patienten mit Borderline-Persönlichkeitsstörung. *Nervenarzt, 84*, 608–614. http://doi.org/10.1007/s00115-012-3489-6

Sadeh, N., Londahl-Shaller, E.A., Piatigorsky, A., Fordwood, S., Stuart, B.K., McNiel, D.E., Klonsky, E.D., Ozer, E.M. & Yaeger, A.M. (2014). Functions of non-suicidal self-injury in adolescents and young adults with borderline personality disorder symptoms. *Psychiatry research, 216*, 217–222. http://doi.org/10.1016/j.psychres.2014.02.018

Sanislow, C.A., Grilo, C.M. & McGlashan, T.H. (2000). Factor analysis of the DSM-III-R borderline personality disorder criteria in psychiatric inpatients. *American journal of psychiatry, 157*, 1629–1633. http://doi.org/10.1176/appi.ajp.157.10.1629

Sanislow, C.A., Grilo, C.M., Morey, L.C., Bender, D.S., Skodol, A.E., Gunderson, J.G., Shea, M.T., Stout, R.L., Zanarini, M.C. & McGlashan, T.H. (2002). Confirmatory factor analysis of DSM-IV criteria for borderline personality disorder: findings from the Collaborative Longitudinal Personality Disorders Study. *American journal of psychiatry, 159*, 284–290. http://doi.org/10.1176/appi.ajp.159.2.284

Sar, V., Akyuz, G., Kugu, N., Ozturk, E. & Ertem-Vehid, H. (2006). Axis I dissociative disorder comorbidity in borderline personality disorder and reports of childhood trauma. *Journal of clinical psychiatry, 67*, 1583–1590. http://doi.org/10.4088/JCP.v67n1014

Sar, V., Kundakci, T., Kiziltan, E., Yargic, I.L., Tutkun, H., Bakim, B., Bozkurt, O., Özpulat, T., Keser, V. & Özdemir, Ö. (2003). Axis I dissociative disorder comorbidity of borderline personality disorder among psychiatric outpatients. *Journal of trauma and dissociation, 4*, 119–136. http://doi.org/10.1300/J229v04n01_08

Schnell, K. & Herpertz, S.C. (2007). Effects of dialectic-behavioral-therapy on the neural correlates of affective hyperarousal in borderline personality disorder. *Journal of psychiatric research, 41*, 837–847. http://doi.org/10.1016/j.jpsychires.2006.08.011

Schweiger, U. & Sipos, V. (2011). Komorbidität von Borderline-Persönlichkeitsstörung und Essstörung. In B. Dulz, S.C. Herpertz, O.F. Kernberg & U. Sachsse (Hrsg.), *Handbuch der Borderline-Störungen* (S. 482–491). Stuttgart: Schattauer.

Sendera, A. & Sendera, M. (2012). *Skills-Training bei Borderline- und Posttraumatischer Belastungsstörung*. Wien: Springer. http://doi.org/10.1007/978-3-7091-0935-9

Senn, T.E., Carey, M.P. & Vanable, P.A. (2008). Childhood and adolescent sexual abuse and subsequent sexual risk behavior: evidence from controlled studies, methodological critique, and suggestions for research. *Clinical psychology review, 28*, 711–735. http://doi.org/10.1016/j.cpr.2007.10.002

Shedler, J. & Westen, D. (2004). Dimensions of personality pathology: An alternative to the Five Factor Model. *American journal of psychiatry, 161*, 1743–1754. http://doi.org/10.1176/ajp.161.10.1743

Sherry, A. & Whilde, M.R. (2007). Borderline personality disorder. In M. Hersen & J. Rosqvist (Eds.), *Handbook of psychological assessment, case conceptualization, and treatment, Vol 1: Adults* (pp. 403–437). New York: Wiley.

Sieswerda, S., Arntz, A., Mertens, I. & Vertommen, S. (2007). Hypervigilance in patients with borderline personality disorder: specifity, automaticity and predictors. *Behaviour research and therapy, 45*, 1011–1024. http://doi.org/10.1016/j.brat.2006.07.012

Siever, L.J. & Davis, K.L. (1991). A psychobiological perspective on the personality disorders. *American journal of psychiatry, 148*, 1647–1658. http://doi.org/10.1176/ajp.148.12.1647

Silberschatz, G. (1986). Testing pathogenetic beliefs. In J. Weiss, H. Sampson, Mount Zion Psychotherapy Research Group (Eds.), *The psychoanalytic process: theory, clinical observations, and empirical research* (pp. 256–266). New York: Guilford.

Silberschatz, G., Curtis, J.T. & Nathans, S. (1989). Using the patient's plans to assess progress in psychotherapy. *Psychotherapy, 26*, 40–46. http://doi.org/10.1037/h0085403

Silberschatz, G., Curtis, J.T., Sampson, H. & Weiss, J. (1990). Research on the process of change in psychotherapy: an approach of the Mount Zion Psychotherapy Research Group. In L. Beutler & M. Cargo (Eds.), *International psychotherapy research programs*. Washington, DC: American Psychological Association.

Silberschatz, G., Fretter, P.B. & Curtis, J.T. (1986). How do interpretations influence the process in psychotherapy? *Journal of consulting and clinical psychology, 54*, 646–652. http://doi.org/10.1037/0022-006X.54.5.646

Skodol, A.E., Buckley, P. & Charles, E. (1983). Is there a characteristic pattern to the treatment history of clinical outpatients with borderline personality? *Journal of nervous and mental diseases, 171*, 405–410. http://doi.org/10.1097/00005053-198307000-00003

Skodol, A.E., Gunderson, J.G., McGlashan, T.H., Dyck, I.R., Stout, R.L., Bender, D.S., Grilo, C.M., Shea, M.T., Zanarini, M.C., Morey, L.C., Sanislow, C.A. & Oldham, J.M. (2002). Functional impairment in patients with schizotypal, borderline, avoidant, or obessive-compulsive personality disorder. *American journal of psychiatry, 159*, 276–283. http://doi.org/10.1176/appi.ajp.159.2.276

Skodol, A.E., Gunderson, J., Pfohl, B., Widiger, T.A., Livesley, W.J. & Siever, L.J. (2002). The borderline diagnosis I: psychopathology, comorbidity and personality structures. *Biological psychiatry, 51*, 936–950. http://doi.org/10.1016/S0006-3223(02)01324-0

Skodol, A.E., Pagano, M.E., Bender, D.S., Shea, M.T., Gunderson, J.G., Yen, S., Stout, R.L., Morey, L.C., Sanislow, C.A., Grilo, C.M., Zanarini, M.C. & McGlashan, T.H. (2005). Stability of functional impairment in patients with schizotypal, borderline, avoidant, or obsessive-compulsive personality disorder over two years. *Psychological medicine, 5*, 443–451. http://doi.org/10.1017/S003329170400354X

Skodol, A.E., Siever, L.J., Livesley, W.J., Gunderson, J., Pfohl, B. & Widiger, T.A. (2002). The borderline diagnosis II: biology, genetics, and clinical cource. *Biological psychiatry, 51*, 951–963. http://doi.org/10.1016/S0006-3223(02)01325-2

Smith, T.E., Koenigsberg, H.W., Yeomans, F.E., Clarkin, J.F. & Selzer, M.A. (1995). Predictors of dropout in psychodynamic psychotherapy of borderline personality disorder. *The journal of psychotherapy practice and research, 4*, 205–213.

Smith, E., Regli, D. & Grawe, K. (1999). Wenn Therapie wehtut – Wie können Therapeuten zu fruchtbaren Problemaktualisierungen beitragen? *Verhaltenstherapie & psychosoziale Praxis, 31*, 227–251.

Spinhoven, P., Giesen-Bloo, J., van Dyck, R., Kooiman, K. & Arntz, A. (2007). The therapeutic alliance in schema-focused therapy and transference-focused psychotherapy for borderline personality disorder. *Journal of consulting and clinical psychology, 75*, 104–115. http://doi.org/10.1037/0022-006X.75.1.104

Steil, R., Dyer, A., Priebe, K., Kleindienst, N. & Bohus, M. (2011). Dialectical behavior therapy for posttraumatic stress disorder related to childhood sexual abuse: a pilot study of an intensive residential treatment program. *Journal of traumatic stress, 24*, 102–106. http://doi.org/10.1002/jts.20617

Steinbring, I.C. (2007). *Psychometrische und Neurokognitive Validierung dimensionaler Diagnoseinstrumente im Hinblick auf die Erfassung der Borderline-Persönlichkeitsstörung*. Dissertation. Universität zu Köln.

Steinert, T., Streib, M.-L., Uhlmann, C. & Tschöke, S. (2014). *Stationäre Krisenintervention bei Borderline-Persönlichkeitsstörungen*. Göttingen: Hogrefe.

Stiglmayr, C.E., Grathwol, T., Linehan, M.M., Ihorst, G., Fahrenberg, J. & Bohus, M. (2005). Aversive tension in patients with borderline personality disorder: a computer-based controlled field study. *Acta psychiatrica scandinavica, 111*, 372–379. http://doi.org/10.1111/j.1600-0447.2004.00466.x

Stiglmayr, C. E., Shapiro, D. A., Stieglitz, R. D., Limberger, M. F. & Bohus, M. (2001). Experience of aversive tension and dissociation in female patients with borderline personality disorder – a controlled study. *Journal of psychiatric research, 35*, 111–118. http://doi.org/10.1016/S0022-3956(01)00012-7

Streeck-Fischer, A. (2011). Adoleszens und Borderline-Verhalten – zwischen Persönlichkeitsentwicklung und Persönlichkeitsstörung. In B. Dulz, S. C. Herpertz, O. F. Kernberg & U. Sachsse (Hrsg.), *Handbuch der Borderline-Störungen* (S. 178–191). Stuttgart: Schattauer.

Stuart, S., Pfohl, B., Battaglia, M., Bellodi, L., Grove, W. & Cadoret, R. (1998). The cooccurrence of DSM-III-R personality disorders. *Journal of personality disorders, 12*, 302–315. http://doi.org/10.1521/pedi.1998.12.4.302

Swartz, M., Blazer, D., George, L. & Winfield, I. (1990). Estimating the prevalence of borderline personality disorder in the community. *Journal of personality disorders, 4*, 257–272. http://doi.org/10.1521/pedi.1990.4.3.257

Teismann, T. & Dorrmann, W. (2014). *Suizidalität*. Göttingen: Hogrefe.

Torgesen, S., Kringlen, E. & Cramer, V. (2001). The prevalence of personality disorders in a community sample. *Archives of general psychiatry, 58*, 580–596.

Trautmann, R. D. (2004). *Verhaltenstherapie bei Persönlichkeitsstörungen und problematischen Persönlichkeitsstilen*. Stuttgart: Pfeiffer bei Klett-Cotta.

Tretter, F. (2011). Drogenkonsum und -abhängigkeit. In B. Dulz, S. C. Herpertz, O. F. Kernberg & U. Sachsse (Hrsg.), *Handbuch der Borderline-Störungen* (S. 472–481). Stuttgart: Schattauer.

Trull, T. J., Sher, K. J., Minks-Brown, C., Durbin, J. & Burr, R. (2000). Borderline personality disorder and substance use disorders: a review and integration. *Clinical psychology review, 20*, 235–253. http://doi.org/10.1016/S0272-7358(99)00028-8

Turner, R. M. (1987). Treating borderline personality disorder in the partial-hospital setting. *International journal of partial hospitalization, 4*, 257–269.

Turner, R. M. (1989). Case study evaluation of a bio-cognitive-behavioral approach for the treatment of borderline personality disorder. *Behavior therapy, 20*, 477–489. http://doi.org/10.1016/S0005-7894(89)80127-3

Turner, R. M. (1993). Dynamic-cognitive-behavior therapy. In T. Giles (Ed.), *Handbook of effective psychotherapy* (pp. 437–454). New York: Plenum.

Turner, R. M. (1994). Borderline, narcissistic and histrionic personality disorders. In M. Hersen & T. Ammerman (Eds.), *Handbook of prescriptive treatments for adults* (pp. 393–420). New York: Plenum Press.

Tyrer, P. (1999). Borderline personality disorder: a motley diagnosis in need of reform. *Lancet, 354*, 1095–1096. http://doi.org/10.1016/S0140-6736(99)00401-8

Unckel, C. & Kröger, C. (2006). Theorien zur Erklärung der Borderline-Störung. In C. Kröger & C. Unckel (Hrsg.). *Borderline-Störung. Wie mir die dialektisch-behaviorale Therapie geholfen hat* (S. 26–32). Göttingen: Hogrefe.

Van Vreeswijk, M., Broersen, J. & Schuring, G. (2012). *Achtsamkeit und Schematherapie. Praxishandbuch. Achtsamkeitsfördernde Techniken für Menschen mit Persönlichkeitsproblemen*. Lichtenau/Westfalen: G. P. Probst Verlag.

Vetter, B. (2007). *Psychiatrie*. Stuttgart: Schattauer.

Waldinger, R. J. & Gunderson, J. G. (1984). Completed psychotherapies with borderline patients. *American journal of psychotherapy, 38*, 190–202.

Walter, J. L. & Peller, J. E. (2004). *Lösungsorientierte Kurzzeittherapie*. Dortmund: modernes lernen.

Weiss, M., Zelkowitz, P., Feldman, R. B., Vogel, J., Heyman, M. & Paris, J. (1996). Psychopathology in offspring of mothers with borderline personality disorder. *Canadian journal of psychiatry, 41*, 285–290.

Wenzel, A., Chapman, J.E., Newman, C.F., Beck, A.T. & Brown, G.K. (2006). Hypothesized mechanisms of change in cognitive therapy for borderline personality disorder. *Journal of clinical psychology, 62*, 503–516. http://doi.org/10.1002/jclp.20244

Westen, D., Muderrisoglu, S., Fowler, C., Shedler, J. & Koren, D. (1997). Affect regulation and affective experience: Individual differences, group differences, and measurement using a Q-sort procedure. *Journal of consulting and clinical psychology, 65*, 429–439. http://doi.org/10.1037/0022-006X.65.3.429

Widiger, T.A. (1998). Invited essay: sex biases in the diagnosis of personality disorders. *Journal of personality disorders, 12*, 95–118. http://doi.org/10.1521/pedi.1998.12.2.95

Widiger, T.A. (2003). Personality disorder and axis I psychopathology: the problematic boundary of axis I and axis II. *Journal of personality disorders, 17*, 90–108. http://doi.org/10.1521/pedi.17.2.90.23987

Widiger, T.A. & Weissman, M.M. (1991). Epidemiology of borderline personality disorder. *Hospital and community psychiatry, 42*, 1015–1021.

Wilkinson, P., Kelvin, R., Roberts, C., Dubicka, B. & Goodyer, I. (2011). Clinical and psychosocial predictors of suicide attempts and nonsuicidal self-injury in the Adolescent Depression Antidepressants and Psychotherapy Trial (ADAPT). *American journal of psychiatry, 168*, 495–501. http://doi.org/10.1176/appi.ajp.2010.10050718

Willutzki, U. & Teismann, T. (2013). *Ressourcenaktivierung in der Psychotherapie*. Göttingen: Hogrefe.

Wöller, W. (2006a). *Trauma und Persönlichkeitsstörungen. Psychodynamisch-integrative Therapie*. Stuttgart: Schattauer.

Wöller, W. (2006b). *Bindungstrauma und Borderline-Störung. Ressourcenbasierte Psychodynamische Therapie (RPT)*. Stuttgart: Schattauer.

Wöller, W. (2009). Depressive Störungen und abhängige Persönlichkeitsstörung. In P.L. Janssen, P. Joraschky & W. Tess (Hrsg.), *Leitfaden psychosomatische Medizin und Psychotherapie* (S. 397–401). Köln: Deutscher Ärzte-Verlag.

Wöller, W. & Mattheß, H. (2014). Beziehungs- und Identitässtörung. In W. Wöller (Hrsg.), *Bindungstrauma und Borderline-Störung. Ressourcenbasierte Psychodynamische Therapie (RPT)* (S. 48–65). Stuttgart: Schattauer.

Yen, S., Shea, M.T., Battle, C.L., Johnson, D.M., Zlotnick, C., Dolan-Sewell, R., Skodol, A.E., Grilo, C.M., Gunderson, J.G., Sanislow, C.A., Zanarini, M.C., Bender, D.S., Rettew, J.B. & McGlashan, T.H. (2002). Traumatic exposure and posttraumatic stress disorder in borderline, schizotypal, avoidant, and obsessive-compulsive personality disorders: findings from the collaborative longitudinal personality disorders study. *Journal of nervous and mental disease, 190*, 510–508. http://doi.org/10.1097/00005053-200208000-00003

Yen, S., Zlotnick, C. & Costello, E. (2002). Affect regulation in women with borderline personality disorder traits. *Journal of nervous and mental disease, 190*, 693–696. http://doi.org/10.1097/00005053-200210000-00006

Young, J.E. (1994). *Cognitive therapy for personality disorders: a schema-focused approach*. Sarasota: Professional Resource Exchange.

Young, J.E., Klosko, J.S. & Weishaar, M.E. (2003). *Schema-therapy: a practitioner's guide*. New York: Guilford Press.

Zanarini, M.C. (2009). Psychotherapy of borderline personality disorder. *Acta psychiatrica scandinavia, 120*, 373–377. http://doi.org/10.1111/j.1600-0447.2009.01448.x

Zanarini, M.C., Barison, L.K., Frankenburg, F.R., Reich, D.B. & Hudson, J.I. (2009). Family history study of the familial coaggregation of borderline personality disorder with axis I and nonborderline dramatic cluster axis II disorders. *Journal of personality disorders, 23*, 357–369. http://doi.org/10.1521/pedi.2009.23.4.357

Zanarini, M.C. & Frankenburg, F.R. (1997). Pathways to the development of borderline personality disorder. *Journal of personality disorders, 11*, 93–104. http://doi.org/10.1521/pedi.1997.11.1.93

Zanarini, M.C., Frankenburg, F.R., Chauncey, D.L. & Gunderson, J.G. (1987). The Diagnostic Interview for Personality Disorders: interrater and test-retest reliability. *Comprehensive psychiatry, 28*, 467–480. http://doi.org/10.1016/0010-440X(87)90012-5

Zanarini, M.C., Frankenburg, F.R., Dubo, E., Sickel, A., Trikha, A., Levin, A. & Reynolds, V. (1998a). Axis I comorbidity of borderline personality disorder. *American journal of psychiatry, 155*, 1733–1739. http://doi.org/10.1176/ajp.155.12.1733

Zanarini, M.C., Frankenburg, F.R., Dubo, E., Sickel, A., Trikha, A., Levin, A. & Reynolds, V. (1998b). Axis II comorbidity of borderline personality disorder. *Comprehensive psychiatry, 39*, 296–302. http://doi.org/10.1016/S0010-440X(98)90038-4

Zanarini, M.C., Frankenburg, F.R., Hennen, J., Reich, D.B. & Silk, K.R. (2004). Axis I comorbidity in patients with borderline personality disorder: 6-year follow-up and prediction of time to remission. *American journal of psychiatry, 161*, 2108–2014. http://doi.org/10.1176/appi.ajp.161.11.2108

Zanarini, M.C., Frankenburg, F.R., Hennen, J., Reich, D.B. & Silk, K.R. (2005). The McLean Study of Adult Development (MSAD): overview and implications of the first six years of prospective follow-up. *Journal of personality disorder, 19*, 505–523. http://doi.org/10.1521/pedi.2005.19.5.505

Zanarini, M.C., Frankenburg, F.R., Hennen, J., Reich, D.B. & Silk, K.R. (2006). Prediction of the 10-year course of borderline personality disorder. *American journal of psychiatry, 163*, 827–832. http://doi.org/10.1176/ajp.2006.163.5.827

Zanarini, M.C., Frankenburg, F.R., Hennen, J. & Silk, K.R. (2003). The longitudinal course of borderline psychopathology: 6-year prospective follow-up of the phenomenology of borderline personality disorder. *American journal of psychiatry, 160*, 274–283. http://doi.org/10.1176/appi.ajp.160.2.274

Zanarini, M.C., Frankenburg, F.R., Khera, G.S. & Bleichmar, J. (2001). Treatment histories of borderline inpatients. *Comprehensive psychiatry, 42*, 144–150. http://doi.org/10.1053/comp.2001.19749

Zanarini, M.C., Frankenburg, F.R., Vujanovic, A.A., Hennen, J., Reich, D.B. & Silk, K.R. (2004). Axis II comorbidity of borderline personality disorder: description of 6-year course and prediction to time-to-remission. *Acta psychiatrica scandinavica, 110*, 416–420. http://doi.org/10.1111/j.1600-0447.2004.00362.x

Zanarini, M.C. & Hörz, S. (2011). Epidemiologie und Langzeitverlauf der Borderline-Persönlichkeitsstörung. In B. Dulz, S.C. Herpertz, O.F. Kernberg & U. Sachsse (Hrsg.), *Handbuch der Borderline-Störungen* (S. 44–56). Stuttgart: Schattauer.

Zanarini, M.C., Ruser, T.F., Frankenburg, F.R. & Hennen, J. (2000). The dissociative experiences of borderline patients. *Comprehensive psychiatry, 41*, 223–227. http://doi.org/10.1016/S0010-440X(00)90051-8

Zanarini, M.C., Ruser, T.F., Frankenburg, F.R., Hennen, J. & Gunderson, J.G. (2000). Risk factors associated with the dissociative experiences of borderline patients. *Journal of nervous and mental disease, 188*, 26–30. http://doi.org/10.1097/00005053-200001000-00005

Zanarini, M.C., Williams, A.A., Lewis, R.E., Reich, R.B., Vera, S.C., Marino, M.F., Levin, A., Yong, L. & Frankenburg, F.R. (1997). Reported pathological childhood experiences associated with the development of borderline personality disorder. *American journal of psychiatry, 154*, 1101–1106. http://doi.org/10.1176/ajp.154.8.1101

Zanarini, M.C., Yong, L., Frankenburg, F.R., Hennen, J., Reich, D.B., Marino, M.F. & Vujanovic, A.A. (2002). Severity of reported childhood sexual abuse and its relationship to severity of borderline psychopathology and psychosocial impairment among borderline inpatients. *Journal of nervous and mental disease, 190*, 381–387. http://doi.org/10.1097/00005053-200206000-00006

Zens, C. & Jacob, G. (2014). *Schwierige Situationen in der Schematherapie*. Weinheim: Beltz.

Zimmerman, M. & Mattia, J.I. (1999). Axis I diagnostic comorbidity and borderline personality disorder. *Comprehensive psychiatry, 40*, 245–252. http://doi.org/10.1016/S0010-440X(99)90123-2

Zimmerman, M., Rothschild, L. & Chelminski, I. (2005). The prevalence of DSM-IV personality disorders in psychiatric outpatients. *American journal of psychiatry, 162*, 1911–1918. http://doi.org/10.1176/appi.ajp.162.10.1911

Zlotnick, C., Rothschild, L. & Zimmerman, M. (2002). The role of gender in the clinical presentation of patients with borderline personality disorders. *Journal of personality disorders, 16*, 277–282. http://doi.org/10.1521/pedi.16.3.277.22540

Zweig-Frank, H. & Paris, J. (1997). Relationship of childhood sexual abuse to dissociation and self-mutilation in female patients. In M.C. Zanarini (Ed.), *Role of sexual abuse in the etiology of borderline personality disorder* (pp. 93–105). Washington: American Psychiatry Press.

Anhang

Arbeitsblatt Fallkonzeption: ____________________

Diagnosen nach DSM-5:

Psychische Störungen:

Persönlichkeitsstörungen:

Zusammenhang zwischen den Störungen und Funktionalität der anderen psychischen Störungen im Rahmen der Persönlichkeitsstörung(en):

Belastung durch die anderen psychischen Störungen → Dringlichkeit:

	nicht belastend/ dringend	höchst belastend/ dringend
____________________ (Störung eintragen)	⓪---①---②---③---④---⑤---⑥---⑦	
____________________	⓪---①---②---③---④---⑤---⑥---⑦	
____________________	⓪---①---②---③---④---⑤---⑥---⑦	
____________________	⓪---①---②---③---④---⑤---⑥---⑦	

Sucht:

☐ Missbrauch	☐ Abhängigkeit
____________________ (Substanz eintragen)	____________________
____________________	____________________
____________________	____________________
____________________	____________________

☐ gegenwärtig abstinent

Emotionsregulationsschwierigkeiten:

- ☐ starke aversive Spannungszustände
- ☐ Stimmungsschwankungen
- ☐ Wutausbrüche
- ☐ Impulsdurchbrüche
- ☐ Hochrisikoverhalten
- ☐ Sexuelle Handlungen
- ☐ Selbstverletzungen

Art: ______

Häufigkeit: ______

Gründe: ______

______

______

- ☐ Dissoziation

Art: ______

______

______

Häufigkeit: ______

- ☐ Essanfälle zur Spannungsregulation ☐ mit Erbrechen
- ☐ Suchtmittelgebrauch

Biographische Erlebnisse:

Motive:

☐ Anerkennung ☐ Autonomie

☐ Wichtigkeit ☐ Grenzen

☐ Solidarität ☐ ____________________

☐ Verlässlichkeit ☐ ____________________

Alienation: ☐ ja ☐ nein ①---②---③---④---⑤---⑥---⑦

Identitätsstörung: ☐ ja ☐ nein ①---②---③---④---⑤---⑥---⑦

Schemata:

Selbstschemata:

Beziehungsschemata:

Spielebene:

Kompensatorische Schemata/Interaktionelle Ziele:

Interaktionelle Strategien:

Images: Appelle:

Spiele:

Kosten:

→ Anteile folgender Persönlichkeitsstile (Modi):

Nähe der Anteile zueinander:

Weitere Problembereiche (z. B. aktuelle Traumatisierung, unverarbeitete Trauer, Vermeidungsverhalten, Konfliktscheue, ...)

Kompetenzen und Ressourcen:

Kompetenzdefizite und fehlende Ressourcen:

Krisenhaftigkeit:

- ☐ Gedanken an den Tod
- ☐ Suizidgedanken
- ☐ Konkrete Pläne
- ☐ Suizidversuch in der Vorgeschichte
- ☐ Mehr Gründe für Leben als für Sterben
- ☐ Absprachefähig
- ☐ Suizidvorbereitungen
- ☐ Hoffnungslosigkeit

gar nicht krisenhaft ⓪---①---②---③---④---⑤---⑥---⑦ akut suizidal

Zu behandelnde Aspekte, wichtige Zusammenhänge, Motivation der Klientin:

- -

____

Problembewusstsein: kein ⓪---①---②---③---④---⑤---⑥---⑦ vorhanden
Motivation: keine ⓪---①---②---③---④---⑤---⑥---⑦ vorhanden

- -

____

Problembewusstsein: kein ⓪---①---②---③---④---⑤---⑥---⑦ vorhanden
Motivation: keine ⓪---①---②---③---④---⑤---⑥---⑦ vorhanden

- -

____

Problembewusstsein: kein ⓪---①---②---③---④---⑤---⑥---⑦ vorhanden
Motivation: keine ⓪---①---②---③---④---⑤---⑥---⑦ vorhanden

- -

____

Problembewusstsein: kein ⓪---①---②---③---④---⑤---⑥---⑦ vorhanden
Motivation: keine ⓪---①---②---③---④---⑤---⑥---⑦ vorhanden

- -

____

Problembewusstsein: kein ⓪---①---②---③---④---⑤---⑥---⑦ vorhanden
Motivation: keine ⓪---①---②---③---④---⑤---⑥---⑦ vorhanden

- -

____

Problembewusstsein: kein ⓪---①---②---③---④---⑤---⑥---⑦ vorhanden
Motivation: keine ⓪---①---②---③---④---⑤---⑥---⑦ vorhanden

- -

____

Problembewusstsein: kein ⓪---①---②---③---④---⑤---⑥---⑦ vorhanden
Motivation: keine ⓪---①---②---③---④---⑤---⑥---⑦ vorhanden

- -

____

Problembewusstsein: kein ⓪---①---②---③---④---⑤---⑥---⑦ vorhanden
Motivation: keine ⓪---①---②---③---④---⑤---⑥---⑦ vorhanden

- -

____

Problembewusstsein: kein ⓪---①---②---③---④---⑤---⑥---⑦ vorhanden
Motivation: keine ⓪---①---②---③---④---⑤---⑥---⑦ vorhanden

- -

____

Problembewusstsein: kein ⓪---①---②---③---④---⑤---⑥---⑦ vorhanden
Motivation: keine ⓪---①---②---③---④---⑤---⑥---⑦ vorhanden